Joseph Scheppach · **Sex um acht –**
und was Sie sonst noch über innere Uhren wissen sollten

JOSEPH SCHEPPACH

Sex um acht

– und was Sie sonst noch über **innere Uhren** wissen sollten

Besser leben mit Erkenntnissen der Chronobiologie

KÖSEL

Für Manon

ISBN 3-466-34348-8

Druck und Bindung: Kösel, Kempten
Umschlag: Kaselow Design München
Umschlagmotiv: SIS/Mike Reed, Paris
1 2 3 4 · 99 98 97 96

Gedruckt auf umweltfreundlich hergestelltem Werkdruckpapier
(säurefrei und chlorfrei gebleicht)

Inhalt

Vorwort

Wir befinden uns im größten Dilemma der Menschheitsgeschichte – und haben zugleich die Chance zum gewaltigsten Entwicklungssprung aller Zeiten. Das Dilemma: Weil wir unser Freizeit- und Arbeits-*Leben,* unsere *Medizin,* unsere *Ökologie und* unsere *Wirtschaft* nicht nach biologischen Bedürfnissen ausrichten, sondern dem Diktat unnatürlicher Takte unterwerfen, droht uns ein »Rhythmus-Infarkt«! Das ist die Hauptthese dieses Buches.

Sie stützt sich auf Erkenntnisse der modernen biologischen Zeitstrukturforschung. Diese Wissenschaft hat den Nachweis erbracht, daß alle Lebensvorgänge zeitlich so organisiert sind, daß sie in Korrespondenz zu den Zeitordnungen der Natur stehen. Alle Organismen bestehen aus synchronisierten, miteinander verknüpften inneren Uhren.

Unser *Leben* verläuft nach biologischen Rhythmen. In dieses »innere Uhrwerk« greifen wir immer rücksichtsloser ein – zu Lasten der Gesundheit. Auch in der herkömmlichen *Medizin* werden rhythmische Strukturierungen des Organismus weitgehend ignoriert – mit fatalen Folgen. Katastrophale Konsequenzen hat auch das Fehlen einer »*Ökologie* des Rhythmus« und eines Umgangs mit der Natur, der biologische Zyklen unberücksichtigt läßt. Sogar die Krise der *Ökonomie* ist im wesentlichen eine Rhythmus-Krise. »Wenn wir unser Konto mit der Natur ausgleichen wollen, müssen wir das Tempo unserer Wirtschaftstätigkeit so drosseln, daß es sich mit den Zeitplänen der Natur verträgt«, fordert der amerikanische Zeitforscher Jeremy Rifkin. Um den drohenden Rhythmus-Infarkt abzuwenden, ist es unumgänglich, kosmische und kulturelle, mithin biologische und gesellschaftliche Rhythmen, miteinander zu versöhnen. Gelingen kann das nur, wenn chronobiologische (griechisch »chronos« = Zeit; »bios« = Leben), chronopharmakologische, chronoökologische und chronoökonomische Erkenntnisse berücksichtigt werden: die Entdeckungen innerer Uhren in Mensch, Tier und Pflanzen.

Dieses Buch ist so aufgebaut, daß sich die einzelnen Puzzlesteine wie von selbst zu einem komplexen Bild zusammenfinden, dem Bild des »homo chronobiologicus«, der neue Zeitmaße und zeitgemäße Werte entwickelt hat. Wie aber kann dies gelingen? Der »Neue Mensch« wurde doch schon oft vergeblich herbeigewünscht! Deshalb wird hier kein unerreichbares utopisches Ziel vorgegeben, sondern ein gangbarer Weg aufgezeigt, wie die gegenwärtige Krise zu meistern, mithin das zentrale Disharmonie-Problem zu lösen ist: die »Unversöhnlichkeit« zwischen zyklischer und linearer Zeit.

In der modernen linearen Zeitauffassung fliegt der »Zeitpfeil« auf einer Linie fort. Zyklische Zeitauffassung hingegen berücksichtigt natürliche rhythmische Wiederholungen. Ich zweifle nicht an der Notwendigkeit eines linearen Zeitkonzepts. Aber ich halte es mit dem Direktor des »Institute of Community Studies« in London, der davon überzeugt ist, daß die moderne Gesellschaft dem Zyklischen nicht die ihm angemessene Bedeutung zuspricht. Dabei muß von vornherein klar sein, was Michael Young in seinem Buch *The Metronomic Society* (Die Metronomische Gesellschaft) so ausdrückt: »... das Konzept des Linearen ist ebenso notwendig wie das des Zyklischen; gleichwohl eine wechselnde Dialektik zwischen ihnen herrscht«.

Wie können wir die »richtige« Balance zwischen beiden Konzepten finden? Kann es eine Harmonie zwischen der zyklischen und der linearen Zeit, mithin zwischen biologischen und gesellschaftlichen Rhythmen geben? Das ist die zentrale Frage dieses Buches, in dem viele Forschungsergebnisse vorgestellt werden, die noch vor wenigen Jahren – ja, oftmals noch vor wenigen Monaten – unbekannt waren. Anderes wiederum ist zwar wissenschaftlich neu, wurde aber poetisch schon in uralten Weisheiten beschrieben. Wie es zu unserer derzeitigen Krise kam und wie sich die lineare Zeitauffassung historisch entwickelt hat, das findet sich im Kapitel 1. Dort wird auch eine der dramatischsten Folgen unseres Umgangs mit Zeit dargestellt: das ökologische Desaster, vor dem wir heute unbestreitbar stehen.

Die Rolle des Zyklischen für unser Leben läßt sich mit Hilfe von drei biologischen Analogien darstellen: Die erste Analogie ergibt sich aus der Evolution des Uhren-Prinzips. Wo die erste innere Uhr getickt hat, wird im Kapitel 2 beschrieben. Die Analogie zum Zyklischen ergibt sich aus dem Verhalten des »Evolutions-Motors« Erbsubstanz. Denn die DNS-Moleküle sind selbst-replizierende Systeme. Indem sie auf zyklische Art und Weise Kopien von sich selbst herstellen, (außer, es treten Mutationen auf) sorgen sie für die Stabilität in jenem Organismus, dessen Teil sie sind. Aber die Evolution selbst stellt sich nicht zyklisch dar. Vielmehr ist sie eine lange, fortlaufende Entwicklungslinie zum Höheren, von der Amöbe bis zum Homo sapiens – und bald auch zum »homo chronobiologicus«? Kann eine ähnliche Höherentwicklung auch auf sozialem Gebiet gelingen? Werden wir den Sprung zum symbiotischen Menschen schaffen? Diese Frage wird im folgenden immer wieder anklingen.

Die zweite Analogie des Zyklischen kommt aus dem weiten Bereich der chronobiologischen Wissenschaften, deren

Grundzüge im Kapitel 3 beschrieben sind. Dort wird auch auf die weitreichenden Konsequenzen der allerneuesten Entdeckungen dieser Forscher hingewiesen. Ihre jüngsten Einblicke in die Rhythmen innerer Uhren eröffnen die ungeheuerliche Möglichkeit einer neuen Schöpfung von Fauna und Flora. Steht uns eine Welt-Revolution bevor: die beliebige Manipulation der inneren Rhythmen von Pflanzen und Tieren – und letztlich auch des Menschen?

Die dritte Analogie für das Zyklische liefert der Kosmos. Im Kapitel 4 geht es darum, welche Rolle die Sonne für uns, unsere Rhythmen und unsere Sicht der Welt spielt. Vom Mond, dem archaischen Sinnbild für zyklisches Werden und Vergehen, handelt das Kapitel 5. Welchen rhythmischen Einfluß hat er auf uns tatsächlich? Mit dem Wissen über das äußere Universum ist es ein leichtes, in unser inneres Universum einzutauchen, das die Chronopharmakologie entdeckt hat: Wie sehr innere Rhythmen unsere Gesundheit und Krankheit bestimmen, läßt sich im Kapitel 6 nachlesen.

Abgerundet werden kann die Chronobiologie des Organismus, indem der Körper des Menschen minutiös bei seiner 24-Stunden-Arbeit verfolgt wird (Kapitel 7). Erst vor dem Hintergrund dieser Erkenntnisse zeigt sich, welche Rolle die Rhythmik für das (Zweit-)Wichtigste in unserem Leben spielt: die Arbeit. Kapitel 8 beschäftigt sich u.a. mit den aktuellsten chronobiologischen Entwicklungen am Arbeitsplatz. Die jüngsten Möglichkeiten, unsere Rhythmen auf mehr Leistung zu trimmen, eröffnen zugleich den Ausblick auf eine weitere Menschheits-Revolution, die bevorsteht: die Verlängerung unserer Lebenszeit durch manipulative Eingriffe in unsere vitalen Rhythmen! Um höhere Leistungen geht es auch im Kapitel 9. Dort wird am Beispiel des Mittagsschlafs gezeigt, was im Kapitel davor schon Thema war: wie sich natürliche Aktivitäts- und Ruhe-Zyklen nutzen lassen, um daraus mehr Kraft zu schöpfen.

Ebenso praktikable und gewinnbringende Informationen liefern auch die Kapitel 10 bis 15:

- ❒ Was hilft gegen nächtliche Rhythmus-Störungen – verursacht vom schreienden Baby, das nicht schlafen will?
- ❒ Wie läßt sich das Leiden »Winter-Blues« heilen?
- ❒ Wie kann die Rhythmus-Störung »Jet-Lag« ausgetrickst werden?
- ❒ Wie nutzt man(n) die Rhythmen der Liebe?
- ❒ Wie helfen Rhythmen der Haut für die Kosmetik?
- ❒ Zu welchem Zeitpunkt soll man am besten welche Nahrung essen?

Das Kapitel 16 über die Sommerzeit enthält eine kurze Überleitung zum Schlußkapitel dieses Buches: einer Rückbesinnung auf die alten Rhythmen und einem Ausblick auf die neuen. In diesem Resümee werden Vorschläge dafür unterbreitet, wie eine Harmonisierung unseres gesellschaftlichen Lebens mit der Natur gelingen kann.

Der Ausweg aus der Krise besteht aber nicht einfach darin, alte Rhythmen in die Neuzeit »hochzurechnen« – wie das vielerorts propagiert wird. Die meist esoterisch verklärte Forderung, in ganzheitlicher Harmonie mit der Natur zu leben, ist eher Ausdruck eines uralten Traums, als konkrete Anleitung zum Handeln. Denn die Natur eignet sich ja wie von selbst als Projektionsfläche für die Sehnsüchte rastloser Rhythmus-Sucher. Sie hat das, was wir nicht haben: perfekte Rhythmik – und ewig Zeit.

KAPITEL 1

Man sollte die Dinge so einfach wie möglich machen, aber nicht über Gebühr vereinfachen.

Albert Einstein

Die Suche nach dem verlorenen Lebensrhythmus

Unsere Situation ist wirklich paradox:

- Man hat keine Zeit, doch nie zuvor hatte die Masse der Menschen so viel Zeit wie heute.
- Man wußte noch nie so viel über biologische Rhythmen, und doch wurde nie zuvor in der Geschichte so rücksichtslos dagegen verstoßen.

Belege für die erste Behauptung liefern Zahlen über die heutige Lebensspanne und die Arbeitszeit. Während früher die meisten Menschen jung starben, wird heute der deutsche Mann im Schnitt 72,2 Jahre, die deutsche Frau 78,7 Jahre alt. Und während Mitte des 19. Jahrhunderts noch bis zu 80 Stunden in der Woche geschuftet wurde, kämpft die Gewerkschaft heute um die 35-Stunden-Woche. Demnach müßten wir in Ozeanen freier Zeit schwimmen, doch das Gegenteil ist der Fall. 55 Prozent der Bevölkerung klagen über starken Termindruck. In

Großstädten wie Berlin fühlt sich sogar fast jeder zweite ständig oder häufig unter Zeitdruck. Diese Getriebenheit ist den Leuten anzusehen: In Millionenstädten, so zeigte sich bei einer weltweiten Vergleichsuntersuchung, gehen die Menschen doppelt so schnell wie in einem griechischen Dorf. Dem entsprechen Tempounterschiede auch im Reden und Reagieren. Schon werden in den USA »Drive-In-Beerdigungen« angeboten, bei denen die trauernd Hinterbliebenen während der Zeremonie gleich im Auto sitzen bleiben können. Selbst die religiöse Sinnsuche ist charakterisiert durch das typische Merkmal des Stadtlebens – Tempo zählt: Der Kölner Universitätstheologe Hans-Joachim Höhn registriert einen Trend zum »religiösen Sofortservice« und zur »Instant-Mystik«.

Auch für die zweite Behauptung gibt es diverse Belege. Experten registrieren eine explosionsartige Zunahme »moderner Leiden«, die allesamt eine gemeinsame Ursache haben: Unser Organismus ist aus dem Rhythmus geraten. »Die zunehmende Ent-Rhythmisierung unseres Daseins macht immer mehr Menschen krank und orientierungslos«, diagnostiziert der Münchner Zeitforscher Karlheinz A. Geißler.

Weltweit wird in den Industriestaaten (!) eine epidemische Zunahme von Herzinfarkten und koronaren Erkrankungen registriert. Das sind Leiden, die von den Medizinern geradezu als »Aus-dem-Rhythmus-kommen« definiert werden. Alarmierend: Diese Leiden zählen längst nicht mehr nur zu den Manager-Krankheiten. Unter den Infarkt-Opfern finden sich mittlerweile meistens gestreßte Arbeitnehmer. Die Sterblichkeit in dieser Gruppe ist deutlich angestiegen, konstatiert Professor Johannes Siegrist vom Düsseldorfer Institut für Medizinische Soziologie. »Weil wir unsere Zeiteinteilung nicht nach den biologischen Bedürfnissen ausrichten, sondern nach dem Diktat der Arbeitsbedingungen und des Freizeitsverhaltens, kommt es auch zu immer mehr Erschöpfungszuständen und gestörtem

Schlaf«. Das diagnostiziert der international renommierte Regensburger Schlafforscher Jürgen Zulley. Fast jeder fünfte Deutsche klagt beim Arzt über Schlafstörungen, in den USA leidet sogar jeder Dritte an der neuen Zivilisationskrankheit »CFS« – (Chronic Fatigue Syndrom/Chronisches Müdigkeits-Syndrom). Eine Folge: Lagen früher die Ausgaben für Krankenversicherung und Lohnfortzahlung bei sechs bis sieben Prozent der Bruttoeinnahmen, so sind sie heute auf 20 Prozent gestiegen. Inzwischen zählt dies in der Regel zu den höchsten unternehmerischen Kostenfaktoren überhaupt!

Gesundheit ist eine sprichwörtlich schwingende Angelegenheit. Auseinanderlaufende und gegeneinander wirkende Rhythmen sind nach neuester Einschätzung nicht nur Begleiterscheinung, sondern wohl Ursache von Krankheit überhaupt. Alle biomedizinischen Studien weisen darauf hin, daß es offenbar keinen Vorgang in uns gibt, der nicht jener kosmischen Oszillation unterliegt, die sich aus der Anpassung an die natürlichen Zeitprogramme des Universums entwickelt hat. »Alle Formen und Systeme der Evolution sind letztlich rhythmisch organisierte Zeitphänomene«, erklärt Musiktheoretiker Norbert Schneider. »Umgekehrt sind alle Rhythmusgestalten zeitlich.« Insbesondere der Mensch ist ein einzigartiges Rhythmengefüge. Menschen leben in einem Meer von Raum und Zeit – gleichsam wie Fische im Wasser.

Rhythmus ist ein existentiell bedeutsamer Begriff. Bei den alten Griechen gab es dafür das Wort »rheo«. Es hieß: gleichzeitig »fließen« oder Bewegungsordnung (= Entwicklung) *und* die sich bildenden Formen oder Gestalten. »Rhythmus bezeichnet also sowohl die aus Lebens-Bewegung entstehenden Gestalten wie die gestaltende Bewegung, die Ordnung wie den Wandel. Noch klarer«, so Schneider, »läßt sich Zeitlichkeit im Leben wohl kaum fassen.«

Mehr noch: Im alten Indien bedeutete Rhythmus »in Bewegung gehülltes Leben«. Dies, so Schneider, deutet darauf hin, daß jedes Individuum ein unverwechselbares Schwingungsmuster in sich trägt. Diese Schwingungen aber sind zunehmend gestört. Denn mehr als jede andere Gesellschaft trachtet die westliche Kultur des 20. Jahrhunderts danach, natürliche Zeitpläne und zeitliche Rhythmen zu ignorieren. Wir arbeiten rund um die Uhr. Wir machen die Nacht zum Tag. Die Nacht wird »umtagt« und der Tag »umnachtet«. Und selbst die Unterschiede zwischen Wochentagen und Jahreszeiten werden ausgeglättet. Der amerikanische Zeitforscher Julius T. Fraser nennt diese Entwicklung das »Ergrauen des Kalenders«.

Der Kampf des Rades gegen den Pfeil

Unsere Rhythmuskrise ist das Resultat eines Jahrtausende währenden gigantischen Kampfes zwischen der alten und der neuen Zeit, einer archaischen und einer modernen Zeitauffassung: der zyklischen und der linearen. Über Tausende von Generationen hinweg war das Zeitbewußtsein geprägt durch zyklische Veränderungen von Himmel und Erde. Das Rad symbolisierte für unsere Ahnen jene Rhythmen der Natur, an denen sie sich orientierten. Das Universum war zyklisch und die Zeit organisch.

Beispielhaft dafür der mit höchst komplexen Zyklen bestückte Kalender der alten Maya. Jeder Tag galt als heilig, und er war auch – wie alle Rhythmen der Natur – einem bestimmten Gott geweiht, der für den Tageslauf Sorge trug. Die Maya orientierten sich an einem heiligen Almanach, der die gesellschaftliche Zeit rhythmisch gliederte.

Der erste gewaltige Bruch mit der zyklischen Zeitauffassung ist auf eine neue Weltsicht zurückzuführen, die im 9. Jahrhundert vor Christi von einem hebräischen Autor entwikkelt wurde, der die Spuren seiner Religion vom Augenblick der Erschaffung der Welt durch Yahwe bis in die (damalige) Gegenwart hinein verfolgte. Wenn man ab diesem Ur-Moment wieder in die Gegenwart (zurück)geht – bis zur Geburt Abrahams, und von hier aus weiter in jene Zeit, in der Abrahams Kinder in Ägypten Frondienste leisten mußten und schließlich das Gelobte Land erreichten, dann erscheint Geschichte wie ein eng verflochtenes Band von Abläufen, die an einem bestimmten Punkt ihren Anfang nehmen und auf ein bestimmtes Ziel zulaufen – die Erlösung. Mit dieser Erlösungsphilosophie war die neue Idee der linearen Zeit geboren.

Christen und Islam übernahmen jene Weltsicht, und sie beeinflußte tief die Gedankenwelt der Europäer im Mittelalter, als die Wissenschaften entstanden. Im Jahre 1687 wurde von Isaac Newton das moderne Zeitkonzept entwickelt: »Die absolute, wahre und mathematische Zeit verfließt an sich und vermöge der Natur gleichförmig und ohne Beziehung auf irgendeinen äußeren Gegenstand«, lautete das Diktum des Begründers der klassischen Mechanik. Es galt zwar 200 Jahre lang, aber es ist falsch.

Auch wenn sich der von Newton entwickelte gleichmäßige und auf stets gleichem Kurs befindliche Zeitpfeil immer noch als praktisches Koordinatensystem eignet, so ist doch die Zeit keine Konstante, sondern hat eine elastische Natur. Albert Einsteins Entdeckung im Jahre 1905 zeigte, daß Zeit sich dehnt oder zusammenschrumpft. Der Grund: Sie ist abhängig von der Geschwindigkeit, mit der wir im Universum bewegt werden und auch abhängig von der Gravitation, die den Raum krümmt. Schlußfolgerung: Der stetige Fluß der Zeit ist letztlich eine Illusion.

Tatsächlich wissen wir über die »Zeit« nicht viel mehr als unsere urältesten Vorfahren. Wir können zwar genauer als sie sagen, wie spät es ist. Doch wollen wir die Zeit zu fassen bekommen, dann versagen unsere Sinne wie eh und je. Wir können diesen »Naturstoff des Menschen« weder riechen, schmecken noch sehen. Und auch meßbar handhaben läßt sich Zeit nicht – ganz im Gegensatz zu Rauminhalten, Längen, Maßen oder Energien, ja, zu fast allen uns umgebenden physikalischen Größen dieser Welt. Es ist unmöglich, ein Stück Zeit abzuschneiden, um es mit einem anderen, das anderswo gewonnen wurde, zu vergleichen. »Wenn man die Zeit messen will, dann muß man eine Umwelterscheinung wählen, die sich handhaben läßt und sich identisch wiederholt«, erklärt der Pariser Physik-Professor Jean Matricon. »Das aber ist nicht mehr die Zeit selber, die wir messen, sondern ihre Erscheinung in einem physikalischen Phänomen unserer Wahl.« Zum genauesten Zeitmessungs-Phänomen unserer Wahl haben wir das Atom auserkoren. 1967 einigten sich die Wissenschaftler darauf, eine von Cäsium ausgesandte Strahlung zur Grundlage der Zeitmessung zu machen. Seither sind genau 9.192.831.770 Schwingungsperioden einer charakteristischen Strahlung des Cäsiums-Isotops 133 abzuwarten, bevor eine Sekunde verstrichen ist. Weil wir gemeinhin glauben, gleichsam von außerhalb, wirklich das messen zu können, was »Zeit« ist, glauben wir auch, die Antwort auf die Ur-Frage gefunden zu haben, die den mittelalterlichen Philosophen und Kirchenvater Augustinus plagte: »Was ist Zeit? Wenn mich niemand danach fragt, weiß ich es, doch soll ich es erklären, dann weiß ich es nicht.« Mit unseren Quarz-Uhren, Swatch-Uhren und wasserdichten Uhren können wir uns weismachen, daß wir wissen, was Zeit ist – weil wir wissen, wie spät es ist...

Die zunehmende Kontrolle, die die Uhr über den Kalender gewann, ging Hand in Hand mit einer neuen Unabhängigkeit der Menschheit – einem »hundertjährigen Krieg« gegen die Natur. Jahre wurden in gleiche Tage geteilt, Tage in gleiche Stunden, Stunden in gleiche Minuten, Minuten in gleiche Sekunden, Sekunden in gleiche Nanosekunden. Dies sind die Taktschläge unserer »metronomischen Gesellschaft« (M. Joung), unserer »hypereffizienten Nanosekunden-Kultur« (J. Rifkin), für die die Uhr zur »Schlüsselmaschine« geworden ist. »Die Räderuhr«, so der amerikanische Sozialphilosoph Lewis Mumford, »bezeichnete die Perfektion, die bei Maschinen wie Menschen angestrebt wurde, und sie symbolisierte wie kein anderes Ding den Wandel der Gesellschaft zu einem ineinandergreifenden Räderwerk mit dem Ziel, den Fortschritt zu gewinnen, so kontinuierlich, wie die Zeitzeiger weiterruckten.« Der Mensch wurde auf eine chronometrische Feinstruktur des Tages gedrillt. Schon Benjamin Franklin (1706-1790) sagte nicht nur »Time is Money« (Zeit ist Geld), sondern empfahl auch: »Verliere keine Zeit; sei immer mit etwas Nützlichem beschäftigt; entsage aller unnützen Tätigkeit.« Die protestantische Ethik erhob Zeitverschwendung zur Sünde an der individuellen und kollektiven Zukunft. »Wie kein anderes technisch hergestelltes Instrument von homo faber versinnbildlicht die Uhr die künstliche und gegen die natürlichen, wechselnden Rhythmen gerichtete menschliche Herrschaft über die Natur und die Zeit«, bekräftigt der Philosoph E.K. Seifert. »Gerade die hergerichtete Gleichförmigkeit und Gleichgültigkeit eines linear fließenden und rein quantitativ meßbaren Zeitraumes ermöglicht eine beliebige Manipulation, Trennung, Präzisierung, Verdichtung, Standardisierung, Neuzusammensetzung...«

»War im Mittelalter die Zeit noch von Gott geschenkt, ihm zu Ehren zu leben, so ging mit der Ökonomisierung der Zeit die Säkularisierung und Profanisierung einher«, stellt die Volkswirtschaftlerin Angelika Zahrnt fest. An die Stelle der rhythmischen Zeit-Maße allen Werdens und Vergehens setzen wir den monotonen Takt des Mechanischen. »Zeit« wird von uns nicht mehr in Form eines Mandala oder Laufrads gedacht. Wir modernen Westler glauben, diese Gedankenwelt längst überwunden zu haben – und sind mächtig stolz darauf. Ohne unsere lineare Zeitvorstellung, so wird argumentiert, hätte die abendländische Zivilisation nicht die Hegemonie über alle anderen Kulturen erringen und bewahren können. Doch der spanische Eroberer Cortes hat zwar die Maya bezwungen, nicht aber das Zyklische besiegt. Es lebt weiter in den Nachkommen der Maya, es gehört zur Gedankenwelt der Menschen auf Bali und auch zu jener von Buddhisten und Hindus. Sie alle gehen davon aus, daß selbst die Jahres- und Lebenszyklen nur Unterzyklen viel größerer Zeitkreise sind, in denen alle Ereignisse der Gegenwart schon einmal dagewesen sind und wiederkommen werden. Diesem Kalendersystem zufolge machen 360 Jahre ein »heiliges Jahr« aus und 12.000 heilige Jahre wiederholen sich periodisch.

Auch in unserer modernen Welt lebt das Zyklische weiter: Einerseits werden künstliche Zyklen um Natur-Rhythmen herum gestaltet – im Interesse des Kommerz: Weihnachtliche Schaufensterauslagen sieht man schon im November und Österliches bereits im Winter. Und wer ausgerechnet im Sommer ein Sommerkleid kaufen wird, der steht vor der Herbstkollektion. »Auch bei Farbentrends bewegen wir uns in Zyklen«, sagt der Marketing-Chef Allen Ferrelli, »alle zehn bis 15 Jahre kehren dieselben Modefarben wieder.«

Andererseits müssen beispielsweise Zeitungs- und Zeitschriftenmacher »natürlich« zyklisch denken, denn bestimmte Storys können nur zu bestimmten Jahreszeiten erscheinen – wenn sie überhaupt jemanden interessieren sollen. Und natürlich unterliegen auch Bücher einem Zyklus. Dieses, was Sie in der Hand halten, sollte noch in die Frühjahrsproduktion. Es versteht sich von selbst, daß die Kataloge dafür bereits im Winter gedruckt sein mußten...

Wir feiern zyklisch die religiösen Feste und freuen uns auf das alljährliche Sportturnier, das stets zur gleichen Jahreszeit stattfindet. »Wenn wir unser eigenes Verhalten betrachten, so ist es doch so, – obwohl wir gern den Eindruck haben, daß alles, was wir tun, frisch und neu ist – daß in Wahrheit vieles schon einmal getan wurde und daß wir auch vieles schon früher einmal ganz ähnlich gefühlt haben«, schreibt Michael Young (Übers. des Autors). So sehr also haben wir Menschen uns gar nicht verändert, daß nicht jeder von uns ein wenig »Maya-haftes« in sich wahrnehmen könnte – wenn man nur wollte. »Wir sind frei, zwei ganz verschiedene Zukünfte zu wollen«, schreibt Jeremy Rifkin. »In der ersten suchen wir Kontrolle über die Kräfte der Natur und das Leben der Menschen. In der zweiten suchen wir die Wiedereingliederung in den zeitlichen Grenzen der größeren Lebensgemeinschaften, die die Biosphäre ausmachen.«

Diese natürliche Wiedereingliederung kann indes kein simples »Zurück zur Natur« sein, sondern wird auch fürderhin eine spannungsgeladene Symbiose zwischen Linearem und Zyklischem bleiben. Denn Tempo-Rausch und Fortschritts-Euphorie werden sich in Zukunft vielleicht zwar bremsen, aber bestimmt ebensowenig eleminieren lassen wie Terminzwänge, Telefone, Telex- und Computersysteme – auch wenn man beklagen mag, daß »Tempo, Tempo« eine der erfolgreichsten und folgenreichsten Melodien unserer Zeit ist. »Zunehmende Geschwindigkeiten und Beschleunigungen sind Leitideale unserer Gesellschaft«, schreibt der Tutzinger Sozialwissenschaftler Martin Held.

Und was ist Beschleunigung? Beschleunigung, das hat der Philosoph Reinhard Kosellek herausgefunden, ist da, wo »Zeitverlaufe« und »Zeitrhythmen« entstehen, »die aus keiner Naturzeit und aus keiner Generationsfolge mehr abgeleitet werden können.« Daher unser Gefühl, Beschleunigung letztlich als Selbstüberhebung des Menschen über seine Natur zu erleben. Und daher der tiefempfundene Wunsch vieler Zeitgenossen, die Natur als Ort der Korrektur und Umkehr zu betrachten. Daß aber eine Wiederaufnahme alter Rhythmen nicht durch ein simples »Zurück zur Natur« gelingt, sagt selbst ein »Natur«-Philosoph, von dem die meisten eine solche Position am wenigsten erwarten. »Wenn gewisse Propheten heute herumgehen und ›Rückkehr zur Natur‹ predigen, so wollen diese eben das Leben zurückschrauben und nicht vorwärtsbringen«, schreibt Rudolf Steiner, Begründer der naturverbundenen Denkrichtung Antroposophie. »Alles jene laienhafte Herumreden von einem Zurückkehren zur Natur versteht nichts von wirklicher Evolution. (...) Gerade darin besteht die Entwicklung, daß der Mensch sich immer unabhängiger macht von den äußeren Rhythmen.«

Richtig daran ist: Überall, wo dem Menschen eine Ablösung von der Natur- und Schicksalbezogenheit gelang, da wurde das eigenständige Ich, sein Wille, seine Unabhängigkeit gestärkt. Überall, wo der Mensch stoffliche Übergänge zu schaffen vermochte – etwa vom Rohen zum Gekochten, von der Frucht zum Rauschgetränk, von der Pflanze zur Medizin, vom Lehm zum Haus –, da kristallisierte sich Kultur.

Richtig ist aber auch, daß alle Lebensvorgänge neben der stofflich-räumlichen Ordnung auch durch eine vielschichtige zeitliche Ordnung geprägt sind. Jahres-Rhythmen, Lunar-Rhythmen, Tages- und Stunden-Rhythmen sowie die mit dem Mondumlauf zusammenhängenden Wochen- und Gezeiten-Rhythmen bilden eine komplexe Zeitstruktur, zu der wir in einer Fülle biologischer Beziehungen und Abhängigkeiten stehen. Rudolf Steiner hat ganz richtig erkannt: Es ist typisch menschlich, das Verhalten nicht zwingend von äußeren oder inneren Rhythmen bestimmen zu lassen. Wir haben im Laufe einer zivilisatorischen Entwicklung immer mehr Freiheiten von den natürlichen »Zeiteinteilungen« entwickelt. Aber diese Freiheit hat ihren Preis.

»Wie auch die Schwerkraft nicht aufhebbar ist, sondern – wie etwa beim Fliegen verwirklicht – nur durch zusätzlichen Energieinput überwunden werden kann, so sind zwar auch Ablösungen von der natürlichen Zeitordnung möglich. Aber selbst dies erfordert einen Aufwand«, schreibt Zeitforscher Martin Held, »sei es in Form von Energieeinsatz oder Stoffumsätzen.«

Diese Überspielung hat Folgen, die weit über den Bereich der individuellen Gesundheit und der gesellschaftlichen Ökonomie hinausreichen – in die Ökologie hinein. Und hier sind die Konsequenzen so vielfältig, daß sie sich vom Verkehrsbereich – Subventionierung von besonders schnellen, umweltschädlichen Verkehrsmitteln – bis hin zur Architektur erstrekken. Der beliebige Umgang mit jahreszeitlichen und tageszeitlichen Abläufen schuf eine unnatürliche Bauweise, die den Energiebedarf unnötig erhöht, statt einen klimaangepaßten Baustil zu wählen. »Eine Architektur und Raumplanung, die sich von den natürlichen Rhythmen gelöst hat, plant und baut für eine Gesellschaft, die bei ihrer Zeitordnung ebenfalls die natürlichen Bedingungen mißachtet«, konstatiert Martin Held.

Mißachtet wird ingesamt beim Umgang mit der Natur die inhärente Systemzeit. »Darunter ist«, so Chemiker Klaus Kümmerer, »die dem System eigene Zeitskala zu verstehen, die sich daraus ergibt, wie lange es dauert, bis sich das System reproduziert (bei Lebewesen zum Beispiel ihre Generationszeit) bzw. wie lange es dauert, bis das System auf Störungen sichtbar oder meßbar reagiert.« Systemzeiten sind von System zu System unterschiedlich lang. Die Ignoranz gegenüber »Öko-Rhythmen« hat gewaltige Folgen – zum Beispiel beim Treibhauseffekt und dem Abbau des Ozonschildes in der Atmosphäre. Die Lebensdauer von FCKW (Fluor-Chlor-Kohlenwasserstoff) in verschiedenen Bereichen der Atmosphäre kann um Größenordnungen auseinanderliegen. Ozeane wiederum verzögern Wirkungen. Sie puffern schädliche Wirkungen ab, die dann aber – ähnlich wie bei den Mülldeponien – zeitlich verzögert als irreparable Altlasten auflaufen.

Ohne ein tiefes Verständnis der Zeitskalen von Ökosystemen und Arten wird jene kreative Weiterentwicklung der kulturellen Zeitstrukturen nicht gelingen, die erneut mit natürlichen Zeitstrukturen korrespondieren – davon sind »Zeit-Ökologen« überzeugt. Die Natur ist an ihre Belastungsgrenzen gestoßen. Eine »Rhythmus-Wende« tut not. Die Zeit wartet nicht.

»Es ist bereits ein Zeit-Krieg«, sagt der Geschwindigkeits-Theoretiker Paul Virilio. Durch das Tempo in den verschiedenen Bereichen sieht der Philosoph und Professor für Urbanistik die Wirklichkeit verschwinden. »Wir sind dabei, die Welt zu verlieren – wegen der Geschwindigkeit, weil sie weltweit die Umwelt immer mehr zerstört«, prophezeit der Gelehrte, der in Paris lebt. »Wir sprechen heute davon, daß wir die Welt verlieren, weil sie verschmutzt ist, und daß sie bald ein Ort sein wird, an dem man nicht mehr leben kann. Aber damit beziehen wir uns auf den realen Raum einer Substanz, die entfremdet, verschmutzt wird. Aber auch die reale Zeit der Erde ist verschmutzt durch die Augenblicks-Schnelligkeit von Verkehrsmitteln und Medien. Eines Tages«, so Virilio, »wird es den Zeit-Raum der Welt nicht mehr geben, weil wir Ausdehnung und Dauer der Welt durch die Geschwindigkeit verloren haben«.

Schon orakelt der Berliner Soziologieprofessor Dietmar Kamper von einer »sterbenden Zeit«, die er als das letzte Opfer in einer immer abstrakter werdenden Kette betrachtet: »Vom Menschenopfer über Tieropfer, Pflanzenopfer, Dingopfer, Geldopfer bis zum Zeitopfer.« Jetzt, am Ende dieser immer abstrakter werdenden geschichtlichen Kette, wünschen sich Menschen nichts sehnlicher, als sich »im Schatten eines katastrophalen Endes der Zeit« gänzlich anderen Zeitvorstellungen anzunähern. Und zwar in Richtung einer »Wiederaufnahme der natürlichen Rhythmen«. Damit schließt sich der Kreis. Ein Kreis, der vor 2,5 Millionen Jahren begann.

Mindestens 2,5 Millionen Jahre lang bestimmte natürliches, zyklisches Zeitmaß die Grundgeschwindigkeit des Lebens. Die Übergänge von hell zu dunkel, von Winter zu Frühling, vom Leben zum Tod waren Dreh- und Angelpunkt allen Denkens und Handelns – und müssen unseren Vorfahren wie große Ur-Mysterien vorgekommen sein. Diesem Gedankenkreis vom Wandel entsprach nichts besser als Sonne und Mond. Dessen Periodizität, eine grundlegende Eigenschaft von Rhythmen, prägte die menschlichen Zeitordnungen – und prägte sich auch in das Unbewußte ein. Rund 500.000 Generationen – die Zeit, in der aus einem Menschenaffen ein Mensch geformt wurde – befand sich die Menschheit in einem Gedankenkreis vom ewigen Wandel verhaftet, geistig-seelisch eingebunden in ein zyklisches Zeit-Korsett.

99 Prozent der Zeitspanne menschlicher Evolution hat unsere Spezies ihr Leben mehr oder weniger freiwillig nach den sich periodisch wiederholenden Rhythmen der Natur ausgerichtet. Man war mehr oder weniger gezwungen, ins Bett zu gehen, wenn die Sonne unterging. 99 Prozent der Zeitspanne unserer Evolution horchte der Mensch auf seine Eigenzeit –, ruhte sich aus, wenn er müde war und legte pro Tag kaum mehr als einige wenige Kilometer zurück.

In den letzten paar hundert Jahren erst – aus der Sicht der Evolution eine Winzigkeit – haben wir enorme Freiheitsgrade gegenüber der natürlichen »Zeitordnung« gewonnen: verursacht durch technische Innovationen und auch durch künstliche Beleuchtung und Klimatisierung, mit der Natur-

Rhythmen ausgetrickst wurden. Das Tempo unserer Emanzipation von Natur-Rhythmen wird eindrucksvoll illustriert durch den Versuch, in der Universitätsstadt Marburg eine nächtliche Straßenbeleuchtung einzuführen. Denn noch im Jahr 1821 wurde dieses künstliche Licht mit der Begründung abgelehnt, es störe die natürliche göttliche Ordnung.

Nur zwei Generationen später schon arbeitet jeder fünfte Berufstätige im Nacht- und Schichtdienst. Wir überspringen bei Langstreckenflügen Kontinente, Stunden, Tage und sogar Jahreszeiten. Und ebenso selbstverständlich wie Frauen ihren Zyklus hormonell steuern, so ungehemmt greifen auch immer mehr Männer zu Medikamenten und Therapien, die innere Rhythmen beliebig verschieben. Dazu mehr in Kapitel 8.

An der Schwelle zur »Rythmus-Revolution«

Es muß betont werden: Mindestens zwei Millionen Jahre lang verlief das Leben mehr oder weniger rhythmisch mit der Natur. Seit 2.000 Jahren orientieren wir uns weg vom Zyklischen hin zu einer linearen Zeit. Und seit 200 Jahren zwingen wir uns ein Leben auf, das biologischen Zyklen derart zuwiderläuft, daß wir nun am Rand der Rhythmus-Katastrophe stehen. Wir befinden uns an der Schwelle zum dritten großen Umbruch in der Menschheitsgeschichte. Der erste war die Erfindung des Ackerbaus, die »Neolitische Revolution« vor 10.000 Jahren; der zweite war die industrielle Revolution, die vor gut hundert Jahren zu Ende ging. Und der dritte – das ist die »Rhythmus-Revolution«.

KAPITEL 2

Wie kam der Rhythmus in die Welt?

Daß sich Lebendiges aus Nichtlebendigem entwickelt hat, ist frühestens vor drei Milliarden und spätestens vor zwei Milliarden Jahren passiert. Evolutions-Forscher skizzieren eine Ur-Umwelt, die wenig lebensfreundlich aussah: Gigantische Blitze entluden ungeheure elektromagnetische Energien in die Ozeane der frühen Erde. Donnernde Schockwellen erschütterten den neugeborenen Planeten. Wie konnte aus solchem Chaos rhythmische Ordnung entstehen? Was verhalf dem Leben zum Leben?

Leben, sagen Zeitstruktur-Forscher, ist eine dissipative Struktur. Was das bedeutet, wird sofort klar, wenn man zur Kenntnis nimmt: Was wir Lebendigkeit nennen, ist etwas, das weit von jenem Zustand entfernt ist, den man als Gleichgewicht bezeichnet. Im Gleichgewicht befindet sich beispielsweise eine Kugel, wenn sie am Boden des Gefäßes liegt. »Auf ein dynamisches System übertragen, wäre die Kugel ›im Gleichgewicht‹, wenn sie in einer Rinne langsam bergab rollt«, erklärt Zeit-Theoretiker Friedrich Cramer. »Im Ungleichgewicht bzw. in labilem Zustand ist die Kugel, wenn sie auf der Spitze eines Berges liegt – sie wird sofort nach der einen oder anderen Seite herabfallen. Alles Lebendige ist eine Nicht-Gleichgewichtswanderung, eine Gratwanderung, auf der das System nach der einen oder anderen Seite hin abstürzen kann. Und dabei geht das System in etwas Neues über; eine Bifurkation geschieht. Übergangssysteme müssen sich sehr rasch auf der evolutionären Zeitskala zu stabilen Systemen entwickeln, sonst verschwinden sie.«

Halten wir fest: Leben kann nur in einem metastabilen Zustand entstehen. Metastabil ist zum Beispiel ein Kegel, der auf der Spitze steht. Als Evolutionsforscher genauer wissen wollten, wie die Lebens-Bifurkation abgelaufen ist, da erlebten sie eine große Überraschung: Lebendigkeit kam auf eine Art und Weise in diese Welt, wie sie ausgerechnet in der »unwissenschaftlichen« Bibel ganz richtig beschrieben wird.

Die erste innere Uhr

In der Genesis wird darüber berichtet, daß Adam aus Ton geformt worden sei. Gott hauchte ihm dann den Atem des Lebens ein. Wissenschaftler haben inzwischen zweifelsfrei nachgewiesen: Lebendigkeit entstand tatsächlich durch Ton-Formationen. Tonkristalle sind metastabile Phänomene, die fähig sind, stabile Systeme zu bilden. Vor Jahrmilliarden regten elektromagnetische Stimulanzien die Kristalle derart an, daß an den Küsten der Ur-Ozeane der gewaltige Sprung vom Nichtleben zum Leben gelang. Das war möglich, so der schottische Biochemiker A.G. Cairns-Smith, weil Tonkristalle eine ganz besondere Zwitter-Stellung zwischen der belebten und der unbelebten Natur einnehmen. Sie besitzen eine so sensible Elektro-Chemie, daß ihre subtilen elektro-magnetischen Entladungen gleichsam einen biogenetischen Nährboden für etwas bilden können, was sich mit physikalischer Lebendigkeit benennen läßt. Wie es zum Quanten-Sprung in organische Lebendigkeit kommen konnte, zeigen Experimente, in denen Tonmineralien – bei bestimmten Temperaturen und in Anwesenheit von Wasser – Kohlendioxid und Ammoniak-Substanzen wie Zucker und Aminosäuren bilden.

So entstanden vor rund 3,5 Milliarden Jahren selbst-organisierende Systeme. Diese Biogenesis erschuf eine neue Art von Zeit – eine, die fortschrittlicher war, als die Zeit in der physikalischen Welt: Denn nichts in der physikalischen Welt kann sich an irgend etwas erinnern; nicht einmal ein Daten-Chip tut das. Nichts in der physikalischen Welt erwartet irgend etwas; nicht einmal einem Alarm-System gelingt dies. Nur für lebendige Organismen stellen Zukunft, Vergangenheit und Gegenwart Realitäten dar.

Welche Rolle Mineralien bei der biologischen Evolution spielten, wird deutlich beim nächsten Evolutionsschritt, der Forscher Cairns-Smith zufolge so ablief: Entladungen aus der hochelektrisierten Ur-Umwelt – Blitze und Kometeneinschläge – regten in Tonkristallen bestimmte Moleküle an, die über eine ganz besondere Fähigkeit verfügten: Sie waren in der Lage, ihren inneren Aufbau exakt zu kopieren und die Kopie gewissermaßen als Erbinformation weiterzugeben. Damit war die wichtigste Erfindung des Lebens gemacht: die Übertragung genetischer Informationen. Aus der Biogenese entwickelte sich die Biozeitlichkeit.

Seither funktioniert der genetische Code bei allen Lebewesen nach dem gleichen Prinzip. Ob Maus oder Mensch, Karotte oder Kuh – Gene geben überall auf die gleiche Weise den Zellen ihre Anweisungen. Die Gene, die den Text für die Anleitungen ausmachen, sind perlschnurartig auf der DNA aufgereiht. Vergleicht man diese Desoxyribon-Nuklein-Säure (abgekürzt: DNS oder DNA: das A kommt von dem englischen »Acid« für Säure) eines Lebewesens mit einem Buch, dann besteht, bildlich gesprochen, jeder Satz (jedes Gen) aus chemischen Wörtern: Sequenzbereichen von »Nukleotiden«. Und die Buchstaben selbst wären die Nukleotide. Wir kennen die sogenannten Doppel-Helix-Abbildungen der DNA meist aus der Schule: Modelle mit verschiedenfarbigen Kugeln. Diese Lernhilfen sind in Wirklichkeit Lernverhinderungs-Apparaturen. Denn sie geben ein völlig falsches Bild von dem wieder, was DNA tatsächlich ist.

Die DNA-Moleküle sind ein dynamisches System von Millionen Atomen. Sie vibrieren, oszillieren und pulsieren als würden sie atmen. Ihre Vibrations-Spannbreite umfaßt das gesamte elektromagnetische Spektrum von Radiowellen bis ins Infrarote. Ein wirkliches DNS-Molekül läßt sich gut vorstellen, wenn man sich die verschiedenen Stäbe des Modells durch Federn ersetzt denkt und sich dann vorstellt, die Bälle (Moleküle) seien zerlegt und ihre Atome mit anderen Federn verbunden. Jedes Atom«, so der Zeitforscher J.T. Frazer, »hat wieder eine Kernstruktur und eine Elektronenwelle, die wiederum durch Federn zusammengehalten werden.«

Schließlich stelle man sich vor, dieser Konstruktion, die Millionen Kilometer lang ist, einen mächtigen Schlag zu versetzen. Dann trete man zurück und beobachte, was passiert. Wenn die Federzüge akkurat die intermolekularen, interatomaren und intraatomaren Kräfte wiedergeben könnten, dann würde man Vibrationen sehen, die durch Tausende von DNS-Basenpaaren rauschen – und wieder andere Wellen anregen zu vibrieren. Da würden lange Wellen rhythmisch von einem Ende zum anderen laufen; andere stoßen auf kurze Wellen; wieder andere verwickeln sich zu einem Wellensalat. Dieses zuckende, pochende, atmende, tanzende System ist ein »mini-gigantischer« Uhrenladen, dessen Botschaften nur so lange weitergereicht werden, solange seine unzähligen Oszillationen in sich rhyhtmisch sind – in jedem Augenblick. »Die Information«, schreibt Frazer, »ist nicht in der räumlichen

Anordnung enthalten, sondern in dem Lied, das das Gebilde singt, und in dem Tanz, den es tanzt.« ... »Lied und Tanz entstanden beide vor mehr als drei Milliarden Jahren, als die Biozeitlichkeit geboren wurde.« ... »Was vermutlich als einzelner zirkadianer Schwingungsvorgang begann, entwickelte sich zur unzählbaren Vielfalt biologischer Uhren.« Doch es fehlte noch etwas, ohne daß eine Höherentwicklung von Rhythmen nicht möglich gewesen wäre: das innere Milieu. Die Erfindung des inneren Milieus gelang primitiven Eiweiß-Klümpchen, als sie begannen, sich eine Haut zuzulegen. Wie die allerfrühesten Lebensformen eine Membran bilden konnten, das kann man noch heute sehen. Noch immer bestehen die Zellmembranen, auch die in unserem Körper, aus Fettsäureverbindungen: Lipiden.

Membranen aus Lipiden konnten sich im Ur-Meer deshalb so leicht bilden, weil Lipide bei Berührung mit Wasser ganz von selbst zu Membranen werden. Das Wasser im Inneren der Zelle und das Wasser außen im Ur-Meer sorgten geradezu zwanglos dafür, daß eine Schutzhaut entstand – und auch erhalten blieb. Erst sie machte das Eiweiß im Ur-Ozean unabhängig von der Außenwelt – was vor allem bedeutet: Das Leben tragende Eiweiß wurde vor den chaotisch-zufälligen Ein-, An- und Übergriffen der Umwelt einigermaßen geschützt.

Problem gelöst? Ja, aber um den Preis neuer Schwierigkeiten. Klar ist, daß Zellen ohne Verbindung mit der Außenwelt nicht leben können. Auch die Ur-Zellen brauchten Nahrungsstoffe, die sie nur aus dem Wasser aufnehmen konnten. Sie benötigten das, was das deutsche Wort »Stoffwechsel« bestens ausdrückt; einen Wechsel von Stoffen nach innen und außen. Ur-Zeller waren auf einen Metabolismus angewiesen, der sowohl Ausgrenzen als auch Eingrenzen konnte. Diese Eigenschaft unterscheidet Lebendiges von Nicht-Lebendigem: Alles

Lebendige hat einen Stoffwechsel; Nicht-Lebendiges hat ihn nicht.

Die Zellmembran mußte wie ein zuverlässiger Torwächter fungieren, der Freundlich-Nützliches passieren läßt, Freundlich-Schädliches dagegen abwehrt. Die wichtigste Rolle bei diesem Stoffwechsel spielte die Salzkonzentration der Ur-Meere. Sie erst machte das möglich, was man Osmose nennt. Ist nämlich in der Zellflüssigkeit mehr Salz gelöst als im Wasser außerhalb der Zelle, dann strömt durch »osmotischen Druck« Wasser nach innen. Ist dagegen die Zellflüssigkeit stärker verdünnt als das Meerwasser, gibt die Zelle Wasser nach außen ab. Osmose gelingt, weil das Wasser stets danach strebt, einen Konzentrationsausgleich herzustellen. Passiv, ohne direkte eigene Anstrengung, erreichten die frühen Zellen durch diesen Osmose-Trick einen ständigen An- und Abtransport der verschiedenen Stoffe. Übrigens: Osmose gibt es nur, wenn eine »halbdurchlässige« (semipermeable) Membran vorhanden ist. Membrane aus Lipiden sind semipermeabel.

Ein weiterer Schritt in der Entwicklung zu inneren Rhythmen, mithin auf die periodisch sich verändernde Umwelt zu reagieren, bestand in der Evolution mehrzelliger Lebensformen. Sie waren schon nicht mehr im gleichen Maße mit dem Ur-Meer verbunden wie die primitiveren Einzeller. Aber auch Mehrzeller können nicht ohne Nährstoff- und Informations-Austausch mit der Außenwelt überleben. Für sie war es notwendig, ein eigenes, »inneres Ur-Meer« zu bilden – analog zum äußeren Ozean. Dazu produzierte der Stoffwechsel eine Flüssigkeit, die der des Seewassers glich: die Zellflüssigkeit. So wie auch heute noch alle Lebewesen nach dem genetischen Ur-Code funktionieren, so ist auch heute noch in vielen Lebewesen ein Abbild der wäßrigen Ur-Matrix erhalten geblieben.

Man weiß: Leben nahm im Meer höchstwahrscheinlich im Brandungsraum der Küste, seinen Ursprung. Ein ganz erstaunlicher Hinweis darauf: Nach einer über Hunderte von Millionen Jahre dauernden evolutionären Entwicklung des Lebens auf der Erde entsprechen die Mengenverhältnisse* im Meerwasser immer noch recht genau denen im menschlichen Blut und der Gewebeflüssigkeit. (Diese Ähnlichkeit ist eine der elementarsten seit den im Altertum bekannten Grundlagen der Meeresheilkunde Thalassotherapie. Hier berühren sich die Wissenschaftsgebiete Ozeanographie und Medizin.)

Eine weitere Verbindung zum Ur-Ozean kann darin gesehen werden, daß der Mensch zu Zweidrittel aus Wasser besteht und fast alle anderen Moleküle, aus denen sich die Körperchemie zusammensetzt, wasserlöslich sind. Warum hat sich die Evolution ausgerechnet dafür entschieden, Lebewesen aus (Kohlen-)Wasserstoffen zu entwickeln und aus keinem anderen jener Ur-Stoffe, die ebenso leicht verfügbar waren?

Wasser ist das ideale Medium, um das herzustellen, was das Allerwichtigste für innere Uhren ist: ein Milieu, das eine Spezies befähigt, eine enge Verbindung zwischen der eigenen Biologie und zeitgerichteten Verhaltensweisen zu schaffen; eine Kombination, die das Überleben in der ökologischen Nische erst möglich macht.

»So liegt«, erklärt Forscher Leonhard Doob, »die Anpassungsbedeutung der Tag/Nacht-Rhythmik darin, daß sie den Organismus in die Lage versetzt, die wechselnden Bedingungen in einer zeitlich programmierten Welt zu bewältigen –

---

*Die Hauptbestandteile des Meereswassers in Salzform bei 20 Grad pro Kubikmeter sind (in kg): Natriumchlorid 28,014 NaCL/Magnesiumchlorid 3,812 MgCl2/Magnesiumsulfat 1,175 MgSO4/Calziumsulfat 1,283 CaSO4 und ferner K2SO4 816,30 g/m3/CaSO3 122,06/KBr 101,26/SrSO4 28,24/H3BO3 27,63 und 29 andere Spurenstoffe!

das heißt, das Richtige zur richtigen Zeit zu tun.« Ein besonders eindrucksvolles Beispiel dafür, wie der evolutionäre Selektionsdruck Lebewesen dazu zwang, sich kosmische Zeitstrukturen einzuverleiben, liefert das Geißeltierchen. Und es zeigt noch etwas anderes: wie das Leben lernte, den wichtigsten Informationskanal für die inneren Rhythmen zu entwickeln: das Auge.

Und dieses Lebewesen liefert auch noch die Antwort auf die spannende Frage: Was ist eigentlich der Unterschied zwischen Pflanze und Tier? Denn obwohl es Geißeltierchen genannt wird, ist es kein »echtes« Tier, sondern ein Zwitter, ein Zwischending zwischen Tier und Pflanze. Genauer: Solange tagsüber die Sonne scheint, ernährt sich dieser Grenzgänger wie eine Pflanze: durch Photosynthese. Fehlt dagegen Sonnenlicht, wird die Pflanze zum Tier. Euglena viridis, wie es in der Fachsprache heißt, saugt durch seinen »Ur-Mund« organische Stoffe der Umgebung ein. Und noch eine Besonderheit gibt es, die bei der Erklärung interessiert, wie Externes nach Innen verlagert werden konnte: Wenn sich das Geißeltierchen durchs Wasser fortbewegt, angetrieben von rund fünfzig Geißelbewegungen pro Sekunde, steuert es stets auf die stärkste Lichtquelle zu. Schon dieses Verhalten legt Sehfähigkeit nahe. Außer der wissenschaftlichen Bezeichnung trägt das Geißeltierchen auch den Namen »Schönauge«. Denn nahe dem Geißelfaden, der vorne sitzt, hebt sich ein dunkler Punkt vom sonst fast durchsichtigen Körper ab. Auch Wissenschaftler hielten diesen Punkt noch vor wenigen Jahren für das »Auge« des Tierchens. Heute weiß man es besser: Der »Augenfleck« soll gar nicht sehen, er soll einen Schatten werfen.

Einen Schatten? Erinnern wir uns, daß der Körper vollkommen durchsichtig ist. Bei Sonne wird er gleichmäßig von Helligkeit durchflutet. Wichtig zu wissen: Wenn sich das

Schönauge mit seiner Geißel vorwärts peitscht (eigentlich rückwärts, da die Geißel ja vorne sitzt), bewegt es sich nicht geradeaus, sondern im Kreis herum. Ständig fällt ein vom dunklen Fleck geworfener Schatten auf die Wurzel der Geißel. Dort sitzt das eigentliche »Auge«. Es ist das erste lichtempfindliche Organ der Erdgeschichte! Es spricht auf Licht und Schatten an. Da sich die Lage des dunklen Flecks in Beziehung zum lichtempfindlichen Fleck nicht ändert, kann das »Schönauge« wie automatisch seine Bewegungen so einrichten, daß es immer auf die größte Helligkeit zuschwimmt. Die benötigt es, da es tagsüber von der Photosynthese lebt, also mit Hilfe des Lichts den Zucker produziert.

Das Beispiel Geißeltierchen zeigt zweierlei: Wie wir Menschen zu jenem Organ kamen, das für uns – chronobiologisch – das wichtigste Organ ist: unser Auge. Es stammt vom »Schönauge« ab. Unser Sehpurpur besteht aus derselben chemischen Substanz wie der dunkle Fleck des Einzellers, und unsere lichtempfindlichen Sehzellen – die »Stäbchen« und »Zäpfchen« – gleichen fast aufs Molekül der lichtempfindlichen Stelle an der Geißelwurzel.

Und deutlich wird am Beispiel Geißeltierchen auch die Bedeutung innerer Rhythmik: bestimmte biochemische Aktivitäten in die Nachtstunden zu verlegen, andere wiederum tagsüber ablaufen zu lassen, mithin die Tagzeit nicht mit der Nachtzeit zu verwechseln – für ein Tier entscheidend, ob es fressen kann oder gefressen wird.

Dieser Druck, bestimmte Funktionen in eine sonnenlose Tageszeit »auszulagern«, wurde wohl noch von der gefährlichen UV-Strahlung auf der noch jungen Erde verstärkt. Denn anfangs war die Sonne blau. Zu einer Zeit, in der sich gerade erste Lebensformen auf unserem Planeten bildeten, hat die Sonne zwar im Wärmebereich weniger intensiv gestrahlt als heute, doch ihr blauer Anteil des Spektrums war wesentlich stärker als in unseren Tagen, der UV-Anteil sogar 10.000mal intensiver als bisher angenommen. Ur-Organismen konnten sich schwerlich in den Schatten zurückziehen. Sie mußten also auf andere Weise dafür sorgen, daß die UV-Strahlung zumindest jene biochemischen Abläufe nicht stört, die besonders empfindlich sind. Diese Stoffwechsel-Funktionen haben sie in die Stunden ohne Sonnenschein verlegt. Irgend etwas im Organismus selbst der allerprimitivsten Lebewesen muß also fähig gewesen sein, die Zeitstrukturen der Außenwelt nicht nur passiv wahrzunehmen, sondern diese Informationen auch zu verarbeiten. »Dies ist die wichtigste biologische Entdeckung der letzten Jahre,« schreibt der Biologe William Thorpe. »Es ist die Erkenntnis, daß die Lebensprozesse von Programmen gesteuert werden (...) und daß das Leben nicht nur programmierte Aktivität ist, sondern selbstprogrammierte Aktivität.« Wie es zu dieser wissenschaftlichen Entdeckung kam, erzählt das nächste Kapitel.

KAPITEL 3

Die Suche nach der inneren Uhr

Die Haushälterin von Jean Jacques d'Ortous de Mairan war seltsame Launen ihres Dienstherrn gewohnt. Doch was sich der französische Astronom diesmal hatte einfallen lassen, überstieg das Fassungsvermögen der einfachen Frau.

Am 20. Juli anno 1729 schloß der Gelehrte die schweren Holzläden seines Studierzimmers und hielt sie 28 Tage und Nächte fest verschlossen. Verrückter noch: In diese Finsternis stellte er eine Pflanze. Und das Allerverrückteste: Mit dieser Pflanze, die den wissenschaftlichen Namen »Kalanchoê blossfeldiana« trug, wollte er etwas überprüfen, was allen Zeitgenossen völlig klar erschien: Blumen öffnen und schließen ihre Blüten als Reaktion auf das Sonnenlicht.

Diesen Glauben spiegelte programmatisch der volkstümliche Name der Testpflanze wider: Sonnenwendblume; ein lavendelblaues Gewächs mit kleinen roten Blättern. Manche Leute nennen sie »Heliotrop«. Diese griechische Bezeichnung verdankt sie einem antiken Mythos, demzufolge die Nymphe Clytie in unerwiderter Liebe zu Helios entbrannt war; dem Sonnengott (griechisch: helios = Sonne).

Schmachtend verfolgte Clytie die Fahrt seines Streitwagens am Himmel und rührte sich nicht von der Stelle. Allmählich wuchsen ihre Gliedmaßen als Wurzeln in die Erde und ihr Gesicht verwandelte sich in eine Blume. Noch immer sei sie in Helios verliebt und wende sich ihm deshalb ständig zu.

Wie Heliotrop, so würden alle Blumen ihre Blüten als unmittelbare Sonnenreaktion öffnen und schließen. Dies durften Laien wie Experten glauben – jedenfalls bis zum Morgen des 19. August 1729, als die ersten Sonnenstrahlen über das Hausdach des Forschers strichen. Zwar drang nicht der geringste Schimmer in das Pflanzen-Laboratorium. Doch dieses Dauerdunkel kümmerte das Heliotrop nicht. Wie jeden Morgen rollte sie ihre Blätter und Blüten aus. Und wie jeden Tag bewegte sich auch diesmal der Stengel in die Sonnenrichtung. Wie kann eine Pflanze auf Licht reagieren, ohne vom Licht etwas mitzubekommen? Wenn es nicht das Licht war, dann mußte irgend etwas in der Pflanze selbst diese rhythmischen Veränderungen hervorbringen. De Mairan vermutete, daß Pflanzen einen inneren Zeitgeber haben, der in der Lage ist, auch ohne Sonnenlicht zu funktionieren. Dies war die Geburtsstunde der *Chronobiologie*: der Wissenschaft von der Erforschung der »biologischen Zeit« .

Doch über 30 Jahre lang verstaubte De Mairans Bericht in den Archiven der »Procédés«, dem Mitteilungsorgan der Königlichen Akademie in Paris. Dann erst fiel er dem Biologen Henri-Louis Duhamel du Monceau auf. Der las ihn mit so ungläubigem Staunen, daß er den Versuch überprüfen wollte. Dazu wiederholte er zunächst die Versuchsanordnung seines Kollegen. Dann schloß er auch noch Temperatur-Einflüsse aus, die den Blättern eventuell das Signal zum Öffnen und Schließen geben konnten. Doch auch nach dieser Versuchsanordnung in einem konstant beheizten Gewächshaus mußte er eingestehen, daß »die Bewegungen der sensiblen Pflanze weder vom Licht noch von der Wärme abhängen«.

Zur gleichen Zeit interessierte sich auch ein schwedischer Forscher für tagesrhythmische Pflanzenbewegungen. Doch anders als seine französischen Kollegen, wollte er die Rhythmen nicht stören oder unterdrücken – im Gegenteil. Der Professor für Botanik und Medizin, Carl von Linné (1707-1778), entwarf ein Blumenbeet, das sich als lebendige Uhr nutzen ließ. Er pflanzte sich die heimische Flora im Kreis zu einer Blumenuhr, von der er die Tageszeit ablesen konnte: Klappte beispielsweise die Seerose ihre Blüten zu, war es Zeit für den Fünf-Uhr-Tee.

Je nachdem, ob sich die Samtblume um 7 Uhr öffnete oder die Ackerwinde um 16 Uhr schloß – von 6 Uhr früh bis 18 Uhr abends konnte der Naturfreund die jeweilige Tageszeit mindestens so korrekt bestimmen wie die ziemlich ungenauen Uhren seiner Zeit.

Und so funktionierte die »Blumenuhr« von Carolus Linnaeus, die er 1751 als farbenprächtiges Beispiel angewandter Forschung angelegt hatte:

- 6 Uhr Geflecktes Ferkelkraut öffnet sich
- 7 Uhr Samtblume öffnet sich
- 8 Uhr Hornkraut öffnet sich
- 9 Uhr Saudistel schließt sich
- 10 Uhr Gemeiner Rainkohl schließt sich
- 11 Uhr Vogelmilch öffnet sich
- 12 Uhr Passionsblume öffnet sich
- 13 Uhr Gartennelke schließt sich
- 14 Uhr Rote Bibernelle schließt sich
- 15 Uhr Löwenzahn schließt sich
- 16 Uhr Ackerwinde schließt sich
- 17 Uhr Weiße Seerose schließt sich
- 18 Uhr Abendschlüsselblümchen öffnet sich

Der nächste bedeutende Wissenschaftler, der sich mit den inneren Uhren von Pflanzen beschäftigte, wurde durch ein Buch berühmt, das einem ganz anderen Thema gewidmet war. »Vom Ursprung der Arten« lautete der Titel eines dicken Wälzers über die Evolutionstheorie, mit dem der britische Biologe Charles Darwin 1895 an die Öffentlichkeit trat. Weniger bekannt geworden als durch dieses Jahrhundertwerk ist der Forscher mit seinen chronobiologischen Experimenten.

Kränklich und ans Bett gefesselt, studierte der bald 70jährige, wie sich Pflanzen verhielten, wenn man sie in dunkle Glasröhrchen sperrte oder sie gar beschallte – mit dem Horn seines Sohnes. Auch diese Tortur vermochte die innere Uhr nicht durcheinander zu bringen. Und Darwin konnte bei seinen Versuchen ein zentrales Credo seiner revolutionären Evolutionstheorie bestätigt sehen: Die innere Uhr gibt es nur, weil sie einen Vorteil im Überlebenskampf bringt – die Fähigkeit zu vorausschauendem Handeln.

Denn wenn zum Beispiel die Mimose ihre gewohnten Klappbewegungen ungerührt weiter vollführt – obwohl der Tag/Nacht-Wechsel im Experiment ausgeschaltet ist –, dann profitiert sie von diesem sonnenunabhängigen Zyklus. Sie kann nämlich bereits vor den ersten Sonnenstrahlen am Morgen ihre Blätter wie Sonnenschirme entfalten – und somit den Enzymmotor für die Photosynthese schon mal »warmlaufen« lassen. Der Vorteil dieser Vorausschau: Wenn die Sonne zu scheinen beginnt, läuft die solare Energieversorgung ohne Verzögerung auf Hochtouren.

Und noch ein Überlebensvorteil läßt sich herausschlagen, indem man seine innere Uhr als Thermostat benutzt, als inneren Standard, der Umweltveränderungen mißt: etwa die längeren Tage im Frühjahr. Daß die Tage länger werden, stellt ein Baum erst im Abgleich mit dem rhythmischen Takt seiner inneren Uhr fest. Sie aktiviert dann rechtzeitig das

Knospenwachstum und andere »Frühlingsgefühle«. Wieder ein evolutionärer Überlebensvorteil, wieder ein Segen der inneren Uhr.

Kluge Köpfe wie De Mairan, Linné und Darwin trieben die Erforschung der inneren Taktgeber mutig voran. Aber dann wurde die Chronobiologie derart aus der Bahn geworfen, daß die fernen Vibrationen heute noch zu spüren sind. Denn selbst in unseren Tagen noch wird die im 19. Jahrhundert entwickelte Lehre vom Biorhythmus (griechisch: bios = belebte Welt; rhythmós = periodische Wiederkehr von ähnlichem) mit der Wissenschaft der biologischen Rhythmen – der Chronobiologie – verwechselt. Dabei sind die beiden »so verschieden voneinander wie die Astronomie und die Astrologie«, konstatiert US-Biologin Susan Perry.

Mythos Biorhythmus: Wie berechnet man »gute« und »schlechte« Tage?

Das Credo der Biorhythmik lautet: Es gibt »gute« und »schlechte« Tage und die lassen sich vorausberechnen. Denn vom Augenblick der Geburt an würden drei grundlegende zyklische Rhythmen unsere Biographie bestimmen: der Körper-, der Seelen- und der Geistesrhythmus. Die Mathematik des Biorhythmus besagt: Jeder dieser Zyklen verläuft so exakt wie eine Sinus-Schwingung. Da derartige Sinuskurven beliebig in die Zukunft gezeichnet werden können, glauben die Anhänger dieser Lehre, daraus Weissagungen über individuelles Befinden, Verhalten und Leistungsvermögen für jeden Zeitpunkt des Lebens ableiten zu können. Das Geschäft mit solchen Weissagungen boomt seit rund zwei Jahrzehnten. »Is This Your Day?« (»Ist das heute Ihr Tag?«), fragte 1973 der US-Autor G. Thommen im Titel eines Buches, das sich viele Millionen Mal verkaufte. Neun Jahre später folgte die deutsche Antwort von Walter Appel: »Das ist Ihr Tag«. Seither schwillt nicht nur die Flut von Biorhythmus-Sachbüchern stetig an. Ausgebaut wurden diverse Bio-Marktsektoren. Dazu gehört vor allem die »biorhythmische Beratung« – mit entsprechendem Zubehör: »Rhythmoskope«, »Bio-Rechenschieber«, »Bio-Scheiben« und »Bio-Schablonen« – Lebenshilfe per Kalender. Seit neuestem bereichern »Bio-Armbanduhren« das esoterische Angebot – lieferbar mit versilbertem Zifferblatt und vergoldeten Stundenstrichen. Ob in Gold oder Silber: Bio-Uhren sollen neben der »Normal-Zeit« den individuellen Biorhythmus für mindestens zwei Wochen im voraus anzeigen. Luxusgewöhnte Menschen werden von der Computerbranche mit einem elektronischen Taschenrechner verwöhnt. Ein Extra-Drucker spuckt die Biokurven farbig aus. Beim Alternativ-Modell »Kosmos-Rechner« leuchtet an kritischen Tagen ein rotes Lämpchen auf, an guten erscheint »luck« (Glück) oder »love« (Liebe) auf dem Anzeigefeld. Und schon werden auch Rhythmogramme über das weltweit größte Computernetz – das Internet – übermittelt.

Rhythmoskope, Kosmos-Rechner und »bio«-dynamische Partnerschafts-Analysen: Kann diese esoterische Biorhythmik nicht all jenen völlig egal sein, die davon ohnehin nichts halten? Die Antwort ergibt sich von selbst. Denn wenn man diese Lehre konsequent weiterentwickelt, dann führt sie zwangsläufig zum »gläsernen Menschen«. Schon werden bei amerikanischen Firmen »Biorhythmoskope« für die gesamte Belegschaft erstellt. An »kritischen Tagen« zieht man Mitarbeiter von schwierigen Aufgaben ab. Auch über 500 japanische Unternehmen hören inzwischen auf den Rat von Biorhythmikern. Und Taxifahrer in Tokio sind schon so gut programmiert, daß sie ihre biorhythmische Tagesform durch eine täglich wechselnde Graphik auf der Konsole offenbaren. Wann werden wohl die ersten deutschen Firmen biorhythmisch »umgestellt«?

Die Lehre vom Biorhythmus geht zurück auf den Berliner Wilhelm Fliess (1858 - 1928). Dieser Arzt, Biologe und Sanitätsrat, suchte zeitlebens in den Biographien vieler Menschen nach verborgenen mathematischen Gesetzen. Das Ergebnis dieser Herkulesarbeit war ein dicker Wälzer mit dem Titel: »Ablauf des Lebens – Grundlagen zur exakten Biologie«. Auf 584 Seiten breitete sich der Medicus über die von ihm entwickelte Zahlentheorie aus, von der immer mehr Menschen überzeugt sind. Diverse Fachzeitschriften wie das *Journal of Safety Research, Personel Psychology,* das *Journal of Applied Psychology* sowie *Profession Safety* kommen hingegen zu ernüchternden, ja vernichtenden Ergebnissen.

Eigentlich könnte man damit das Thema Biorhythmus abhaken, wenn da nicht noch die Frage wäre: Warum findet diese offenkundige Irrlehre so viele Anhänger? Eine Erklärung bietet ein unbewußter Effekt, der fast zwangsläufig immer dann eintritt, wenn man um seine »guten« und »schlechten« Rhythmus-Konstellationen weiß. Dieser Effekt heißt »Selffulfilling prophecy«: »Prophezeiungen, die sich selbst erfüllen«. Dieses eingebildete Zukunfts-Wissen führt zwangsläufig dazu, daß die Aussicht auf ein Hoch oder Tief im Bio-Baromether (unterschwellig) anspornen oder dämpfen kann – und so den gewünschten Effekt erst erzeugt. Wenn Biorhythmik also ein Placebo ist, könnte dann diese Suggestivkraft nicht vielleicht doch ihr Gutes haben? Denn wer im Gefühl, »gut drauf zu sein« seine vermeintlich gute Phase nützt, der strahlt möglicherweise positivere Signale aus als vergleichsweise ein Skeptiker. So kann sich der Biorhythmiker selbst günstig beeinflussen, etwa bei geschäftlichen Verhandlungen. Leider geht auch diese Rechnung nicht positiv für Biorhythmiker auf – im

Gegenteil. Denn wenn »Gut-drauf-Sein« an vermeintlich guten Tagen eine Art von Lebensvorteil mit sich bringt, dann muß das an vermeintlich schlechten Tagen durch ängstliches und pessimistisches Verhalten bezahlt werden. Und von diesen »schwarzen Tagen« gibt es in der Biorhythmik-Lehre eine ganze Menge. Das jedenfalls zeigt die einfachste Physik und Mathematik.

Ein biorhythmisches Intervall nämlich umfaßt 59 Jahre und 68 Tage. So lange dauert es, bis sich die drei Sinuskurven im selben Punkt wieder getroffen haben. Dann schwingt das Biogramm aufs neue. In dieser »Bio-Ära« gibt es nicht weniger als 4.564 kritische Tage! Folglich muß ein Biorhythmiker fast an jedem fünften Tag Unheil wittern.

Fazit: Jeder strenggläubige Anhänger der Lehre darf also mit hoher Wahrscheinlichkeit genau jenes Übel erwarten, das er regelmäßig heraufbeschwört...

Der Jahrhundertirrtum »Homöostase«

Ähnlich wie die Biorhythmik ist auch eine andere Lehre bis heute ein machtvolles Hindernis in der Entwicklung der Chronobiologie geblieben: jenes Modell von den physiologischen Abläufen, das der französische Physiologe Claude Bernard entworfen hatte. Bei einer Vorlesung im Jahre 1878 beschrieb der Gelehrte zum erstenmal sein Konzept von der sogenannten Homöostase (griechisch: homoios = ähnlich; griechisch: stase = Festigkeit). Es schien lange Zeit eine Erklärung dafür zu liefern, wie es dem Organismus gelingt, ein bestimmtes inneres Milieu aufrechtzuerhalten.Schon die alten Griechen hatten sich gefragt: Wie kann der Körper seine Harmonie bewahren, wenn zum Beispiel Herz und Atmung nach einem Lauf zu schnell arbeiteten? Wie auch konnte das »milieu intérieur« harmonisch bleiben, wenn doch Sommerhitze und Winterkälte seine Temperatur immer mal wieder drastisch veränderten?

Forscher Bernard zufolge gelingt dies mit der Homöostase, die dem Thermostat-Prinzip vergleichbar ist. Ein Thermostat hält die Wärme in der Wohnung ungefähr gleichmäßig – »unabhängig« vom Wetter draußen. Im Organismus gebe es ein ähnliches System, mit dem die Beständigkeit des Körpers unter wechselnden Bedingungen erklärt werden könnte. Natürlich erkannten auch die »Homöostatiker« diverse Schwankungen im Zustand des Organismus. Doch wurden die Hochs und Tiefs beim Blutdruck oder Hormonspiegel lediglich als Ausreißer interpretiert. Dieses Konzept, das bis in unsere Zeit überlebt hat, lieferte zwar nützliche Einsichten in die Funktionsweise unseres Körpers. Aber wenn es darum ging, eine Erklärung für die »Ausreißer« zu finden, übersah Forscher Bernard das offensichtlich ebenso wie 1929 der Biologe W.B. Cannon. Ihm zufolge sind Regulationsvorgänge vergleichbar mit einem »feed-back-Mechanismus« (Rückkopplungsprozeß), der jede Abweichung, jeden noch so kleinen Ausschlag so rasch wie möglich auf den sogenannten »steady state« oder »constant level« zurückführt. Beide übersahen jedoch, daß nämlich Körpertemperatur, Blutdruck und vieles mehr – im Grunde jeder innere Meßwert – im Tagesverlauf erheblich schwanken können; teilweise um bis zu 1400 Prozent!

Gleichzeitig glaubten die Anhänger der homöostatischen Theorie, daß bei einem gleichbleibenden Körper jedwede medizinische Therapie zu jeder x-beliebigen Zeit stets die gleiche Wirkung zeigen würde. Wir wissen heute, daß dies ebensowenig stimmt wie die statische Auffassung vom Körper. Doch jahrzehntelang wurden »im Namen der wissenschaftlich kanonisierten ›Sankt Homöostasia‹ objektive Demonstrationen chronobiologischer Fakten entweder einfach ignoriert oder abgeleugnet«, klagt Alain Reinberg. »Zusätzlich wurden Artikel, die zur Veröffentlichung in renommierten Zeitschriften eingereicht waren, von ›Experten‹ einmütig abgelehnt.«

Wie lebt man ohne Sonne, Mond und Sterne – und auch ohne Uhr?

Es ist also nicht sehr verwunderlich, daß es rund 200 Jahre dauern sollte, bis ein Wissenschaftler in den 60er Jahren ein chronobiologisches Experiment wagte, das vielen Beobachtern auf den ersten Blick ähnlich verrückt erschienen sein mag, wie De Mairans Dunkelversuch mit Blumen. Denn statt Pflanzen wurden Menschen in »biologische Finsternis« gesteckt.

Abgeschirmt vom Sonnenlicht, lebten die Freiwilligen in einem wissenschaftlichen Verlies – unter ihnen vorwiegend Studenten, denen die Ruhe für Prüfungsvorbereitungen gelegen kam. Die Mehrzahl der Probanden blieb 28 Tage lang im Untergrund; der Rekordhalter 89 Tage lang... Die Idee, die hinter diesem Versuch des Münchner Professors Jürgen Aschoff steckte: Nur in der Isolation kann man mit Sicherheit sagen, welche physiologischen Rhythmen von welchen Faktoren gesteuert werden. Welche sind innere Rhythmen (= Endo-Rhythmen): spontane Zyklen des Organismus, die in keiner unmittelbaren Beziehung zur Umwelt stehen? Welche sind Außenrhythmen (= Exo-Rhythmen)? Sie werden von regelmäßigen Umweltveränderungen reguliert. Welche sind Außen-Innen-Rhythmen (= Exo-Endo-Rhythmen): innere, vom Organismus selbst hervorgebrachte Rhythmen, die von regelmäßigen Umweltreizen ähnlicher Dauer beeinflußt und auf bestimmte zeitliche Beziehungen zu ihnen synchronisiert werden.

Weder Sonnenstrahlen noch Außengeräusche drangen in den ehemaligen Wehrmachtsbunker auf dem Gelände des Max-Planck-Instituts für Verhaltensphysiologie in Erling-Andechs bei München. In den beiden »zeitlosen« Appartements mit Küche und Bad gab es auch keine Uhr, weder Fernseher, Radio, Plattenspieler noch Telefon. Kein unmittelbarer Kontakt zu Menschen sollte die Untersuchung stören. Nicht einmal direkte Kommunikation mit den Forschern war erwünscht. Biologe Aschoff verzichtete auf Guckloch und Videokamera. Verpflegung und Nachrichten wurden in einer Schleuse hinterlegt.

Obwohl die Versuchspersonen derart streng isoliert lebten, wußten die Max-Planck-Wissenschaftler dennoch über fast jeden ihrer Schritte Bescheid. Immer, wenn sie schlafen, essen, trinken oder auf die Toilette gehen wollten, kündigten sie das per Knopfdruck an. Dadurch wurde ein von den Forschern registriertes Lichtsignal aktiviert. Zusätzlich mußten sich die Bunker-Menschen vor dem Schlafengehen mehrere Elektroden an die Stirn kleben. Ein EEG (Elektroenzephalogramm) zeichnete ihre Gehirnwellen auf. Darüber hinaus wurde mit schriftlichen Übungen die Aufmerksamkeit und Konzentrationsfähigkeit regelmäßig getestet. Wichtige Daten-Sensoren waren auch ein Schlaf-Wach-Rhythmus-EEG und ein Rektalthermometer, das während des gesamten Versuches getragen werden mußte. Mit diesem Instrument gelang es, einen der aufschlußreichsten chronobiologischen Werte zu messen: die Körpertemperatur. Außerdem mußten die Testpersonen eine Strichliste über die Anzahl der unterirdischen Tage führen. Was geschieht bei solchen »freien Experimenten«, in denen die Testpersonen tun und lassen können, was sie wollen? Was passiert mit Rhythmen, die unter solchen Bedingungen als »freie Rhythmen« bezeichnet werden? Geht das Zeitgefühl verloren? Werden die inneren Rhythmen durcheinandergewirbelt? Oder behalten sie einen erkennbaren inneren

Rhythmus bei? Was geschieht mit den kurzwelligen Rhythmen? Zu ihnen zählen u.a. diejenigen des Nervensystems. Deren Wellenlängen (Schwingungsdauer eines Rhythmus) liegen im Mikrosekunden-Bereich. Was passiert im mittelwelligen Bereich? Dazu gehören die Rhythmen von Kreislauf und Atmung und die Verdauungstätigkeit. Kann man auch im langwelligen Bereich Werte ermitteln, im Wochen- und Monatsbereich? Wie lange wohl würden es Menschen in diesem wissenschaftlichen Isolations-Labor aushalten?

Ganz besonders gespannt waren die Andechser Forscher, wie sich wohl die Körpertemperatur unbeeinflußt von der Außenwelt verhalten würde. Sie war ein ganz besonders genauer Indikator. Die Körpertemperatur bewegt sich während eines Tages vorhersehbar auf und ab. Ja, sie oszilliert in der Spanne eines knappen Grades derart vorhersagbar, daß sie wie ein Fieberthermometer als Uhr verwendet werden könnte. Bei 36,4 Grad ist es 7 Uhr morgens oder 23.30 Uhr, und bei 36,7 Grad würde uns eine Tageszeit von 9.20 Uhr oder 20.45 Uhr angezeigt.

Am Ende des Versuchs stand fest: Die Versuchspersonen zeigten keine willkürlichen Reaktionen auf den Entzug der »äußeren Uhr«: Die Körpertemperatur lief im gewohnten Rhythmus weiter. Alle vegetativen Tagesrhythmen bleiben auch dann erhalten, wenn der Zeitgeber der »äußeren Uhr« fehlt. Fazit: Es gibt angeborene (endogene) innere Rhythmen.

Die Entdeckung der »Lerchen« und »Eulen«

An der täglichen Berg- und Talfahrt unserer Körpertemperatur kann abgelesen werden: Sie ist zwar allen Menschen gemein, und wir alle brauchen eine hohe Körpertemperatur, um aktiv und kreativ zu sein. Doch wie steil diese Hitze-Welle ansteigt und abfällt und wann sie ihren Höhepunkt oder ihre Talsohle erreicht, das ist so individuell wie unser Fingerabdruck. Zu welchem Zeitpunkt wir fit sind, entscheidet unsere ganze persönliche innere Uhr. Dieses interne Programm für die Leistungskurve kann nur sehr schwer umgeschrieben werden. Denn es ist in unsere Gene eingraviert, ob wir lieber morgens oder abends aktiv werden, mithin Lang- oder Kurzschläfer sind. Zwischen Lerchen und Eulen gibt es Unterschiede, die bis tief in die Psyche hineinreichen. Daß Abendmenschen oft den Eindruck machen, sie seien »mit dem linken Fuß« aufgestanden, liegt unter anderem daran, daß Abendtypen einzelne Leistungs-Maxima erst gegen Morgen erreichen, so daß die Aktivierung und das Aufstehen schwerfallen. Die Leistungs-Höhepunkte werden erst später am Tag erreicht. Oft können solche »Nachteulen« noch spät am Abend und in die Nacht hinein gut arbeiten.

Tag- und Nachtmenschen atmen auch verschieden! Professor G. Hildebrandt konnte die unterschiedlichen Typen durch den Vergleich der jeweiligen Lage des Puls-Atem-Frequenzverhältnisses differenzieren: Morgentypen neigen zu einem über 4:1 erhöhten Frequenzverhältnis. »Im tagesrhythmischen Gang der Pulsfrequenz haben sie den Hauptgipfel am Vormittag und ein früh liegendes nächtliches Minimum«, schreibt Rhythmus-Forscher Bernd Rosslenbroich. »Abendtypen neigen hingegen zu erniedrigten Quotienten, der Hauptgipfel wird erst am Nachmittag erreicht, und das nächtliche Minimum liegt spät.« Die innere Zeit-Biologie spiegelt sich zudem in der Persönlichkeit wider. Psychologen jedenfalls glauben herausgefunden zu haben, daß »Eulen« extrovertierter sind als »Lerchen«. Und auch ihre Freizeitaktivitäten sind unterschiedlich. Unter erfolgreichen Golfern finden sich beispielsweise mehr »Lerchen« als vergleichsweise in anderen Sportarten, wie etwa Wasserball.

Warum hat unser »Bio-Tag« 25 Stunden?

Zurück zum Andechser Bunker. Dort wurde ein Befund gemacht, der so seltsam war, daß ihn die Testpersonen selbst nicht glauben wollten: In solchen Experimenten verschieben sich die Aufstehzeiten der Probanden täglich um etwa eine Stunde. Bei allen Versuchspersonen bildete sich ein 25stündiger Rhythmus heraus. Seltsamer noch: Diesen Rhythmus empfanden die Testpersonen als »natürliche« Dauer eines Tages. Für die Bunker-Leute ging das Leben sozusagen ganz normal weiter. Sie standen »morgens« zum gewohnten Zeitpunkt auf und gingen dann ins Bett, wenn sie glaubten, ihr »Tag« sei vorbei. In Wahrheit aber verschoben sich die Einschlafzeiten derart, daß erst nach rund drei Wochen die eigene, innere Aufstehzeit und die »echte« Morgenzeit wieder miteinander im Einklang waren. Und in dieser Zeit hatten die Versuchspersonen objektiv einen ganzen Tag verloren. Doch davon merkten sie nichts. »Wer nach 25 Tagen aus dem Bunker kam«, so der Andechser Max-Planck-Forscher Rütger Wever, »hatte subjektiv nur 24 darin verbracht und wollte uns nicht glauben, daß auf dem Kalender schon ein Tag mehr vergangen war.« Erst Zeitungen »von morgen« konnten die Bunker-Menschen von der Zeitversetzung überzeugen.

Und noch eine Unregelmäßigkeit muß erwähnt werden. Anfangs teilten sich die meisten Testpersonen den Tag in acht Stunden Schlaf und 17 Stunden Aktivität ein. Später aber ging auch diese Einteilung verloren. Es kam bei einigen zu doppelt so langen Perioden. Extreme »Lang-Periodiker« blieben gar bis zu 33 Stunden wach, um danach in einen 17-Stunden-Schlaf zu versinken. Fast alle waren am Ende ihres Bunkeraufenthalts unfähig, ein kurzes Nickerchen von einem stundenlangen Schlaf zu unterscheiden. Die Versuchspersonen schienen ihr Zeitgefühl verloren zu haben.

Auch der Stoffwechsel veränderte sich im freien Experiment: Die Versuchspersonen hatten nicht wie üblich alle fünf oder sechs Stunden Appetit. Vielmehr aßen sie in Abständen von zehn bis zwölf Stunden. Erstaunlich: Sie behielten aber ihren normalen Tages-Takt mit drei Mahlzeiten bei. Erstaunlicher noch: Trotz dieser »Diät« verloren sie weit weniger Gewicht, als es theoretisch anzunehmen gewesen wäre. Einzige Erklärung: Der Stoffwechsel (Metabolismus) hatte sich drastisch verlangsamt.

Zwischenbilanz: Für die Existenz innerer Uhren spricht: Die Rhythmen verschiedener Menschen sind weitgehend ähnlich! Daran ändert auch die unterschiedliche Körpertemperatur von Frühaufstehern und Nachteulen nichts. Denn dies sind regelmäßige Unterschiede! Die abnormen Bunker-Werte besagen nicht mehr, aber auch nicht weniger, als daß wir gelegentliche Impulse von außen brauchen, um richtig zu ticken! Und das ist gut so, denn anders würde eine weitere Ungereimtheit keinen Sinn ergeben: nämlich jene, daß unsere innere Uhr mit ihrem 25-Stunden-Takt einen anderen Zyklus hat als der Sonnentag.

Wir müssen froh darüber sein, daß die sogenannte innere Uhr einem »circadianen« Rhythmus (vom lateinischen circa = etwa und diem = der Tag) folgt – unsere biologische Uhr also eine Stunde langsamer läuft als die Erdumdrehung dauert. Denn mit dem 25-Stunden-Durchschnitt setzt sich unser biologischer Chronometer absichtlich unter Druck. Diese »Vorspannung« erst macht die innere Uhr flexibel. Und nur deshalb läßt sie sich überhaupt nachstellen. Wie jede Uhr taugt auch ein innerer Oszillator nur dann etwas, wenn er reguliert werden kann. »Ginge eine Körperuhr auch nur ein wenig falsch, so würde sich der Fehler addieren«, rechnet Wissenschafts-Autor Dieter Zimmer vor. »Drei Sekunden am Tag machen achtzehn Minuten im Jahr oder eine Stunde in gut drei Jahren – und bei den Siebenunddreißigjährigen wäre unwiderruflich Mittag Mitternacht.«

Hätte die Evolution, so Zimmer weiter, indes das Unmögliche geschafft und eine unstellbare physiologische Uhr konstruiert, so wäre selbst sie unbrauchbar. Wenn irgend ein Schock sie auch nur einmal für einen Moment anhielte oder verzögerte, ginge sie für den Rest des Lebens falsch. Ohne eine flexible innere Uhr müßte jede Migration im Tierreich und jede Reise von Menschen über Zeitzonen hinweg unterbleiben. Und wir hätten wohl einen lebenslangen Jet-Lag. Auch die Hunderte von Millionen Jahre dauernde evolutionäre Eroberung der Welt wäre wohl unmöglich gewesen. Denn es ist die obenerwähnte »Vorspannung«, die das vorangetrieben hat, was man Evolution nennt, Weiterentwicklung. Je größer die Vorspannung, desto größer der Druck auf die Evolution. Vor einer Milliarde Jahre nämlich waren die Tage um zwei bis drei Stunden kürzer als heute. Denn der Einfluß der Gezeiten verlangsamt die Rotationsgeschwindigkeit der Erde. Und so wird der Tag alle Million Jahre um 16 Sekunden länger – mithin auch die Anzahl Tage im Laufe des Sonnenjahres immer weniger. Aus Wachstumslinien in fossilen Korallen, die sich im Tagestakt gebildet haben, ist ablesbar: Das Jahr zählte vor 350 Millionen Jahren 400 Tage.

Beunruhigende Konsequenz: Wird die Menschheit ihren Antrieb verlieren, weil die Vorspannung verlorengeht – wenn der Tag in einigen Hundert Millionen Jahren zwangsläufig 25 Stunden lang sein wird?

Was wissen wir jetzt? Obschon unsere inneren Rhythmen der Makro-Uhr des Himmels genetisch nachgeformt sind, laufen die Perioden in der menschlichen Mikrowelt nicht ganz genau. Um die vielen Rhythmen miteinander zu synchronisieren, bedürfen wir eines Impulses von außen. Unsere biologischen Uhren ticken zwar ererbtermaßen von selbst, aber sie müssen immer wieder richtiggestellt werden. Als wichtigster Zeitgeber wirkt das Sonnenlicht.

Der Mensch – Ein rhythmischer Sonderfall

Wie kein anderes Wesen auf diesem Planeten vermag der Mensch das Sonnenlicht, den himmlischen Zeiger, auszutricksen; denn der Mensch ist ein Sonderfall – weil er wesentlich unabhängiger ist als Pflanzen und Tiere. Wir stehen auf der höchsten Stufe der drei Kategorien, in die der Biologe Bernard schon 1857 die Lebewesen vor dem Hintergrund ihrer Freiheitsgrade eingeteilt hat. Zur ersten Kategorie gehören jene Arten, die alle Außenverbindungen abgebrochen haben – gleichsam außerhalb der Zeit leben:

- Eine Pflanzensaat kann jahrhundertelang »scheintot« sein, bis sie in den Boden gepflanzt wird und Wasser bekommt.
- Das extremste Beispiel aus dem Tierreich sind die nordamerikanischen 17-Jahres-Zikaden. Eine innere Uhr zählt alle diese Jahre. Ist die endogene Zeit abgelaufen, beginnen jene eigenartigen Lebewesen sich zu entwickeln. Innerhalb von nur 20 Minuten schlupfen sie flugfähig aus ihren Erdlöchern. Nach 17 Jahren eine Explosion: Myriaden von Zikaden schwärmen gleichzeitig aus.
  Und dann beginnt das Leben. Es dauert nur einige Minuten; die Zeit, in der sich die Zikaden paaren. Die befruchteten Eier legen sie unter die Rinde eines Baumes. Danach fallen sie tot vom Stamm. Ihr Lebenszweck ist erfüllt.

Zur zweiten Kategorie zählen »oszillierende Lebensformen«. Sie wechseln von einem Zustand zum anderen und sind abhängig vom Diktat der Umwelt. Pflanzen müssen ihre

Blätter abwerfen. Sie können sich dagegen ebensowenig wehren, wie bestimmte Tiere gegen die Tendenz zum Winterschlaf. Auch kaltblütige Tiere wie Echsen und Schlangen sind extrem umweltabhängig. Sie nehmen die Temperatur ihrer Umgebung an. Allerdings gelingt ihnen dies nur innerhalb eines rigiden Temperatur-Limits. Echsen und Schlangen legen sich zwar gerne am Vormittag in die Sonne, um »aufzutanken«, aber vor der Nachmittagshitze fliehen sie in dunkle, kühle Ritzen.

Die dritte Kategorie heißt »freies Leben«. Hierzu können so gut wie alle Säugetiere gezählt werden – mithin auch wir Menschen. Alle Warmblütler scheinen den äußeren Bedingungen zwar ziemlich indifferent gegenüberzustehen; aber von ihnen abgenabelt sind sie deshalb nicht. Ganz im Gegenteil! Für einen hohen Freiheitsgrad fordert die Natur einen hohen Preis. Je größer der Freiheitsgrad, um so stärker hängt das Lebewesen von stabilisierenden Kräften des internen Milieus ab. Was passiert, wenn wir unsere Freiheitsgrade nutzen? Wie schädlich ist es, wenn wir äußere Taktgeber durch andere Signale überspielen – etwa durch soziale Zeitgeber?

Woher kommt das »Montagstief«?

Die Wechselwirkung zwischen der inneren Uhr, Umwelt-Faktoren und sozialen Zeitgebern illustriert ein Phänomen recht gut, das kaum jemandem fremd ist: das berühmt-berüchtigte »Montagstief«. Der Zeitgeber »soziale Kontakte« verführt dazu, daß wir an den Wochenenden unsere Rhythmen verändern. Wir gehen spät ins Bett und stehen spät auf. Am Sonntagabend aber gelingt das Einschlafen schwer. Am nächsten Morgen müssen wir raus, obwohl wir noch müde sind – und fallen prompt ins »Montagstief«. Wie stark soziale Zeitgeber wirken können, zeigen auch Untersuchungen, die belegen, daß junge Frauen, die zum Beispiel in Pensionaten lange zusammenleben, ihre Menstruationszyklen synchronisieren. Auch sorgen soziale Signale bei Blinden dafür, daß sie sich normalerweise »circadian« sehr gut zurechtfinden. Blinde Menschen müssen sich allerdings verstärkt auch auf den Schlaf/Wachrhythmus verlassen.

Bei der Suche nach verborgenen Zeitgebern wurden die Chronoforscher immer wieder überrascht. So entdeckten die Andechser Pioniere schon vor Jahrzehnten, daß auch »elektromagnetische Wellen« unsere innere Rhythmik beeinflussen können. In dem Moment nämlich, in dem die Andechser Forscher ihre unterirdisch lebende Klientel gegen jedwede elektromagnetische Stimulans abschotteten, neigten deren Rhythmen zur Desynchronisation. Diesen Effekt nahmen die Versuchspersonen ebensowenig bewußt wahr, wie die tägliche einstündige Zeitverschiebung des circadianen Taktes. Dieses Meßergebnis hat in jüngster Zeit neue Aktualität gewonnen. Die Rede ist vom Elektrosmog. Es besteht der berechtigte Verdacht, daß die körpereigenen Rhythmen jener Menschen aus dem Takt geraten, die in der Nähe von Starkstromleitungen leben. Elektrische und magnetische Felder können Symptome auslösen, die denen eines Jet-Lags ähneln! In der Nähe von Starkstromleitungen wurden immer wieder überdurchschnittlich viele Fälle von Leukämie registriert. Allen Chronobiologen auf der Welt ist heute klar, daß Leukämie und Krebs eine Rhythmusstörung auf der Ebene der Zellen ist. Dennoch wird die Diskussion über den Umweltschmutz »Elektrosmog« von einer mächtigen Lobby torpediert.

Das Auge: Wichtigster Draht zur inneren Uhr

Elektromagnetische Wellen, soziale Kontakte und Sonnenlicht – je mehr Zeitgeber entdeckt wurden, um so drängender stellte sich die Frage: Wo im Körper steckt eigentlich die innere Uhr?

Als möglicher Tatort stand schon lange die Zirbeldrüse im Verdacht. Diese etwa zwei Zentimeter lange Epiphyse (Epiphysis cerebri) liegt in einer kleinen Mulde in der Schädeldecke. Wegen ihrer pinienzapfenähnlichen Form wird sie auch Pinealdrüse genannt. *Glaudula pinealis* ist ein Erbe aus einer Zeit, in der die Evolution mit den ersten Sehorganen experimentierte. Evolution, so haben wir es in der Schule gelernt, bewirkt Veränderungen durch Mutation und deren Selektion durch die natürliche Auslese. Daß diese Methode ein paar Veränderungen hervorbringt, ist noch leicht vorstellbar. Wie aber soll eine Unzahl zufälliger Mutationen so koordiniert werden, daß komplexe Neuerungen wie etwa das Auge entstehen konnten? Ein weiteres Problem: Je komplexer neue Strukturen wurden, desto exakter mußte jede weitere konstruiert werden, damit sie zum Vorangegangenen paßte. Evolutions-Mathematiker haben errechnet: Mit der Methode »Zufalls-Mutation und deren Auslese« braucht die Natur allein für die Entwicklung auch nur einer einzigen komplexen Neuerung viele Milliarden Jahre. Evolution, das wird immer deutlicher, kann nicht nur in kleinen Verbesserungsschritten verlaufen, wie Charles Darwin meinte. Er selbst hatte ja schon angesichts der Evolution komplexer Organe und Strukturen eingestanden: »Der Gedanke an das Auge macht mich schaudern.«

Es muß noch andere Geheimnisse im Funktionieren der Evolution geben. Eines zumindest hat der »neue Darwin«, der amerikanische Biologe Stephen Gould aufgedeckt. Er konnte anhand von Fossilien »unerwartete Sprünge« in der Entwicklung von Lebewesen nachweisen. Nicht anders ist es zu erklären, wie die Natur zwischen verschiedenen Augen-Entwicklungen hin und her gesprungen ist. Zunächst wurden »Mehraugenanordnungen« ausprobiert. In den Ozeanen des Davon (Erdaltertum) grundelten Fische mit vier Augen. Gliederfüßler lugten sogar sechsäugig auf die urzeitliche Fauna und Flora.

Als die Zweiäugigkeit entstand und sie sich als bestes Überlebensmodell durchgesetzt hatte, da blieb ein lichtempfindlicher »Augenfleck« oben auf dem Schädel erhalten. Dieses sogenannte Scheitelauge ist heute noch bei der neuseeländischen Tuatera-Echse sichtbar. Bei anderen Eidechsen und Leguanen »rutschte« dieser archaische Lichtsensor unter die dünne Schädeldecke und kann durch sie hindurch vom Licht beeinflußt werden. Das Reptil ist direkt von periodischen Außenreizen abhängig. Passiv übernimmt es seine innere zeitliche Ordnung einfach aus der Umgebung. Auf dem Wege zum Menschen aber schließt sich dieses Fenster allmählich. Denn nur so kann es gelingen, den passiven Reflex auf die Lichtbefehle abzulegen. Und das ist entscheidend für die Entwicklung einer inneren Uhr: Die Quelle der steuernden Impulse wird jetzt in den Organismus selbst verlagert.

Aber lichtempfindlich ist das archaische »Augenfleck«-Organ bei uns Menschen immer noch. Dieses Organ wird als »drittes Auge« schon in der Sanskrit-Literatur erwähnt. Auch Homer berichtet in seiner Odyssee von »Zyklopen«, einäugigen Riesenmenschen, mit einem Auge über der Nasenwurzel. Vom »Auge des Schiwa«, einem wichtigen Energiezentrum, schwärmen seit alters her die Yogalehrer Indiens. Sie verknüpfen dieses »geistig höchste Zentrum« mit der Zahl 7 und dem »7. Chakra«, das in der Stirnmitte liegt. Rein wissenschaftlich gesehen ist das »dritte Auge« eine Drüse, die vor allem eine Aufgabe hat: zeitliche Rhythmen unseres Organismus hormonell zu steuern.

Die Entdeckung der Schnittstelle zwischen Licht und Körper

Wie aber kann Licht überhaupt eine tief im Körper liegende Drüse beeinflussen?

Unsere Augen nehmen das Licht wahr. Die beiden Sehnerven kreuzen sich auf ihrem Weg von der Netzhaut zur Hirnrinde im Hypothalamus, wo die Zirbeldrüse liegt. Das Licht bewirkt, daß unser Pinealorgan seine »Tagesbefehle« an den Organismus weiterleiten kann. So wird für den rechten Stoff in der richtigen Menge am richtigen Ort zur rechten Zeit gesorgt. Dieser Stoff ist das Melatonin (siehe auch Kap. 8), das der Dermatologe Aaron Lerner 1959 isolierte und »Schwarzmacher« taufte. Die Zirbeldrüse produziert bei Dunkelheit mehr von diesem Stoff, bei Licht jedoch weniger bis gar nichts. Die Ausschüttung von Melatonin – wir produzieren am meisten zwischen 23 Uhr und 7 Uhr morgens – wirkt wie ein Sedativ. Es verursacht ein dösiges Gefühl bei Testpersonen, wenn es zu Zeiten verabreicht wird, in denen sie normalerweise wach sind. Um es zu betonen: Je mehr Licht also gemeldet wird, um so mehr drosselt die Drüse die Produktion dieses Hormons. Damit ist mit dem Melatonin »nicht weniger gefunden als eine Schnittstelle zwischen Licht und Körper«, schreibt der Wissenschafts-Autor Dieter E. Zimmer. »Licht, helles Licht, wird nicht nur gesehen; es hat auch die Kraft, eine bestimmte, an den ganzen Körper gerichtete hormonelle Botschaft zu stoppen. Wenn jede einzelne Körperzelle aus dem Blut das Melatoninsignal erhält, ›weiß‹ sie: Draußen ist es Nacht – und stellt sich sozusagen auf Nachtbetrieb um.«

Melatonin aber ist nicht nur der *chemische* Ausdruck der Dunkelheit. Zusehends entpuppt es sich als eine Art von Wunderhormon, das zahlreiche rhythmische Prozesse anzustoßen vermag – bei Mensch und bei Tier. Bei letzteren übt es über die Messung von Tageslängen eine saisonale Kontrolle des Verhaltens und dessen Funktionen aus – wie etwa Geschlechtsreife, Fortpflanzung oder herbstlicher Fellwechsel. Auch sorgt der Stoff bei Tier und Mensch für den Wechsel von Schlaf- und Wachphasen und für den von Apathie und Tatendrang. Bereits im Hirn vom Fötus finden sich fertig entwickelte Melatonin-Rezeptoren. Sie dienen offenbar dazu, den Schlaf/Wachrhythmus von Mutter und Ungeborenem zu synchronisieren. Die Kindheit ist reich an Melatonin. Das Alter ist arm an diesem Stoff, weil die Fähigkeit der Drüse, das Hormon zu bilden, im Laufe der Jahre immer mehr abnimmt. Das mag auch eine Erklärung für den geringer werdenden Schlafbedarf älterer Menschen sein. Kinder, die im Verhältnis mehr Melatonin als Erwachsene produzieren, haben hingegen einen entsprechend großen Schlafbedarf.

Auch der Takt der großen Lebensprozesse, wie Pubertät und Menopause, wird von diesem Hormon beeinflußt. Deshalb glauben Forscher, wie der italienische Immunologe Walter Pierpaoli, mit Melatonin in Medikamentenform einen Stoff gefunden zu haben, der als Altersbremse wirkt. Mäusen jedenfalls, denen der Wissenschaftler das Hormon unter die Nahrung mischte, lebten um fast ein Drittel länger als ihre Artgenossen. Ob Melatoningaben auch bei Menschen lebensverlängernd wirken, läßt sich heutzutage noch nicht sagen.

Nachdem die hormonelle Struktur des Pinealorgans enträtselt war, wollten Forscher wissen: Arbeitet das Pinealorgan selbständig? Ist es ein Uhrwerk mit einer selbständig arbeitenden Unruh?

Dazu setzten die Mikro-Chirurgen ihre feinsten Skalpelle an und verpflanzten das Pinealorgan von einem Tier ins andere. Ergebnis dieser Transplantationen: Die Eigenschaften der »Uhr« (z.B. Periodenlänge) wurden vom Spender auf den Empfänger übertragen. Damit schien tatsächlich eine wichtige innere Uhr entdeckt! Doch je mehr die Biochemiker über die Molekularstruktur der Pinealdrüse herausfanden, desto unsicherer wurden sie in ihrem Befund. Bei näherem Hinsehen nämlich entpuppte sich die Pinealdrüse lediglich als ausführendes Organ von biochemischen Befehlen. Der Beleg dafür: Als man das Pinealorgan isolierte und in eine Nährlösung legte, konnte der selbsterregte circadiane Rhythmus des Pinealorgans nicht in dieser Drüse selbst, sondern in isolierten Neuronen dieser Hirnrinde nachgewiesen werden.

Hinter dem chronobiologisch wichtigen »Kommandostand« namens Pinealorgan steht also eine rhythmische »Befehls-Zentrale«. Die Suche nach der inneren Uhr mußte jetzt dort weitergehen – im Mikro-Bereich der molekularen Mechanismen des zellulären Uhrwerks. »Diese Suche«, so Roenneberg, »gehört derzeit zu den wichtigsten Aufgaben der circadianen Forschung«. Und zu den spannendsten dazu! Doch bevor der Krimi dieser Spurensuche erzählt wird – ein Resümee.

Den Chronoforschern überall auf der Welt war jetzt klar: Der innere Rhythmus ist nur dann als »Uhr« für den Organismus sinnvoll, wenn er mit der Außenwelt synchronisiert ist; er muß also gestellt werden können. Diese molekulare Unruh nennen die Chronobiologen »Schwinger« oder auch Oszillator. »Der Schwinger sollte daher über Eingangskanäle für Außenreize empfänglich sein«, erklärt Forscher Roenneberg. »Über seine Ausgänge kontrolliert der Oszillator die verschiedensten Funktionen im Organismus.« Die rhythmischen Variablen (Körpertemperatur, Hormonspiegel, Sinnesleistungen etc.) kann man mit den Zeigern einer Uhr vergleichen. Sie sind zwar selbst rhythmisch, aber vom Oszillator abhängig und nicht selbsterregt. Wenn es experimentell gelingt, einen dieser Zeiger auszuschalten, so wird es weiterhin andere Variablen im Organismus geben, die einen Tagesrhythmus zeigen. Genau dies aber gilt nicht für den Oszillator selbst. Ihm gilt die ganze Suche. Gelänge es, ihn zu lokalisieren und auszuschalten, würde man gleichzeitig den rhythmischen Verlauf aller von ihm abhängigen Zeiger anhalten. Und hätte damit *die* Zentral-Uhr entdeckt. Das war der Stand der Forschung zu einem Zeitpunkt, als die wichtigste Frage lautete: Welcher Oszillator agiert »hinter« dem Pinealorgan?

Der SCN: Dirigent im Körper-Konzert

Auf der Suche nach einer Antwort schickten Forscher radioaktives, leuchtendes Material durch Tierkörper – und sezierten menschliche Leichen. Dabei entdeckten sie in unserem Gehirnteil Hypothalamus zwei reiskorngroße Knoten, die bislang geringgeschätzt worden waren, denn sie verfügten nur über rund 8.000 Hirnzellen. Entscheidend an den Zellen dieses »suprachiasmatischen Nukleus« (SCN) aber ist nicht ihre Anzahl, sondern die Tatsache, daß ihre Fasern den Hypothalamus mit den Augen verbinden! Die Zellen sind dem Kreuzungspunkt der beiden Sehnerven (»chiasma opticum«) benachbart und besitzen einen direkten Draht zur Retina. Und diese »Linse« verfügt über erstaunliche Fähigkeiten. Sie hat sich als eine Art Vorwölbung aus dem Gehirn entwickelt und ist deshalb besonders clever. Ihre Zellen vermögen auf die Retina treffende Helligkeit so präzise und schnell wie ein Computer zu ermitteln und die Lichtwerte an den SCN weiterzuleiten.

Bevor Licht vom Auge zum Hypothalamus gelangt, muß es also den SCN passieren. Und der gibt die Informationen über die tagesspezifische »Licht-Zeit« an den Organismus weiter.

Jetzt wollten die Forscher natürlich genau wissen, wie machtvoll diese neu entdeckte Uhr tatsächlich ist. Was würde passieren, wenn man die SCN-Knoten von einem Tier auf ein anderes übertragen würde? Drei genetisch unterschiedliche Hamster-Typen wurden für Transplantations-Versuche ausgewählt. Die einen rannten in ihren Hamsterrädern nach einem 24-Stunden-Turnus. Die zweiten hatten nur einen 20-Stunden-Tag, und die dritten, eine Kreuzung aus den beiden ersten, waren nur alle zweiundzwanzig Stunden aktiv. Man muß nicht ins Detail der Einzelergebnisse gehen, um klar und deutlich zu sehen: Bei SCN-Transplantationen wird die innere Rhythmik des Spendertiers übernommen.

Und was geschieht, wenn man den SCN zerstört? Dann verschwinden zwar nicht alle Rhythmen; aber kein Rhythmus ist mehr normal. Vor allem versagt der Wecker im Kopf. Der SCN ist also ein Dirigent im rhythmischen Körperkonzert. Fehlt der Mann mit dem Taktstock, spielen die Musiker zwar weiter, aber sie geraten aus dem Takt.

Traum oder Alptraum: Die Manipulation der inneren Rhythmen von Fauna und Flora

Warum sind so viele Forscher derart begierig, die Mechanik des inneren Uhrwerks zu durchschauen? Denn Pharmaindustrie, Biologie, Botanik und Medizin hoffen gleichermaßen, chronobiologisches Wissen gewinnbringend einsetzen zu können! Wenn es zum Beispiel gelingen sollte, Pflanzenrhythmen so zu manipulieren, daß unsere Flora buchstäblich zu jeder Tag- und Nachtzeit blühen würde, dann winken nicht nur niederländischen Tulpenproduzenten wahrhaft goldene Zeiten. Denn sie müssen heutzutage noch nächtelang mit Rotlichtverstärkern über die Felder fahren, um ihre Frühlingsboten vor der Zeit reifen zu lassen. »Morgen« könnten sie statt dessen genetisch manipulierte Saat aussäen. Die Tulpen, die sich daraus entwickelten, würden einen Wachstumsplan befolgen, den Chronogenetiker der inneren Uhr eingepflanzt haben. Die Blume würde dann schon zur Winterszeit blühen.

Traum oder Alptraum – mitten im Winter den Frühling zu simulieren? Ist es ein verbotener Eingriff in die Natur, den Zeitpunkt der Blüte von Ertragspflanzen der jeweiligen geographischen Zone optimal anzupassen? Für die Hungergebiete dieser Welt wird diese Möglichkeit eine Frage des Überlebens sein...

Und wie ist es mit der Programmierung der Reifezyklen von nachwachsenden Rohstoffen? Elefantengras ließe sich so programmieren, daß es das ganze Jahr über geerntet werden könnte. Das Ende vieler Energiesorgen oder der Beginn einer gigantischen Vergewaltigung der Natur? Traum oder Alptraum: Die Chronogenetiker sind dem Takt des Lebens auf der Spur – dicht auf der Spur!

Noch mögen für viele Leser chronogenetische Pflanzen wie Zukunftsmusik klingen. Doch schon wird kräftig an jener futuristischen Partitur komponiert, die unsere Schicksalsmelodie werden könnte. Der Beleg für diese Behauptung flattert mir soeben auf den Tisch – die neueste Ausgabe von *Nature*, dem wichtigsten Wissenschaftsmagazin. In der Nummer 6549 vom 12.10.1995 beschreibt eine internationale Avantgarde von Gen-Pionieren eine weitere wissenschaftliche Sensation: Zum erstenmal ist es Forschern gelungen, einen entscheidenden Schalter der inneren Uhr zu manipulieren. Solchermaßen genetisch veränderte Pflanzen sind von den Jahreszeiten unabhängig – sie blühen »jederzeit«, jedenfalls immer dann, wenn der Forscher den richtigen Chronoschalter in den Genen der Versuchspflanze betätigt. Der heimliche Star bei diesem aufregenden Durchbruch ist ein unscheinbarer Kreuzblütler: die Ackerschmalwand *Arabidopsis thaliana*.

Dieses einfache Kraut wurde zur Modellpflanze für Chronogenetiker. Denn an ihr läßt sich aufs Vortrefflichste im Gen-Apparat herummanipulieren. Im *Journal of Plant Physiology* finden sich allein in den Jahren 1993/94 genau 36 Berichte über Gen-Manipulationen an dieser Wegweiserpflanze zum Geheimnis der inneren Uhr...

In welche bizarren Dimensionen die Chronogenetiker vorstoßen, dürfte durch die Beschreibung der DNA im Kapitel 2 einigermaßen klar geworden sein. Wie nur stellt man es an, aus dieser pulsierenden, tanzenden, vibrierenden Winzigwelt der Gene einigermaßen brauchbare Informationen zu beziehen? Wie dringt man ein in das Doppelhelix-Molekül namens DNS – diesen Datenspeicher, der gerade mal einen Nanometer mißt (1 Tausendstel Millimeter)?

Das glimmende Uhren-Gen

Um in die winzige Welt des Nano-Universums einzutauchen, haben sich Genetiker einen Trick einfallen lassen. Man kennt ihn allerdings weniger aus der Biologie als vielmehr von Geheimdiensten. Wird im Spionage-Bereich nach jemandem gesucht, schleust man einen »undercover agenten« ein. Diese Aufgabe erledigt für die Chronotechniker ein Gen, das beim Leuchtkäfer das Glühen auslöst – genauer: den Leuchtstoff produziert.

Man braucht dieses Gen nur an eine wichtige Schaltstelle zu hängen – etwa mit dem Photosynthese-Gen zu koppeln. Daraufhin »glimmt« der Spion immer dann auf, wenn die Photosynthese beginnt. »Wir haben auf der Landkarte der Gene die Adresse des Uhren-Gens gefunden. Es liegt bei Arabidopsis irgendwo auf dem Chromosom Nummer fünf«, freut sich Steve Kay, Biochemiker und Genetiker von der University of Virginia in Charlottesville (USA). »Mit dieser Spur«, so der Optimist, »werden wir in ein paar Monaten das Haus gefunden haben und wissen, nach welcher Bauweise es konstruiert ist.«

Steve Kay hat Wort gehalten. Fünf Monate nach diesem gewagten Statement, meldete er im Wissenschaftsmagazin *Nature* den Vollzug der Erforschung des Chromosoms Nummer 5. Wenige Tage vor Drucklegung dieses Buches wird auch noch die erste exakte Karte des Chromosoms Nummer 4 von Arabidopsis ausgebreitet. Und zum Wichtigsten und Aktuellsten zählt die schon erwähnte Entdeckung der entscheidenden Schaltstellen für die Entwicklung von Blüten und Blättern. Dazu wurden als »undercover«-Agenten sogenannte »Mosaikviren« eingestellt, die bestimmte Gen-Abschnitte aktivieren können.

Als die Gen-Forscher mit Hilfe bestimmter Mosaikviren das Gen »Leafy« oder auch das Gen »Apetala 1« aktivierten, entstanden statt der Blätter Blüten, und auch die Blütezeit wurde stark vorverlegt. Mit solchen Manipulationen der inneren Uhr soll nun die Entwicklungszeit von Pflanzen bis zur Blüte von Jahren auf Monate verkürzt werden. Schöne neue Chronowelt?

Das goldene Zeitalter der Chronobiologie

Daß die Genmanipulation ein wichtiges Instrument bei der Erforschung der biologischen Uhr darstellt, zeigt sich insbesondere bei Experimenten im Tierreich, wo die Wissenschaft ebenfalls schon recht tief in den Kern des Lebens vorgedrungen ist. Was den Pflanzengenetikern das Gewächs Arabidopsis, ist für Chronobiologen die Fruchtfliege Drosophila.

Die erste deutsche Medizin-Nobelpreisträgerin Christiane Nüsslein-Volhard ist nur eine von »rund 10.000 WissenschaftlerInnen, die derzeit an der Erforschung der winzig kleinen Taufliege arbeiten«, erklärt der Präsident der amerikanischen »National Academy of Sciences«, Bruce M. Alberts. In dieser Funktion war er Doktorvater einer jener Fruchtfliegen-Biologen, die ihr Forscherleben ebenfalls voll und ganz der Erkundung dieser Spezies verschrieben haben: Dr. Victoria Elisabeth Foe von der University of California in San Francisco. Die Molekular-Biologin gehört zu den renommiertesten Drosophila-Experten der Welt.

Sie und Tausende ihrer Kollegen sind dabei, einen genetischen Atlas der Fruchtfliege zu erstellen. Diese Chromosomen-Landkarte wird der kompletteste genetische Navigator sein, der jemals von einem irdischen Lebewesen erstellt worden ist. Er wird uns auch wichtige grundsätzliche Aufschlüsse über die Funktion der inneren Uhr des Menschen liefern.

Wenn so viele Experten an keinem geringeren Plan arbeiten, als an der Entschlüsselung des Lebensrätsels, dann ist es kein Wunder, wenn Dr. Foe das Gefühl hat, »im goldenen Zeitalter der Biologie zu leben«. Es sei vergleichbar mit jener Zeit, in der die Menschen riesige Kathedralen errichtet haben. »Wir Biologen arbeiten an einem bedeutenden Bauwerk«, sagt Dr. Foe. »Einige von uns errichten die Pfeiler, andere bearbeiten die Steine und wieder andere bemalen das Mauerwerk.«

Gibt es ein einzigartiges Rhythmus-Gen?

Wie emsig die Forscherkolonnen dabei ans Werk gehen, beweist auch die »Herrin der Fliegen«, wie die Nobelpreisträgerin Nüsslein-Volhard an ihrem Institut genannt wird. Sie hat allein zwischen 1975 und 1980 20.000 Fliegen untersucht. Die kurzen Lebensrhythmen der Fruchtfliege liefern ständig neues Datenmaterial. Die Generationszeit beträgt nur zwei Wochen. Günstig für die Untersuchung ist auch, daß ein Weibchen zirka 100 Eier am Tag legt. Wenn man ein paar

Tage wartet, gibt es genug Kinder, die innerhalb von vierzehn Tagen erwachsen sind.

Spannend für Chronobiologen: Die Fruchtfliege schlüpft unter streng circadianer Kontrolle – zu ganz bestimmten Tageszeiten – aus ihrer Puppe. Zählt man in den Experimenten stündlich die Anzahl der geschlüpften Fliegen und entfernt die Exemplare immer wieder aus der Population, kann man die Genauigkeit der inneren Uhr erkunden.

Bei anderen Experimenten bringt man den inneren Rhythmus entweder mit radioaktiver Strahlung oder mit direkter Gen-Manipulation aus dem Takt. Beim Experimentieren wurde ein Uhren-Gen namens *per* (nach dem englischen »period« = Periode) entdeckt. Und dem von ihm produzierten Protein gab Entdecker Michael Rosbash von der Brandeis University in Waltham (Massachusetts) folgerichtig den Namen PER: Mit »per« und »PER« war ein weiterer wichtiger Hinweis auf die prinzipielle Funktion innerer Uhren gefunden: Ein genial einfacher Rückkoppelungseffekt, mit dem sich Gen und Protein gegenseitig im 24-Stunden-Takt beeinflussen: Gen und Protein verhalten sich wie zwei Gegenspieler auf einer Wippe. Wenn sich in einer Zelle wenig Protein befindet, läuft die Gen-Aktivität auf Hochtouren. Damit nimmt gleichzeitig die Produktion des Proteins zu. Im gleichen Maße, wie sich PER anreichert, wird die Aktivität des Gens gehemmt. Und so verringert sich allmählich die Proteinmenge wieder. Es handelt sich also um einen biochemischen Oszillator, bei dem das Produkt des Uhren-Gens seine eigene Pruduktion blockieren kann.

Halten wir fest: Im gleichen Rhythmus, in dem die Proteinmenge oszilliert, tickt auch die innere Uhr. Das PER-Protein ist der molekulare Zeitgeber. Und ihre Konzentrationsschwankungen stellen das schrittmachende Pendel dar. Ist damit das »Rätsel innere Uhr« geknackt?

Unklar ist immer noch, wie sich die Zellen im Körperinneren mit dem Tag/Nacht-Takt synchronisieren. So einfach wie beim Schimmelpilz *neurospora crassa* (Brotschimmel) dürfte es beim Menschen nicht sein – obwohl auch seine innere Uhr von Licht gesteuert wird. Bei diesem Pilz bilden sich während seines circadian kontrollierten Längenwachstums normalerweise alle 24 Stunden Sporen aus. Die Abstände zwischen den Sporenbändern lassen sich mit dem Lineal ausmessen und somit die Periodenlänge und Phasenlage der Uhr berechnen. Verfolgt man allerdings die Bildung des Geflechts hauchdünner Fäden in Labor-Dunkelheit, dann verschiebt sich der innere Rhythmus. Die Sporenbildung folgt nunmehr einer 22-Stunden-Periodizität.

Zwei Phänomene fielen den Forschern beim Brotschimmel-Takt auf.

1. Die innere Uhr ist ein biochemischer Oszillator. Sie funktioniert ganz ähnlich wie die biologische Wippe bei der Fruchtfliege.

2. Mit Licht läßt sich das Rhythmus-Gen direkt aktivieren. Die blockierende Rückkoppelung des biochemischen Oszillators wird ausgetrickst, überwunden. Der biologische Kreislauf deckt sich wieder mit dem Tagestakt.

Der Brotschimmel zeigt: Die biologische Uhr ist ein Regelkreis innerhalb einzelner Zellen. Eine wichtige Erkenntnis, die aber offenbar nicht für alle Lebewesen in gleicher Weise gilt. Es können auch verschiedene Regelkreise wirksam sein; wie etwa bei einem Meeresbewohner mit dem Namen *gonyaulax polyedra.* Diese Alge wurde zum ganz besonders spannenden Forschungsobjekt. Denn mit ihr ist zum erstenmal etwas Neuartiges möglich: eine chronoökologische Erforschung innerer Uhren – eine Erforschung von biologischen Rhythmen »sowohl auf der Raum- als auch auf der Zeitachse«. Damit hat sich der Chronobiologie eine neue Dimension eröffnet!

»Ökologische Rhythmen«: Neuland für die Chronobiologie

Schon vor Jahren war bei der 25 Zentimeter langen Schirmalge eine innere Uhr entdeckt worden. Die allerdings reagierte nur auf Licht. Jetzt stießen Meeresbiologen auf einen zweiten chronobiologischen Regelkreis. »Dieser Einzeller«, so der Münchner Uni-Wissenschaftler Till Roenneberg, »stellt seine Uhr nicht nur nach den Lichtverhältnissen, sondern auch nach dem Angebot seines wichtigsten Nährstoffs Nitrat.«

Erst mit Hilfe dieses ineinander verzahnten Uhrwerks kann dieser Organismus einen an die Umwelt angepaßten regelmäßigen Zyklus sinnvoll durchschreiten: An der Wasseroberfläche erhält die Schirmalge genug Licht für die Photosynthese, in tieferen Gewässern findet sie den Nährstoff Nitrat. Die Alge pendelt regelmäßig zwischen oberen und unteren Wasserschichten hin und her. Und dieses Verhalten macht sie für die Forschung besonders interessant.

»Mit dem neuentdeckten Zeitgeber Nitrat haben wir endlich einen Ansatzpunkt, das explosionsartige Auftreten von Algenblüten im Meer besser zu erklären«, schreibt Forscher Roenneberg. Auf diesen Einzeller nämlich geht die gefürchtete Metapher »Rote Flut« zurück. Er ist es, der dichtgedrängt das Meer rötlich verfärbt. Zudem können manche der 30 Gonyaulax-Arten, die vor allem im Pazifik vorkommen, mit ihrem Nervengift Muscheln und Fische lähmen. Es wirkt vergleichsweise 100.000mal stärker als Kokain.

Für die Chronoforscher besonders überraschend: Obwohl dieser Eukaryont nur ein primitiver Organismus mit Zellkern ist, verfügt er doch über ein kompliziertes kaleidoskopartiges Uhrenrepertoire: Die Zellteilung findet nur während einer halben Stunde in der Morgendämmerung statt, die Photosynthese hingegen nur mittags. Auch die Schwimmaktivität hat ihren Rhythmus und ebenso die sogenannte Biolumineszenz: Nachts leuchtet die Alge bläulich, am stärksten kurz vor Mitternacht.

Das Allerwichtigste bei den innneren Rhythmen der Schirmalge: Der circadiane Lumineszent-Takt bleibt auch dann bestehen, wenn man Gonyaulax von allen äußeren Zeitgebern isoliert. Und noch einen weiteren Uhren-Aspekt entdeckten die Wissenschaftler bei einem Test. Als man Tiere zusammensteckte, die in verschiedenen Zeitzonen leben, da stellten sie sich nach einer Weile auf einen gemeinsamen Rhythmus ein. Das gelingt den Algen allerdings nur in einem gemeinsamen Becken, dessen Wasser nicht gewechselt wird. Schlußfolgerung: Über das Wasser spielen sich die Tiere chemische Botschaften zu, mit denen sie ihre inneren Uhren beliebig verstellen können.

Ob Ökotakt bei Gonyaulax, circadiane Photosynthese bei blaugrünen Bakterien, ob tagestypisch synchronisierte Sporenbildung beim Schimmelpilz oder Tag/Nacht-Takt bei der Ratte – immer und überall bietet sich das gleiche Bild: Ein »Rhythmus«-Gen erzeugt die pulsierende Aktivität. Ein Protein spielt dabei die Rolle des Informationsvermittlers. Und beide ticken im Takt einer Wippe.

Dieses Uhrwerk-System scheint es in jeder Zelle zu geben, wobei die innere Uhr offensichtlich mit den Uhren in anderen Zellen zusammenarbeitet. Wie die diversen Instrumente in einem Konzert spielen diese Uhren die universelle Partitur für den Lebenstakt. Das aber bedeutet: Mit der bei Tieren und Pflanzen geplanten Manipulation ist mithin die Veränderung der gesamten Lebensmelodie möglich. Denn in jedem Lebewesen spielt gleichsam ein stilles Orchester, bei dem alle »inneren Musiker« in spezieller Weise zum Gelingen des Ganzen beitragen.

Der Chronopionier Jean Jacques d'Ortous de Mairan

konnte diese Entwicklung zwar nicht einmal in seinen kühnsten Träumen ahnen. Doch sein Verdienst war es, uns etwas Entscheidendes gezeigt zu haben: Das (chronobiologische) Sinfonieorchester beginnt nicht einfach automatisch zu spielen, wenn das Licht im Konzertsaal angeht.

Um dieses Licht geht es im nächsten Kapitel: Wie tief steckt die Sonne in uns?

KAPITEL 4

Die Sonne: Wie tief steckt sie in uns?

Ihr »sollt wissen, daß im Menschen Sonne und Mond und alle Planeten sind.« Was predigt hier der Naturmediziner Paracelsus: mittelalterliche Mystik, verquere Astrologie oder ein ganzheitliches Menschenbild, das der näheren Betrachtung lohnt? Welche Einflüsse hat der Zeitgeber Sonne auf uns? Kann man irgend etwas tun, um die Wirkung jenes Himmelskörpers günstiger zu gestalten? Oder ist dieses Gestirn menschlichem Tun und Wollen ein für allemal entzogen?

Wer bei den letzten beiden Fragen mit dem Kopf schüttelt, dem sei versichert, daß ihn hier nichts erwartet, was in der Wissenschaft verboten ist. Es muß erlaubt sein, wenigstens 300 Jahre zurückzudenken – und dann zu fragen, ob sich der Mensch und seine wichtigsten Gestirne wirklich in wenigen Jahrhunderten so ändern konnten, wie wir das heute glauben. Zu Zeiten von Paracelus war allen Menschen völlig klar: Die Sonne ist das Allerwichtigste, was es für unsere Schöpfung gibt – ohne sie wären wir nichts.

Wie tief in seinem Innern der Mensch mit der Sonne verbunden war, zeigt insbesondere das hartnäckig-paradoxe Verhalten der Europäer. Zwar besaßen sie schon mehr als 1.000 Jahre lang das Christentum und glaubten offiziell an einen unsichtbaren Gott im Jenseits. Doch wenn sie sich diesen Gott vorstellen sollten, dann hatte er plötzlich die feurige Ur-Gewalt der Sonne. Und wenn die Menschen im Spätherbst die Tage kürzer werden sahen, dann mußten sie schon ihr ganzes Vertrauen in den Christengott aufbieten, um sich nicht verlassen zu fühlen.

Feuriger Gruß dem feurigen Gott

Die Germanen verehrten den Baldur als Gott des Lichts und seinen Bruder Hödur als Gott der Finsternis. Dies ist nur ein Hinweis darauf, daß die Germanen zur Sonne ein sehr sensibles, sogar gespaltenes Verhältnis hatten, wie wohl alle Völker des Nordens. Dort sind bis heute die Sonnwendfeiern überaus wichtige Riten, was die mächtigen Midsommer-Feuer in Skandinavien beispielhaft bezeugen. Das Zurückweichen der Sonne nach Süden am Johannistag im Juni und die beginnende Rückkehr nach Norden um Weihnachten sollen gewissermaßen »sonnengleich« gestaltet werden. Ein feuriger Gruß an den feurigen Gott.

Wie nah die Menschen diesem Sonnengott sein wollen, illustriert der Brauch im Tiroler Villnöß, an Lichtmeß auf das Hausdach zu steigen. In Osttirol werden an diesem Tag auch frische Milch und »Sonnentrauben« als Opfer dargebracht. In solchen Riten liegt die Sorge und zugleich der Versuch, so schwächlich er auch sein mag, den glühenden Stern zu beeinflussen und ihn günstig für den Menschen zu stimmen.

Dieses Bemühen trieben die Azteken Mittelamerikas auf die Spitze. Sie glaubten, daß nicht der Mensch mit der Sonne Probleme habe, nein, die Sonne selbst stehe am Himmel in einem ewigen Kampf auf Leben und Tod. Sie müsse deshalb gestärkt werden, und zwar von der Erde aus und durch die einzige Nahrung, die ihrer würdig war: Menschenherzen. Zehntausende von Menschenherzen.

Ebenfalls eine überragende Rolle spielte die Sonne auch bei den Ägyptern – wenn auch ganz anders als bei den Bewohnern Mittelamerikas. Die Ägypter seien das »frömmste Volk«, urteilte der griechische Dichter Herodot, als er das Niltal im 5. Jahrhundert vor Christus bereiste. Ägyptens Sonnengott Re ist der Weltenlenker, und wohin er auch geht – stets wird er begleitet von seiner Tochter Ma'at. Als Teilmacht des Re leben von ihr alle anderen Götter und auch alle Menschen. Sie ist Sinnbild für den gesamten kosmischen Lebensprozeß. Diese kosmische Harmonie, von der die Ägypter sprechen, repräsentiert ein tiefes Verständnis für etwas, was man heutzutage »chronobiologisches Menschenbild« nennen würde. Die Ägypter glaubten zutiefst an innere und äußere Rhythmen – und erkannten den darin verborgenen Konflikt. Denn das Weltverständnis der Priester und Gelehrten im Niltal war geprägt von einem kosmischen Lebensprozeß, der zwei Seiten hatte: Er umfaßte sowohl die göttliche Ordnung, das, was wir Naturordnung nennen – den Lauf der Gestirne, den Wechsel der Jahreszeiten – als auch die Sozialordnung der Menschen.

Chronobiologen nennen das, was für die Ägypter Naturordnung war, »innere Uhr«. Und die Sozialordnung entspricht dem äußeren Zeitgeber »soziale Signale« ...

Die Ägypter scheinen intuitiv ein modernes atomistisches Prinzip erfaßt zu haben, das uns später noch interessieren wird. Die Schöpfung, lehrte der ägyptische Weise Hermes Trismegistos, sei nichts anderes als eine Abspaltung vom Schöpfer, deren Schwingungsfrequenz stark abgesunken sei, weshalb die Schöpfung danach strebe, sie wieder zu erhöhen, um sich erneut mit dem Schöpfer zu vereinen. Verblüffend: Genau diese Beschreibung paßt auf ein Photon (Lichtteilchen), das von der Kernfusion in der Sonne abgegeben wird. Auch hier wird eine Erhöhung der Schwingungsfrequenz erreicht.

Dieser Exkurs in die Geschichte menschlichen Denkens und Glaubens zeigt zweierlei: Unsere geistig-seelische Einbindung in den Kosmos und seine Sonnenrhythmik reicht zurück bis ins tiefste Dunkel unserer Existenz. Was Ur-Europäer, Azteken und Griechen gleichermaßen beseelte, war das Bestreben, harmonisch mit den Rhythmen der Natur zu leben. Geht es uns heute anders? Die Affinität zur Sonne ist kein Kulturprodukt, sondern grundlegendes Welterleben.

Zweitens läßt sich feststellen: Wenn wir heutzutage die Sonne nüchtern als kosmisches Gestirn betrachten, die nur aus wissenschaftlichen Gründen interessant ist (und das auch noch viel weniger als andere kosmische Phänomene wie etwa Quasare und Pulsare), dann stellen wir unter den Tausenden von Menschengenerationen eine bemerkenswerte Ausnahme dar. Denn erst seit wenigen Jahrhunderten wagt es der Mensch, die einstmals göttlichen Himmelskörper als Sache zu betrachten.

Einer der wichtigsten Entmythologisierer war der großherzogliche Mathematikus Galileo Galilei (1564-1642). Er machte »dunkle Flecken« im vermeintlich reinen Antlitz der strahlenden Himmelsgöttin aus. Mit dieser Entdeckung ging unser urtümliches Verhältnis zur Sonne zu Bruch – die moderne Sonnenforschung begann. Auf einen Schlag unglaubwürdig erschien jetzt die biblische Darstellung von der Sonne als Gottes makelloser Schöpfung. Und damit war das Gestirn plötzlich nicht mehr »göttlich«, sondern etwas, das selbst Veränderungen unterliegt. Eine revolutionäre Erkenntnis – und eine beängstigende dazu. Sie machte sogar so große Angst, daß sich erst 200 Jahre später ein anderer Forscher daran wagte, diese Flecken genauer zu analysieren. Der deutsche Apotheker und Amateurastronom Heinrich Schwabe erkannte, daß die »Narben« auf der Sonne alle zehn Jahre zu einem Maximum anschwellen. Beim Stöbern in Archiven mit Sonnennotizen förderte dann 1892 der britische Astronom Edward Maunder eine weitere Überraschung zutage: Zwischen 1645 und 1715 waren so gut wie keine Sonnenflecken verzeichnet worden – genau in jener Zeit, in der das Erdklima eine »kleine Eiszeit« durchlief. Jetzt elektrisierte die Wissenschaftler eine Frage, die die Sonne-Erde-Beziehung plötzlich in einer anderen Dimension erscheinen ließ: Gibt es einen Zusammenhang zwischen Sonnenflecken und Erdklima? Gibt es eine kosmische Rhythmik?

Die Rhythmen der Planeten

Ein neuer Forschungszweig war geboren: die Wissenschaft der »solar-terrestrischen Beziehungen«. Die Holländer Pieter Zeemann und der Amerikaner George Ellery Hale klärten als erste die Entstehung von Sonnenflecken auf. Ihr Trick: Ein leuchtendes Gas setzten sie im Labor starker Magnetwirkung aus. Als sie dabei die Spektrallinien untersuchten, stellten sie fest: Die Linien hatten sich verschoben. Und als Hale dann mit einem selbsterfundenen Spektroheliographen das Licht aus Sonnenfleckenbereichen maß und dabei ebenfalls Verschiebungen der Spektrallinien feststellte, gab es abermals ein Novum: Es eröffnete sich die Möglichkeit, den Sonnenmagnetismus zu messen. Jetzt konnte man beweisen: Die Wirkung der Sonnenflecken reicht bis auf die Erde!

Sonnenflecken und Sonnenmagnetismus sind aufs engste miteinander verwoben. Das wird immer dann besonders gut sichtbar, wenn der Mond die Sonne verfinstert. Denn dann zeigt sich eindrucksvoll der gewaltige »Sonnenhof«: die Korona mit ihren Myriaden von elektrisch geladenen, subatomaren

Teilchen. Millionen Stundenkilometer schnell rasen sie ins All hinaus – mithin auch in Richtung Erde. Dort prallen zwar die meisten Elektropartikelchen am Schutzwall des irdischen Magnetfeldes ab (die Linien des Erdmagnetfeldes bilden schalenförmige Schutzbögen); doch je mehr Sonnenflecken es gibt, um so stärker beschleunigen deren magnetische Felder den Sonnenwind. Strahlungsorkane schaukeln sich auf der Sonne hoch und beschleunigen die Teilchen. Je schneller sie sind, desto tiefer können sie in das Magnetfeld der Erde eindringen. Meteorologen sprechen dann von »magnetischen Stürmen«, die allerlei Unheil anrichten können. Transformatoren brennen durch, auf Radarschirme werden falsche Flugkörper gezaubert und Messungen magnetischer Geräte sind untauglich. Auch der Mensch gerät aus dem Rhythmus.

Sonnenwinde beeinflussen unser Nervensystem. Denn Ärzte und Mitarbeiter von Beratungsstellen wissen, daß an manchen Tagen – unabhängig vom sichtbaren Sonnenschein – »etwas in der Luft liegt«. Wenn Wetterstationen heftige Sonnenwindaktivitäten registrieren, dann häufen sich Meldungen von Selbstmorden und Unfällen. Chronophysiologen erklären die subtile Sonnenwindwirkung so: In den Zellen von Lebewesen fließt Strom. Dadurch entsteht ein schwaches Magnetfeld, das durch »magnetische Stürme« von der Sonne durcheinandergewirbelt werden kann. Was bedeutet das für unsere inneren Rhythmen? Was hat das mit Paracelsus zu tun?

Nach der Entdeckung der Sonnenwinde kann man mit Fug und Recht behaupten, was schon dieser Naturmediziner intuitiv postulierte: Die Erde und ihre Bewohner befinden sich gleichsam noch in der Sonne! Denn niemand kann ja genau sagen, wo die Sonne eigentlich aufhört. Ihr Gas wird nach außen hin immer nur dünner und dünner... Selbst die scheinbar abstrus klingende Behauptung von Paracelsus, im Menschen seien auch alle Planeten, fand jüngst wissenschaftliche Bestätigung durch eine Zufallsentdeckung des Elektroingenieurs John Nelson. Eigentlich sollte der Experte im Auftrag der amerikanischen Radiostation RCA nur den Einfluß der Sonnenflecken auf den Kurzwellenempfang untersuchen. Was Nelson dann aber entdeckte, war so verblüffend, daß es ihm keiner glauben wollte. Er überraschte die Fachwelt mit dem abgesicherten Befund: Für Sonnenwindstürme sind geheime Taktgeber verantwortlich – die Rhythmen der Planeten!

Nelsons Berechnungen ergaben: Immer, wenn sich die Planeten in einer bestimmten Winkelstellung zur Sonne befinden, treten besonders viele Sonnenflecken, mithin auch ein besonders starker Sonnenwind auf. Bei diesen Orkanen wirken die Planeten auf die Sonne, wie das vergleichsweise auch die Mondkräfte auf die Erde tun. Hier wie dort provozieren die Planetenkräfte eine elektromagnetische »Ebbe« oder »Flut«. Dieser Tiden-Effekt wirbelt auf der Sonne heißes Gas und Plasma durcheinander – Turbulenzen, die elektrische Ströme magnetisch aufladen.

Nach solcher Entdeckung gibt es keinen Zweifel mehr: Der Rhythmus des Kosmos steckt im Menschen drin. Und dieser Rhythmus ist ein himmlisches Glockenspiel! Denn die elektromagnetischen Wirbel spielen eine Art von »Sonnenmusik«. Würden Schallwellen auch im All übertragen, könnten wir diese »Sonnenmelodie« wohl auf der Erde hören. Im Takt elektromagnetischer Trommelwirbel tanzt die ganze Sonne. Sie pulsiert regelmäßig und schlägt wie ein Herzmuskel. Alle zwei Stunden und 40 Minuten dehnt sich ihre gesamte Masse aus und zieht sich wieder zusammen. An der Oberfläche schwingt ihre Masse sogar alle fünf Minuten auf und nieder – mit einer Geschwindigkeit von rund 300 Metern pro Sekunde. Dieses »Fünf-Minuten-Oberflächenintervall« wird durch die Kokophonie von über zehn Millionen verschiedener akustischer Wellen erzeugt.

Seit der Entdeckung dieser Vibrationen gibt es auch eine Wissenschaft dafür, die Helio-Seismologie. Sie erkannte zum erstenmal: Mit Hilfe akustischer Wellen kann man ins Sonnen-Innere blicken. Zwar entzieht sich das Innere der Sonne unserer unmittelbaren Wahrnehmung, doch kann aus akustischen Schwingungen auf der Sonnenoberfläche ein detailliertes Bild von der inneren Struktur abgeleitet werden. Diese Methode ist vergleichbar der seismologischen Forschung auf der Erde. »Die Sonne«, sagen Helio-Seismologen, »ist ein schwingungsfähiger Körper, durch den akustische Störungen ›tanzen‹ «. Aber nicht nur die Sonne tanzt und pulsiert. Alle Sterne tun das! Diese Entdeckung gelang Astrophysikern der Kaptey-Sternwarte im niederländischen Roden. Mit einem astronomischen Seismometer wiesen sie 1993 erstmals akustische Schwingungen auf anderen Sternen nach. Die Dimensionen dieses kosmischen Vibrationssystems beginnen wir gerade erst zu erahnen. Was wir wissen: »Da sich jeder Stern durch spezifische Schwingungs-Charakteristika auszeichnet, kann der gesamte Sternenhimmel als Glockenspiel aufgefaßt werden. Jeder Stern«, sagen die Helio-Seismologen, »trägt mit seinem individuellen Schwingungsmuster zur Himmels-Musik bei.« Das Muster wird durch Radius und Alter des jeweiligen »Musikers« definiert.

Wir Menschen: (Sonnen-)Kinder des Kosmos

Wenn Meteorologen und Physiologen sagen: Unser Nervensystem kann die Vibrationen der solaren Musik spüren, dann sollte uns dieses Rhythmus-Phänomen interessieren. Einen der tiefsten Einblicke in dieses Schwingungsmuster unserer Galaxis liefert die Analyse von Sonnenlicht. Mehr als 100 kosmische Stoffe wurden darin entdeckt. Und das Wichtigste:

darunter Spuren von Elementen, die Bausteine unseres eigenen Körpers sind. Das Allerwichtigste: dieser Kohlenstoff, Stickstoff und Sauerstoff tritt zudem noch in der gleichen Reihenfolge der Häufigkeit auf wie im menschlichen Körper.
»Nicht nur der Mensch ist an das Universum, auch das Universum ist an den Menschen angepaßt.« So drückt heute der amerikanische Astrophysiker John Wheeler das aus, was Paracelsus angesichts der Mensch/Sonne-Verbundenheit meinte. Helio-Seismologie, Astrophysik und Biologie sind sich einig: Wir Menschen sind aus demselben Stoff, aus dem die Sterne sind. Wir wurden aus der Sonne heraus geboren. Das Rohmaterial, aus dem sich letztlich unser Organismus herausgebildet hat, wurde vor rund fünf Milliarden Jahren zusammengemixt – auf einem, aus astrophysikalischer Sicht, durchschnittlichen Fixstern vom Spektraltyp G2V. Allein in unserer Galaxis gibt es 200 Milliarden Sonnen. Das sind pro Erdenbürger 40 Stück. So viele Sonnen – und doch ging einzig und allein in unserer Galaxis die Brut jener interstellaren Wasserstoffwolke auf, aus der sich unsere spätere Sonne bildete.

Staub und Gas dieser Wolke zogen sich immer stärker zusammen. Bei dieser Konzentration wurde Energie frei, die sich unaufhörlich erhitzte, je dichter die Gaswolke wurde. Diese Konzentrationsenergie hätte den Gasball bei seinem Kollaps kontinuierlich aufgeheizt, wäre nicht von einer bestimmten Dichte und Temperatur an eine neue Energiequelle »angesprungen«: die Kernfusion. Jene nukleare Verschmelzung von Atomkernen des Elements Wasserstoff zu Helium setzte so viel Energie und Druck frei, daß die Sonne bei ihrer jetzigen Größe stabilisiert wurde. Diese thermonuklearen Reaktionen haben dem Astrophysiker Roger Pensorse zufolge die Sonne bei einer für uns Menschen passenden Temperatur stabilisiert. Schon in allerfrühester Zeit mußte also der Rhythmus zwischen Mensch und Sonne stimmen.

Auch unser Globus hält sich an Zyklen. Er bewegt sich auf einer stabilen Elipsenbahn um die Sonne in einem respektvollen Abstand von 150 Millionen Kilometer. Nur so wird erreicht, daß die Erde genügend Sicherheitsabstand von der Sonne hat und dennoch von ihr »ernährt« werden kann. Wäre die Erde nur um ein Prozent weiter von der Sonne entfernt, so hätte einst eine globale Vereisung eingesetzt – wie etwa beim Mars. Und würde andererseits die Erde um mehr als fünf Prozent näher um die Sonne kreisen, so hätte sie das Schicksal der Hitzehölle Venus ereilt. Die allerwichtigste Voraussetzung dafür, daß sich Leben regt, ist also ein »Um-ein-Haar-Phänomen«: nicht zuviel und nicht zu wenig. Die Sonne liefert haargenau die fürs Leben richtige Dosis an Energie.

Erst vor kurzem haben Computersimulationen der französischen Astrophysiker Jacques Laskar und Phillippe Robutel gezeigt: Dieses »Um-ein-Haar-Phänomen« gilt auch für unseren Abstand zum Erdtrabanten Mond. Ohne die stabile Anziehungskraft des Mondes käme es auf der Erde unablässig zu Wetterstürzen und dramatischen Temperaturschwankungen. Leben, vor allem höhere Lebensformen, hätte sich in solch einem meteorologischen Hexenkessel wohl nur sehr schwerlich gebildet. So aber schwebt die kugelförmige Erde immer schon ruhig durchs All – am Gängelband ihres Trabanten. Das magische Lasso des Mondes verhindert, daß die Erdachse um mehr als 1,3 Grad hin- und herschlingert. Welche großen Wirkungen selbst minimale Rhythmus-Abweichungen haben können, sieht man schon daran, daß sie ausreichten, um zyklische Eiszeiten und Wärmeperioden in den verschiedenen Erdzeitaltern auszulösen. Mond und Sonne sorgten jedoch dafür, daß sich die Erde immer wieder stabilisierte und Leben auf diesem Planeten entstand.

Die Botschaft des Lichts

Im Bezugssystem Sonne – Mensch offenbart sich: Es muß eine geheimnisvoll tiefe Ur-Harmonie zwischen beiden geben, die evolutionären Schwingungen und Rhythmen passen zueinander. Es stimmt – im doppelten Sinn des Wortes – die Chemie. Sonnenlicht paßt so perfekt zu uns, daß selbst nüchterne Menschen darüber ins Grübeln kommen können. Natürliches Licht besteht aus einem breiten Spektrum von Farben (Wellenlängen), also aus verschiedenen Energiearten. Die Länge dieser Wellen reicht von 0,000001 Nanometer für kosmische Strahlung (1 Nanometer ist der milliardste Teil eines Meters) bis zu 4.990 Kilometer für elektrische Wellen. Nur wenige dieser Wellen erreichen die Erdoberfläche. Die Atmosphäre läßt nur einen kleinen Teil der von der Sonne ausgesandten Wellen passieren (elektromagnetisches Spektrum). Von jenen Sonnenstrahlen kann wiederum nur ein sehr kleiner Teil durch das menschliche Auge wahrgenommen werden: Es handelt sich gerade mal um ein Billionstel der solaren Strahlung!

Ausgerechnet in diesem winzigen Spektrumsbereich, den unser Auge als Helligkeit wahrnimmt, strahlt die Sonne die meiste Energie ab. Ausgerechnet jener Bereich ist extrem »sonnengleich« und für unsere inneren Uhren der wichtigste Zeitgeber! Ohne diese Fähigkeit des Auges wären wir blind. Wir sind nur deshalb offen für die Informationen des Rhythmusgebers namens Sonne, weil das Auge in seiner Struktur den solaren Informationsbereich bereits in sich enthält. »Wäre das Auge nicht sonnenhaft, könnte es die Sonne nicht erblikken.« So beschrieb bereits Johann Wolfgang von Goethe diesen geheimnisvollen Zusammenhang, dessen ganze Dimension erst deutlich wird, wenn man etwas erkennt, was dahintersteckt: das elektromagnetische Prinzip.

Nur weil es dieses Prinzip von Senden und Empfangen gibt, vermag jedes einzelne der Myriaden von solaren Lichtteilchen den wichtigsten Lebensprozeß auf diesem Planeten anzuregen: die Photosynthese. In jedes grüne Blatt sind spezielle Lichtsammel-Proteine eingewebt. Sie machen aus jedem Grashalm, jedem Baum und jeder Blume eine Empfangsantenne für die elektromagnetische Sonnenstrahlung. Mit ihrer mikroskopisch kleinen Antennenspitze nehmen die Blätter das Sonnenlicht auf. Dabei wird eine »Elektronenpumpe« in den Lichtleiter-Proteinen angeregt. Dieses Sender-Empfänger-Prinzip ist so fein aufeinander abgestimmt, daß bereits ein einziges Photon genügt, um diese sensible Elektronenpumpe zu stimulieren! Jedesmal, wenn ein Photon auf die Pflanze trifft, wird ein Elektron ins Zelleninnere abgegeben und ein anderes von der Zellmembran empfangen. Dieser Austausch läßt den Energiestrom fließen und wirft die Produktion von Zukkermolekülen an.

Erst die Sonne schweißt Kohlendioxid und Wasser zu Zucker zusammen und speichert ihn als Nahrung in den Pflanzen. Der Zucker wiederum ist es, der im Organismus von Tieren als Nahrung aufgenommen wird. Das Tier verwandelt den Zucker in Kohlendioxid und Wasser zurück und scheidet beide Substanzen durch Lunge, Haut und Exkremente wieder aus. Das Sonnenlicht aber, das bei der Zerlegung von Zucker in Kohlendioxid und Wasser wieder frei wird, bleibt als der eigentliche Energieträger im Lebewesen erhalten und treibt die vielfältigen Körperfunktionen an, wie Muskelarbeit, Atmung, Herzschlag, Zellerneuerung und Wärmeproduktion.

Pflanzen, Tiere und Menschen sind wundersame, perfekte »Lichtspeicher«-Wesen. Und der Mensch ist davon wohl das wundersamste. Denn nicht nur das Antennensystem unseres Auges, das selbst noch ein einziges Photon bewußt wahrnehmen kann, ist auf außergewöhnliche Weise auf die Informationen des Sonnenlichts zugeschnitten. Unsere kleinsten Einheiten, die Zellen, sind es ebenfalls. Auf eindrucksvolle Weise verknüpfen sie sich mit den kleinsten Einheiten, die es in der Sonne gibt: mit den Atomen. Atome in der Sonne werden immer dann zu einem »Sender«, wenn sie verschmelzen – bei 15 bis 20 Millionen Grad. Bei dieser Fusion gibt einer der beiden Kerne seine elektrische Ladung auf. Dabei wird Atomladung ausgesandt und freigesetzte Energie als Photon abgestrahlt.

Was erwartet dieses Photon, wenn es die Sonne verlassen hat? 150 Millionen Kilometer leeren Raum... Daß ein Photon überhaupt diese Distanz überbrücken kann, ist schon erstaunlich. Erstaunlicher noch, daß es diese Reise in acht Minuten und zwanzig Sekunden schafft. Am erstaunlichsten aber ist, daß dieses Photon auf einem Planeten auftreten kann, dessen Bewohner es als Energiepäckchen empfangen und in Lebensenergie umwandeln können.

Dies alles ist nur möglich, weil die kleinsten organismischen Einheiten, die Zellen, eine optimale Größe für die Aufnahme der Sonneninformationen haben. »Optimale Informationsaufnahme«, erklärt Biophysiker Albert-Fritz Popp, »das heißt, daß die Zelle einerseits den gesamten Sonnenschein zu erkennen vermag, andererseits aber nicht so viel Licht aufnehmen muß, daß die auftreffenden Sonnenstrahlen die Sonnenscheibe durch Überbelichtung verwischen«. Das kann nur gelingen, wenn Lichtwellen, die von der Sonne ausgesandt werden, eine ganz bestimmte Phasenbeziehung nicht verlieren: einen bestimmten Abstand ihrer Wellen.

Dieses Verhältnis muß von Augenblick des Aussendes des Lichts von der Sonne bis zum Empfangen dieses Lichts auf der Erde erhalten bleiben. Und wie groß ist dieser Abstand? Es ist der winzige Abstand von einigen hunderttausendstel Zentimetern auf die gewaltige Entfernung von 150 Millionen Kilometern!

Nur wenn diese Phaseninformation durch Überlagerung mit Fremdlicht nicht gestört werden kann, bleibt auch die Information der Lichtquelle voll erhalten. Das ist nur möglich, weil die Größe der Sonne genau zur Größe der Erde paßt. Es ist ein Glück, daß der Abstand der Sonne von der Erde sehr viel größer ist als der Sonnenradius, so daß die Sonnenscheibe von der Erde aus relativ klein erscheint. Diese sogenannte Kohärenzfläche der Sonne auf der Erde hat eine geradezu mystische Entsprechung. Denn jene Fläche liegt genau in der Größenordnung der Fläche einer Zelle (rund 10 hoch minus 6 Quadratzentimeter).

Die Einheit des Lebens, die Zelle, erhält also nicht nur ihre Energie ursprünglich vom Sonnenlicht, sondern ist »darüber hinaus in der Lage, die Informationen der Sonne vollständig und unverfälscht aufzunehmen«. Mit dieser kosmischen Abstimmung hat sich das Wunder Sonne – Mensch aber noch lange nicht erschöpft. Die Zellmembranen sind mit etwa 10 hoch minus 6 Zentimeter gerade so dick, daß Sonnenlicht auch im Inneren der Zelle die solaren Informationen am günstigsten weiterleiten kann. Und mehr noch: Dabei stimmt die kürzeste Distanz, die in der Zelle überhaupt noch eine biologische Bedeutung haben kann, bemerkenswerterweise ganz genau mit den kleinsten Abständen überein, die im Chromatin, dem molekularen Träger unserer Erbanlagen vorliegen!

Die Botschaft der »Sonnennahrung«

Wie unsere Erbsubstanz zeigt, sind wir Menschen nicht nur auf tiefgründige Weise darauf eingerichtet, Sonnenenergie optimal zu nutzen. Wir Menschen sind nicht nur Energieträger des Sonnenlichts, sondern strahlen auch selbst Licht ab!

Diese Eigenschaft haben wir mit allen Lebewesen gemein. Ob Mensch, Maus oder Kopfsalat – überall »glimmt« die sogenannte ultraschwache Zellstrahlung. Bei allem, was wächst und gedeiht, steuert dieses Licht die Lebensvorgänge. In mehr als 5.000 Experimenten wurde diese Strahlung von Biomolekülen nachgewiesen, die so schwach ist wie das Licht einer Kerzenflamme aus 10 Kilometer Entfernung. Am besten strahlt die Erbsubstanz DNS, die in den Zellen aller Lebewesen zu finden ist. Sie speichert Energie aus chemischen Reaktionen und jenes Licht, das in den Körper gelangt.

DNS-Teilchen werden energetisch angeregt und schließen sich zu sogenannten »Exciplexen« (abgeleitet von »excited complex«) zusammen. Wenn die Exciplexe in den Grundzustand zurückfallen, geben sie die aufgenommene Energie wieder ab – als Biolicht. Dabei wirkt die DNS wie ein biologischer Laser; eine Art von Hologramm erscheint als Träger der eigentlichen Information. »Biophotonen stellen wohl einen bisher unbekannten, aber dennoch sehr wesentlichen und grundsätzlichen Informationskanal in Lebewesen dar«, erklärt Forscher Popp. »In Fortsetzung der Aufgaben des Sonnenlichts, nämlich Energie und Information auf Lebewesen zu übertragen, steuern sie alle biochemischen Reaktionen – das sind immerhin etwa 100.000 pro Sekunde in jeder Zelle.«

Hinzu kommt, was Popp als eines der größten »Wunder« der Natur bezeichnet, das oft unterschätzt oder verkannt wird; nämlich die erstaunliche Tatsache, »daß die hohen Zellverluste von Lebewesen stets sowohl im korrekten ›timing‹ als auch mit submolekularer Präzision genau ausgeglichen werden«. Pro Sekunde (!) sterben im Menschen etwa 10 Millionen Zellen ab, und dennoch funktioniert der korrekte Nachschub; trotz eines Nahrungsangebots, das ungleichmäßig und lückenhaft fließt und oft noch nicht einmal annähernd passende

Baustubstrate – wie Proteine, Lipide, Enzyme, Nukleinsäuren, Vitamine – nachliefert, notwendige Bausteine, um die gesamte Substanz jeder fehlenden Zelle zu kopieren. »Das richtige ›timing‹, die geeignete Zufuhr von Aktivierungsenergie zur Auslösung der richtigen Reaktion an jeder Stelle zum geeigneten Zeitpunkt ist überlebenswichtig für jede Zelle«, erklärt Forscher Popp. »Diese Steuerung erfordert eine (...) unglaublich hohe Regulationsfähigkeit.« Man kann auch sagen, dies erfordert eine unglaublich hohe Rhythmik...

Aus welchem Potential bildet sich diese Ordnung? Popp verweist als Antwort auf wenige Sätze in dem Buch »Was ist Leben?« von Nobelpreisträger für Physik (1933) Erwin Schrödinger. Dort heißt es: »Der Kunstgriff, mittels dessen ein Organismus sich stationär auf einer ziemlich hohen Ordnungsstufe hält, besteht in Wirklichkeit aus einem fortwährenden Aufsaugen von Ordnung aus seiner Umwelt. Dieser Satz ist gar nicht so paradox, wie er auf den ersten Blick aussieht. Man könnte ihm eher vorwerfen, er sei eine Plattheit. In der Tat, im Fall der höheren Tiere kennen wir die Art Ordnung, von welcher sie sich ernähren, recht gut; es ist der äußerst wohlgeordnete Zustand der Materie in den mehr oder minder komplizierten organischen Verbindungen, welche ihnen als Futter dienen. Nach der Benutzung geben sie es in sehr stark abgebauter Form wieder von sich – jedoch nicht vollständig abgebaut, da Pflanzen noch immer dafür Verwendung haben.«

Schauen wir uns diese dynamische Ordnung genauer an, stellt sich die Frage: Zu welcher Tageszeit kann welche Nahrung am besten gegessen werden? Weshalb benötigen wir überhaupt Nahrung, um uns zu ordnen?

Der Organismus: Eine chemische Uhr?

»Man tut sich schwer zu glauben, daß die Nahrung mit ihrer komplexen Biochemie in unserem Organismus irgend etwas zu tun haben soll mit einer räumlichen oder zeitlichen Ordnung«, räumt Dr. Popp ein, doch verweist er auf Studien des belgischen Physikchemikers Ilya Prigogine. »Es zeigte sich am Beispiel ›chemischer Uhren‹, daß man durch geeignete Energiezufuhr (...) chemische Reaktionen antreiben kann, die periodisch oszillieren.«

Diese stabilen periodischen Oszillationen erinnern an biologische Rhythmen in unserem Organismus, an Spannungsschwankungen, die in unseren Zellen im Millisekunden-Takt ticken und als »Mikrovibrationen« im Nerven- und Muskelbereich mit Frequenzen um Zehntelsekunden zucken. Prigone verweist darauf, daß die »Ordnung« im Schrödingerschen Sinne mit den Schwingungen dieser chemischen Uhren gleichzusetzen ist. »Nahrung hat (...) nach Schrödinger einen wesentlichen Zweck zu erfüllen, der nicht dem Lebensmittel allein anzusehen ist, sondern maßgeblich vom ›Zustand‹ des Konsumenten abhängt, so von der Komplexität all seiner subjektiven Schwingungsmerkmale zum Zeitpunkt der Nahrungsaufnahme. Nicht die zugeführte Energie ist die entscheidende Größe, (...) sondern die raumzeitliche Dynamik des Verbrauchers: Letztlich«, so Dr. Popp, »hängt alles von der Information ab, die das Nahrungsmittel auf den Konsumenten überträgt.« Der Mensch ist Popp zufolge »primär nicht Kalorienfresser, auch nicht Fleischfresser, Vegetarier oder Allesfresser, sondern Ordnungsräuber *und Lichtsäuger.*« (Hervorhebung durch A.-F. Popp) »Biologische« Materie ordne sich im Sonnenlicht in einem solchen Ausmaße, daß die mit der Ordnung *ansteigende Lichtspeicherfähigkeit eine höhere Ordnung* (Hervorhebung durch A.-F. Popp) bedinge. Die reiche von der Einzelzelle über Organismen, Zellaggregate und Zellkolonien bis zu Pflanzen, Tieren und letztlich zu uns Menschen.

»Nahrung als Schrittmacher der Evolution: Die Speicherfähigkeit wird eine tragende Funktion, die von der Wellenlänge, der Art des Lebewesens und natürlich auch von dessen biologischer Zeit (Alter, Zustand, Rhythmik) abhängt. Lebewesen«, schreibt Dr. Popp, »sind aus dieser Sicht komplexe Antennensysteme, die über einen breiten Bandbereich empfangen, aber auch senden können. (...) Lebewesen sind Wellen und Wellenfresser zugleich.« Nach diesem Ausflug in die (Quanten-)Physik zurück zum Experiment.

Popp hat nachgewiesen, daß ein Lebensmittel die Lichtspeicherfähigkeit des Konsumenten erhöht, indem es selbst Licht überträgt. Wellen, die das Lebensmittel enthält, gelangen durch den Verzehr in den Organismus des Verbrauchers, dem eben jene Wellenlänge der Nahrung gerade fehlt. »Die neu aufgenommenen Wellen steuern zusammen mit den vorhandenen Rhythmen die raumzeitlichen Vorgänge im Organismus des Konsumenten, so auch dessen biochemischen Abläufe. Gute Qualität«, sagt Dr. Popp, »bedeutet dann ganz im Sinne Erwin Schrödingers, die passenden Wellen zum passenden Zeitpunkt in die günstigsten Kanäle des elektromagnetischen Regulationsfeldes einzuspeisen. (...) Der Verbraucher gleicht nicht, wie vielfach nahegelegt wurde, einem Motor, der nach Benzin lechzt, sondern eher einer Geige, die den richtigen Bogen sucht, um sich harmonisch zum Klingen zu bringen.«

Der kosmische Rhythmus von Photonen und Galaxien

Damit schließt sich der Kreislauf, der mit den Rhythmen in den solaren Atomkernen beginnt, deren Protonen und Neutronen 10 hoch 22 mal in der Sekunde vibrieren (= eine Eins mit 22 Nullen). Als Photonen fliegen die Fusionsprodukte durch Galaxien unseres Sonnensystems, die sich im 10 Milliarden-Sekunden-Takt drehen. (240 Millionen Jahre braucht so ein Himmelskörper für einen Schwung um die Milchstraße.) Dann treffen diese Lichtteilchen auf Milliarden Zellen unseres Körpers, die auf Reizungen bis hin in den Bereich von 1.000 Hertz reagieren können und gleichzeitig auch innere Taktgeber besitzen; sie bewegen sich langsam genug, um dem Sonnenrhythmus des 24-Stunden-Tages zu folgen. Und dabei sind diese Zellen so genau auf das Sonnenlicht abgestimmt, daß man tatsächlich an eine letztendliche Verbundenheit mit jenem unermeßlichen kosmischen Raum glauben möchte, in dem die nukleare Feuersbrunst eines fernen Sternes den ersten Schimmer von Bewußtsein in Erdbewohnern erzeugt hat.

In dieser ganzheitlichen Weltsicht erleben wir das Zusammentreffen der modernen Naturwissenschaft mit alten Weisheiten von Leibniz, Spinoza und spirituellen Meistern aus vergangenen Jahrtausenden. Auch Paracelsus erkannte intuitiv die ganzheitliche Botschaft der Biophysik: In diesem Kosmos hängt alles, was überall geschieht, irgendwie miteinander zusammen.

Mit diesem Fazit sind wir fast am Ende. Eine Frage bleibt: Was ist aus der Sorge geworden, die unsere Vorfahren jahrmillionenlang mit der lebenspendenden Sonne verbunden haben? Werden wir heutigen Menschen durch die Naturwissenschaften von ihr befreit?

Einerseits wissen wir genau, daß die Sonne kein Gott ist, den wir mit Blutopfer oder Feuerfeiern beeinflussen können. Andererseits wissen wir ebenso bestimmt, daß wir völlig machtlos wären, sollte der »Atomofen« Sonne plötzlich nicht mehr funktionieren oder gar erlöschen. Wer hat nun das bessere Los: die gläubigen Ahnen oder wir, die wir Bescheid wissen?

KAPITEL 5

Tickt in uns eine Mond-Uhr?

Die Atomwissenschaftler der »Sandia Laboratories« sind nüchterne Leute. Sie forschen in Millionen Dollar teuren Anlagen in Albuquerque/New Mexico (USA) für die amerikanische »Atomic Energy Commission«. Diese Behörde ist unter Experten für ihre akkuraten Studien bekannt. Deshalb erregte ihre Veröffentlichung ganz besondere Aufmerksamkeit, die den Titel trug: »Über auffällige Unfallhäufigkeit im Zusammenhang mit natürlichen Phänomenen.« Was nämlich in dem 44-Seiten-Papier zusammengetragen wurde, läßt den für Wissenschaftler ungeheuerlichen Schluß zu, daß Astrologen und Mystiker Recht haben könnten: Die Rhythmen des Mondes beeinflussen unser Schicksal – auf magisch-mythische Weise. Über 20 Jahre lang hatten die Sandia-Leute Zigtausende von Laborunfällen analysiert. Und dabei ergab sich eine mysteriöse Mondbeziehung: Menschen verunglücken überdurchschnittlich häufig an Tagen, an denen der Mond in derselben Position steht wie am Tag ihrer Geburt.

Wie soll man solche Korrelationen zwischen ganz bestimmten Mondphasen und ganz bestimmten Manifestationen unseres Verhaltens werten? Man kann sich angesichts der mysteriösen Datenlage so verhalten wie ein erboster Forscher:

»Wenn jetzt schon die Astrologie durch die Statistik gestützt wird, dann glaube ich nicht mehr an die Statistik.« Man kann aber auch ganz einfach eingestehen: Die Erforschung des Mondes und seiner Einflüsse auf das irdische Leben zählt zu jenen Gebieten, in denen man immer noch die spannendsten kosmischen Rhythmen entdecken kann, obwohl viele Wissenschaftler glauben, den Mond schon ganz genau zu kennen.

Man hat den Durchmesser des Erdtrabanten genau vermessen (4376 km; Madrid – Moskau) und auch seine Temperatur ist bekannt (Sonnenseite 180 Grad plus; Schattenseite minus 150 Grad). Erklärt ist, warum er nicht vom Himmel stürzt. (Seine knapp 4.000 km/h schnelle »Fliehkraft« zwingt ihn zum Weiterfliegen.) Und selbst das Mondgestein wurde analysiert. Der Astronaut Neil Armstrong brachte es von dieser »terra incognita« mit, auf die er am 20. Juli 1969 um 20 Uhr 18 MEZ als erster Mensch seinen Fuß gesetzt hat. All diese lunearen Fakten und Daten kennen wir. Doch das Wichtigste wissen wir nicht: Wie wirkt der Mond auf irdische Lebewesen? Was am Mondeinfluß ist Mythos, was ist Magie – und was ist Wissenschaft?

»Vor Milliarden Jahren«, so heißt es in der griechischen Mythologie, »stieg im Universum ein runder Ball aus dem Ur-Nebel. Der Mond. Er beherrscht alles, was lebt.« Ähnliche Mythen finden sich bei fast allen Völkern. Den Ägyptern galt der Mond als Sinnbild für Leben und Tod. Ihre Fruchtbarkeitsgöttin Isis trägt die Mondsichel im Haar; die griechische Mondgöttin Selene verwaltet die Gräber.

Reste dieses Mondmythos vom Werden und Vergehen finden sich bis heute im Volksglauben wieder. So wird empfohlen, die Brüste unterm Nachthimmel bei zunehmendem Mond zu entblößen – damit sie wachsen. Schwarzen Zwirn mit Knötchen sollte man hingegen bei abnehmendem Mond in die Erde vergraben – damit Warzen verschwinden. Auf ähnliche Weise wie der Mond an- und abschwillt, soll er sogar den Umsatz von Unternehmen wachsen lassen. Darauf verweist der Essener Kommunikationswissenschaftler Lutz Garbers, der das Verhalten deutscher Videobenutzer erforscht hat. Dabei fiel ihm auf, daß der Bedarf an Bändern mit erotischem Inhalt »jeweils mit den Rundungen des Mondes zunimmt.« Im Wirtschaftsblatt »Impulse« berichtet die Münchner Textilhändlerin Eva-Maria Glatze von einer ähnlichen lunaren Umsatzflut. Vergleiche mit dem Mondkalender hätten ergeben, daß ihre Kundinnen in den Tagen um Vollmond und Neumond besonders kauffreudig seien.

Diverse Friseure treiben den Mondkult gar so weit, daß sie ihren Salon in Vollmondnächten geöffnet halten. Ein Schnitt zu diesem Zeitpunkt soll den Haarwuchs fördern. Das Autorenpaar Johanna Paungger und Thomas Poppe behauptet in ihrer mythisch-magischen Mondphilosophie sogar: Von der Nagelpflege bis zum Schuheputzen, vom Umtopfen bis hin zur Herzoperation gebe es gute und weniger gute Mondphasen... Eine Gesellschaft im Mondfieber.

Das 73,5 Trillionen Tonnen schwere Mondpuzzle

Nicht nur im Volksglauben und in der Esoterik hat der Mond Hochkonjunktur. Auch die Wissenschaft erlebt gegenwärtig eine Art chronobiologischer Wiedergeburt des Erdtrabanten. »Für immer mehr Theoretiker«, so beobachtet Autorin Eva Kohlrusch im Nachrichtenmagazin *FOCUS,* »ist ein neuer Begriff interessant geworden, der auch eines der spektakulärsten Geheimnisse um den Mond lüften könnte: ›Zeittakte‹ – die Einheit der ›inneren Uhr‹ «. Wenn alles um uns herum in bestimmten Zyklen schwingt und viele dieser Perioden der Kosmos vor Jahrmillionen vorgab, als Leben auf der Erdkruste zu rumoren begann – warum sollte dann nicht auch die Monduhr in uns ticken?

»Es wäre töricht, eine Wirkung des Mondzyklus auf das irdische Leben auszuschließen.« Das sagt immerhin ein so renommierter Wissenschaftler wie der Direktor des »Max-Planck-Instituts für Hirnforschung«, Professor Wolf Singer. Und kein Geringerer als der berühmte Evolutionsforscher Charles Darwin schreibt: »Der Mensch ist gleich den Säugetieren, Vögeln und sogar Insekten jenen geheimnisvollen Gesetzen unterworfen, wonach gewisse normale Prozesse, wie Schwangerschaft, Pflanzenwachstum und Reife, Dauer verschiedener Krankheiten, von den Mondperioden abhängig sind.«

Diese Äußerungen gewichtiger Denker scheinen eindeutig dafür zu sprechen, daß der Mond tatsächlich ein mächtiger Taktgeber ist. Doch Professor Wolf Singer sagt auch: »Korrelationen zwischen Beobachtungen sind jedoch kein Beweis für ursächliche Abhängigkeiten. Letztere können nur dingfest gemacht werden, wenn sich auch die Mechanismen angeben lassen, über welche der Mondzyklus biologische Vorgänge auf der Erde beeinflussen kann. Dies ist bisher vermutlich nur in Einzelfällen möglich.« Damit ist die Crux der Mond-Forscher beschrieben. Auch Lunarexperten wie Paungger und Poppe müssen eingestehen: »... das Wissen um den Mond (ist) mit den heutigen wissenschaftlichen Methoden zwar beweisbar, aber kaum zu begründen. Die Frage nach dem ›Warum‹ muß vorläufig unbeantwortet bleiben.«

Der Mond widersetzt sich hartnäckig linearem, statistischem Denken. Nicht einmal sein scheinbar augenfälligster Wirkungszusammenhang läßt sich damit erfassen: der Zusammenhang zwischen dem Zyklus der Frau und dem Zyklus des Mondes.

Im Rhythmus zwischen 28 und 30 Tagen bereitet sich der weibliche Körper auf eine Fruchtbarkeitsperiode vor. 29,53 Tage (synodischer Umlauf) braucht der Mond, bis er wieder in derselben Konstellation zur inzwischen weiter um die Sonne gewanderten Erde steht und uns dieselbe Form zeigt. Ein Zusammenhang zwischen Mond und Menstruation scheint augenfällig. Aber rein wissenschaftlich gesehen ist alles offen. Zwar konstatieren in den 30er Jahren die deutschen Frauenärzte Heinrich Guthmann und Hans Oswald »eine Häufung der Blutungen bei Neumonden und Vollmonden«, den sogenannten Syzygien. Doch über 300 spätere Untersuchungen haben keine klare Korrelation erbracht. Ebenso ernüchternd fällt die kausal-statistische Analyse der Hebammenweisheit aus, derzufolge die Babys eher zu den Syzygien als zu den Quadraturen, den Halbmonden kommen. Der Untersuchung der Brüder Walter und Abraham MacDonald zufolge werden zwar zu Vollmond mehr Kinder geboren als zu anderen Mondphasen. Doch Dutzende anderer Analysen konnten dies nicht bestätigen.

Der Mond, das wird Lunar-Experten immer klarer, weiß seine vielfältigen Botschaften, die er auf die Erde schickt, in ein komprimiertes Nachrichtenpaket zu sperren, das erst aufgeschnürt werden muß. Ein wichtiges Bruchstück in diesem gigantischen Puzzle ist die bekannteste Wirkung, die der 73,5 Trillionen Tonnen schwere Koloß ausübt: Er erzeugt Ebbe und die Flut.

Der Fisch, der bei Vollmond auf dem Strand tanzt

Der Mond schleppt die gewaltigen Ozeane dieser Welt gleichsam hinter sich her. Durch sogenannte Differenzkräfte werden die Weltmeere von Mond und Sonne in ewiger Schwingung gehalten. In einem Kräfte(differenz)verhältnis von 2,7:1 wirkt die Gravitation, die von den beiden Himmelskörpern ausgeht, auf die Erde unterschiedlich ein. Durch das Geschiebe und Geziehe von oben entsteht ein Flutberg, der regelmäßig wieder zu einer Ebbe »zerfällt«.

Diesem Kommen und Gehen haben sich Meerestiere bestens angepaßt. So kriecht eine einzellige Kiesel-Alge aus der Familie der Bacillariophyceae bei Ebbe aus dem Sand, und wenige Augenblicke bevor die Flut naht, verschwindet sie wieder. Dieser biologische Takt wird jedoch nicht durch das Auf und Ab der Gezeiten »verursacht«. Legt man dieses Tier im Labor in einen Sandkasten, dann wuselt es auch weiterhin zu den Zeiten von Ebbe und Flut umher. Vielen Küstenbewohnern ist es zur Gewohnheit geworden, bei Strandausflügen eher die Bewegungen dieser Alge zu beachten, als die Zeitangaben des offiziellen Tidenplans.

Die Gezeiten-Uhr sogar noch mit einem Mondmonatsmuster zu verknüpfen – das ist den Grunions gelungen. Wenn sich die Ährenfische zu Tausenden an den Strand spülen lassen, um im Sand abzulaichen, dann geschieht dies immer nur zwischen Mai und September und stets zu Zeiten der höchsten Flut. Diese sogenannte Springtide, die an der nordamerikanischen Küste bis zu 15 Meter hohe Flutberge aufzutürmen vermag, entsteht immer dann, wenn zu den Syzygien die Sonne, die Erde und der Mond etwa in einer Linie stehen. Dann addieren sich Sonnen- und Mondanziehungskraft. Sobald diese Konstellation eintritt, pünktlich zur Brandung der nächsten Springflut, wird das Jungtier (das neun Tage zur Entwicklung braucht) ins Meer gerissen. Die Indianer nannten den Grunion »den Fisch, der bei Vollmond auf dem Strand tanzt.«

In bemerkenswertem Mondtakt leben auch die Palolo-Würmer. Sie hausen in selbstgebauten Höhlen in den Korallenriffen der Südsee und rühren sich ihr ganzes Leben lang kaum von der Stelle. *Eunice viridis*, wie der Wurm wissenschaftlich heißt, wäre längst ausgestorben, wenn nicht ein raffinierter Rhythmus ihr Fortpflanzungsverhalten steuern würde. Einmal im Jahr, genau am Tag vor dem letzten Mondviertel zwischen Mitte Oktober und Mitte November, stoßen sowohl männliche wie weibliche Palolo-Würmer ihre Hinterenden ab. Nur dann, und auch nur zu einer bestimmten Uhrzeit, werden im flachen Wasser von Lagunen Eier und Spermien entleert und können sich vereinigen.

Noch präziser agiert der innere Taktgeber der Zuckmücke *Clunio*. Die Männchen, die man in der Brandungszone tropischer Meere findet, leben nur eine Stunde lang. Den Weibchen ist sogar eine Lebensspanne von nur zwanzig Minuten vergönnt. Sofort nach dem Schlüpfen also müssen sich die Organismen paaren und Eier ablegen. Um zu verhindern, daß sie schon vorher der Tod ereilt, müssen große Massen dieser Tiere am gleichen Ort und zur gleichen Zeit aus den Puppen schlüpfen – und dies auch noch zu einer Stunde günstigen Wasserstands. Darüber hinaus muß alles so geschickt eingefädelt werden, daß keine Feinde die Tiere entdecken können. All diese Parameter bringen die Clunios dank ihrer Mond-Uhr unter einen Hut. Sie schwärmen nur in ganz bestimmten Abendstunden – und auch nur bei der besonders niedrigen Nipptide und bei Neumond.

Mondrhythmen wirken auch auf Lebewesen, die außerhalb der Gezeiten-Zone leben. Der Fischereibiologe Günter

Jens hat die alte Fischerweisheit wissenschaftlich bestätigen können, wonach das Meerwärtsziehen der Aale mit dem Mond in Zusammenhang gebracht wird. Wenn diese Tiere sich in den europäischen Flüssen rund sieben Jahre lang ein Fettpolster angefressen haben, brechen sie bei Geschlechtsreife zu ihrer großen Wanderung auf. Sie reisen Tausende von Kilometern über den Atlantik, um zu laichen. Als Forscher Jens die Fischereistatistiken am Oberrhein auswertete, ergab sich für jeden Monat jeweils ein Anwachsen der Fänge von einem Tiefwert bei zunehmendem Halbmond bis zum Maximum beim abnehmenden Halbmond. Der Anstieg der Fangkurve war in den Nächten vor dem Halbmond sehr steil, und das Maximum betrug das Vierfache der Minimalwerte.

Der Mond sorgt auch für Ebbe und Flut an Land

Wie ist die Fernwirkung des Mondes auf Tiere zu erklären, die Gezeiten gar nicht direkt zu spüren bekommen? Der Grund dafür liegt in einer Elementarkraft, die bis heute noch nicht restlos erforscht ist: die Anziehungskraft, welche Massen aufeinander ausüben.

Diese Kraft kann als die eigenartigste der vier Elementarkräfte gelten. Denn während sie im Bereich des Allerkleinsten völlig unbedeutend ist, wird sie mit wachsender Entfernung immer wichtiger. Und weil das so ist, sträubt sich der gesunde Menschenverstand gegen eine Mondkraft, die von der Geodäsie (Erdvermessung) registriert wird: Zweimal täglich hebt und senkt sich der Boden, auf dem wir stehen, um 28 Zentimeter. Wir merken, zumindest bewußt, nichts davon, weil ganze Kontinente zugleich emporgehoben werden. Wie subtil diese Erdgezeiten indes wirken können, bekamen jene

Forscher zu spüren, die mit gigantischen Apparaturen die letzten Rätsel dieser Welt ergründen wollen.

In der Großforschungsanlage CERN bei Genf werden in einem 27 Kilometer langen, ringförmigen Beschleuniger Elementarteilchen fast mit Lichtgeschwindigkeit aufeinandergeschossen. Die Spuren dieses gewaltigen Crash lassen Rückschlüsse zu auf jenes atomare Geschehen, aus dem vor 15 Milliarden Jahren der Kosmos erwuchs. Monatelang waren den CERN-Physikern minimale, aber doch störende Einflüsse auf den Ausgang der Experimente aufgefallen. Den Grund dafür fanden sie erst, als sie bemerkten: Die Kurve der Energieschwankungen folgte genau der Kurve der Erdgezeiten, die zweimal täglich der Mond verursacht.

Zwischenfazit: Die moderne Naturwissenschaft hat mit Newtons Einsicht begonnen, daß auch der Mond der Physik unterliegt. Jetzt stellt man auf ihrer höchsten technischen Stufe – am CERN – fest, daß es auch andersherum gilt.

Durch die lunare Anziehungskraft wird aber nicht nur die feste Erde, sondern auch die irdische Hülle, das sogenannte Schwerefeld, beeinflußt. Mißt man allerdings die Veränderung der Schwerebeschleunigung unseres Planeten – im Mittel 9,81057867 Meter pro Sekundenquadrat – dann stellt man ernüchternd fest: Die Werte ändern sich erst in der sechsten Stelle hinter dem Komma. Umgerechnet heißt das: Die Gravitation des Mondes wirkt auf uns nur ähnlich »schwer« wie das Gewicht eines einzelnen Schweißtropfens oder einer Fliege. Wie kann man sich vorstellen, daß solch minimale Kräfte den Menschen beeinflussen können?

Die Spur zu einer möglichen Antwort führt über eine Beobachtung von Physikern: Schon durch winzigste Gravitationsschwankungen werden Neutronen leichter oder schwerer. Neutronen gibt es auch in unseren Zellen. Könnte sich nicht in unserem Organismus das gleiche abspielen wie im Labor?

Auf die Spitze getrieben hat diese Vermutung der amerikanische Arzt Arnold L. Lieber. Da der Mensch zu 75 Prozent aus Wasser besteht, seien gleichsam »Springfluten« in uns möglich. Für solch lunar erzeugte Hoch- und Niedrigwasser, die zu Gewebespannungen, Schwellungen und nervöser Reizbarkeit führen sollen, glaubt Lieber einen statistischen Beleg gefunden zu haben. Zusammen mit der Psychologin Carolyn Sherin von der Universität in Miami hat der Lunarexperte rund 4.000 Mordfälle untersucht, die sich zwischen 1956 und 1970 in den Bezirken Dade, Ohio, und Cuyahoga, Cleveland, ereignet hatten. Als er die Resultate 1972 im *American Journal of Psychiatry* veröffentlichte, gab es in der Fachwelt einen Aufschrei. Lieber und seine Kollegin hatten nämlich Statistiken vorgelegt, aus deren Zahlenkolonnen sich ablesen ließ: Immer, wenn die gelbe Kugel prall am Himmel steht, flippen mehr Menschen aus als sonst. Die Zahl der Verkehrsunfälle und der Verbrechen liege höher. Ja, der Mond mache sogar Mörder mobil.

Tatsächlich haben der Londoner »Jack the Ripper« und der Bostoner »Würger« ihre Wahnsinnstaten im blanken Mondenschein verrichtet. Ebenso der berüchtigte New Yorker »Sohn des Satans« (acht Morde). Und auch als Ex-Beatle John Lennon durch vier Kugeln starb, war Vollmond. Polizei und andere Notrufzentralen kennen die Wirkung der »Säufer-Sonne«, wie unter Trinkbrüdern das runde Gesicht am Nachthimmel heißt. Jetzt gibt es sogar den ersten »Vollmond-Erlaß« in der Bundesrepublik. Er bestimmt, daß in Ludwigshafen bei dieser Mondphase mehr Polizisten Dienst tun müssen. Der Grund: Es ereignen sich bis zu 50 Vorfälle mehr als in anderen Nächten.

Unweigerlich fühlt man sich an den uralten Glauben erinnert, demzufolge der Mond als Auslöser psychisch abnormen Verhaltens gilt. Darauf deutet auch die englische Bezeichnung »lunatic« hin – abgeleitet vom lateinischen »luna« (Mond). Und auch das deutsche »monig« oder »mönig« meint noch im 16. und 17. Jahrhundert allgemein Menschen, die »zu Zeiten im Kopf verruckt« sind.

Selbst in der Zeit der Aufklärung zweifelte das »Grosse vollständige Universallexikon von Johann Heinrich Zedler« nicht an der schädlichen Wirkung des Mondes auf die Gemüter. Mondsüchtige, heißt es in diesem Standardwerk von 1739, seien »solche Leute, welche nach dem unterschiedenen Lauffe des Mondes ausserordentlichen Bewegungen unterworfen sind, und dahero entweder bey ab- oder zunehmenden Monden-Scheine des Nachts wie unsinnige und rasende Leute herum streichen, und allerhand unziemliche, oder doch ungewöhnliche Dinge vornehmen. Wie denn daher auch einige unter dem Namen der Mondsucht eigentlich nichts anders, als eine gewissen Art der Raserey, und der fallenden Sucht, oder der sonst sogenannten schweren Notzh und des bösen Wesen verstanden wissen wollen...«

Hirn- und Nervenströme, so vermutete im 16. Jahrhundert der Arzt Paracelsus, würden vom Mond angezogen wie eine Kompaßnadel vom Nordpol. Auch wenn diese Vorstellung wohl reichlich übertrieben ist, so weist doch eine neuzeitliche Erklärung für die Mondsucht in dieselbe Richtung. Das Nervengewebe, so Robert Becker, Professor für orthopädische Chirurgie an der Universität von Syracuse, erzeugt winzige Mengen Gleichstrom. Jede Störung irdischer elektromagnetischer Felder wird über Verstärkerknoten aufgenommen. Damit ändert sich die elektrische Leitfähigkeit der Nerven und somit auch die Reizschwelle für die Auslösung von Nervenimpulsen. Zwar ändert sich, je nach Mondstand, das irdische Magnetfeld nur in einem winzigen Bereich von 500 Milligaus bei Meereshöhe. Doch ist inzwischen gesichert, daß nicht nur Vögel,

Fische, Amphibien, Insekten und Bakterien, sondern auch Säuger bis hinauf zum Menschen sensibel für elektromagnetische Informationen sind.

Von der Retina bis zum Pinealorgan hat der Frankfurter Forscher Peter Semm Nervenzellen gefunden, die auf Magnetfelder mit einer spontanen Änderung ihrer elektrischen Aktivität reagieren. Außer den unsichtbaren elektromagnetischen Wellen empfängt die Retina des Auges auch das Mondlicht. Es ist zwar ein Nichts im Vergleich zur Sonnenstrahlung. Selbst in hellsten Nächten bringt es der Mond nur auf 0,25 bis 0,5 Lux, während die Sonne bei klarem Himmel leicht 100.000 Lux schafft. (1 Lux entspricht etwa der Leuchtkraft einer Kerze.) Aber dennoch: Dieses schale Licht vermag offenbar starke rhythmische Wirkungen auszuüben – bei Mensch und Tier.

Tests ergaben: Wollen Frauen die Blutung auf Neumond verlegen, dann müssen sie rund ein Vierteljahr lang eine Nacht vor Vollmond und eine Nacht nach Vollmond bei einer schwachen Lichtquelle schlafen (15 oder 25 Watt genügen). Dann hat sich der Organismus umgestellt: Bei Vollmond kommt der Eisprung und bei Neumond die Blutung.

Die Natur ist außerdem voll von Sensibilität gerade für die zwielichtigen Lichtstärken, die die Grenze zwischen Tag und Nacht markieren. Lunares Dämmerlicht läßt Mücken heftiger stechen und Ratten häufiger beißen; Fische schwimmen tiefer und Braunalgen sondern ihre Eier ab.

Der Mond: Ein Kind der Erde

Ob lunare Gravitation, Elektromagnetismus oder (Dämmer-) Licht – immer sind die Mondkräfte winzig. Und doch scheint von ihnen stets eine große Wirkung auszugehen.

Das gilt auch für das letzte Bruchstück im Puzzle Mond: den Volksglauben, der sagt, daß bei Neumond oder Vollmond das Wetter umschlägt. Der mittlere Luftdruck der Meere, der das Wettergeschehen steuert, liegt bei 1012 Hektopascal. Nur 0,003 Hektopascal sind auf die Gezeitenwirkung zurückzuführen. Ob diese Winzigkeit tatsächlich Wetterumschwünge auslösen kann, muß schon deshalb angezweifelt werden, weil gemäß dem Volksglauben das Wetter ja dann überall gleich sein müßte.

Aber daß die 0,003 Hektopascal dennoch einen meteorologisch meßbaren Einfluß haben, das belegen Studien der Meteorologen D.A. Bradley, M.A. Woodbury und G.W. Brier. Ihre Daten weisen eine deutliche lunare Periodizität starker Niederschläge zwischen 1900 und 1949 aus.

Wenn Menschen, Tiere und sogar das Wetter auf den Mond reagieren, dann braucht man sich nicht zu wundern, wenn die Pflanzenwelt das gleiche tut. Die Stuttgarter Biologin und Anthroposophin Lilly Kolisko jedenfalls hat erstaunliche Zusammenhänge im Beziehungsgeflecht zwischen Mond und irdischer Flora aufgespürt. Zehn Jahre lang – von 1920 bis 1930 – untersuchte sie den Wahrheitsgehalt einer alten Bauernregel. Ihrzufolge sollen Pflanzen, deren eßbare Teile über der Erde wachsen, bei zunehmendem Mond ausgesät werden; Pflanzen hingegen, deren unterirdische Teile man verwendet, sollen bei abnehmendem Mond ausgesät werden. Das Ergebnis übertraf alle Erwartungen: Früchte und Gemüse gediehen prächtig, wenn man der Bauernregel folgte; und wenn nicht? Dann blieb die Ernte mickrig.

Auch Pilzsucher freut die wachstumsfördernde Mondwirkung. In mondbeschienenen Flächen einer Waldlichtung finden sich meist mehr Pilze als anderswo. Winzer hingegen fürchten, daß die zur Vollmondzeit geschnittenen Triebe der Reben sich an der Spitze gabeln.

Und Holzfäller machen die Erfahrung: Der harzreiche afrikanische Wallabaum liefert ausgezeichnetes Bauholz, wenn er einige Tage vor Neumond gefällt wird, während er zur Vollmondzeit als Bauholz unbrauchbar ist. Tischlermeister Peter und Ernst Amtmann im österreichischen Werfen experimentieren bereits seit Jahren mit mondgerecht eingeschlagenem Holz. Dieses Material brauche keine Chemie, um Fäulnis oder Käferbefall vorzubeugen.

Daß der Mond eine tiefgreifende Wirkung auf die Pflanzenwelt hat, propagierte in unserem Jahrhundert die Lehre der »biologisch-dynamischen Wirtschaftsweise«. Rudolf Steiner hat sie in seinen *Geisteswissenschaftlichen Grundlagen zum Gedeihen der Landwirtschaft* im Jahre 1924 zum erstenmal systematisch beschrieben. Im anthrophosophischen Weltbild Steiners steht alles irdische Geschehen in engem Kontakt zum Kosmos. Und dem Mond kommt dabei eine besondere Rolle als Mittler zwischen den fernen Gestirnen und der Erde zu. Indirekt hat Rudolf Steiner damit auf eine Beziehung verwiesen, deren tiefe Bedeutung einen wissenschaftlichen Hintergrund hat: Der Mond ist ein Kind der Erde.

Die Geburt des Mondes erfolgte auf Grund hochexplosiver Wehen: Ein Meteorit, so groß wie der Mars, raste vor 4,6 Milliarden Jahren auf die Erde zu – mit 40.000 Kilometer pro Stunde; das ist 40 mal schneller als ein Düsenjäger. Beim Aufprall auf die dünne Kruste des noch jungen Planeten riß ein Stück ab und flog ins All. Daß daraus der heutige Mond entstand, belegt auch die Analyse von 387 Kilogramm Gesteinsbrocken, die während des Apolloprogramms zur Erde gebracht wurden: Das Mondgestein ähnelt auffällig dem des Erdmantels. Diese Evolutionsgeschichte kann eine Erklärung für das Hauptproblem liefern, das fast alle Mondforscher plagt: Wie können winzige Mondkräfte derart stark wirken, wie es den Anschein hat?

Die Antwort, die von der obengenannten Aufpralltheorie der Amerikaner William Hartmann, Donald Davis und A.G.W. Cameron abgeleitet werden kann: Wie sollen »kosmische Zwillinge«, wie es Mond und Erde nachweislich sind, wohl nicht miteinander in ganz besonderer Verbindung stehen? Es wäre recht unnatürlich, wenn Organismen im Laufe der Jahrtausende keine Antennen für Mondkräfte entwickelt hätten; wenn also lunare Makrostrukturen nicht in terrestrischen Mikrostrukturen abgebildet worden wären. Und mehr noch: Könnten sich kosmische Strukturen nicht auch tief in die Seelen der Menschen eingegraben haben? Der Schweizer Psychoanalytiker C.G. Jung jedenfalls ist sich sicher: Der Wechsel von Tag und Nacht sowie Vollmond und Neumond müssen sich im Unterbewußtsein immer wieder abbilden in Form eines seit Urzeiten gleicherweise einprägsam gewordenen Bildes. Sonst hätten jene Mythen gar nicht entstehen können, in denen der sich wandelnde Lichtkörper am Himmel als Zeichen für Werden und Vergehen auftaucht.

Der Übergang von der lunaren zur solaren Zeit

Jungs geistigen Nachfolgern galt der Mond als Symbol eines Bewußtseins, das die sich ewig wandelnde Welt ganzheitlich begriff. Der Tiefenpsychologe Erich Neumann ordnete den Mond einer matriarchalischen Weltsicht zu, die das Universum und den Menschen holistisch zu erfassen suchte. Die später in die Mythologie eingegangene Sonne wurde als Leitbild für das Streben nach nüchterner Wissenschaftlichkeit interpretiert – die männliche Seite.

Wenn heutzutage die Meßkurven der Chronobiologen einen lunaren Jahresrhyhthmus bei Frauen registrieren – der Östrogenspiegel ist im Frühjahr am höchsten und auch andere Hormone schwanken saisonal – dann spiegeln diese Werte nicht nur wissenschaftlich interessante Hormondaten wider. Vielmehr läßt sich damit faktisch ableiten, was bislang nur mythisch zu erfassen war: der (chrono)biologische Übergang der Menschheit von der lunaren zur solaren Zeitauffassung.

Saisonale Hormonschwankungen sind nämlich »hormonelle Fossilien«, das heißt: Anhand dieser Hormonwerte lassen sich fruchtbare und unfruchtbarer Jahreszeiten unserer Vorfahren ablesen. Ähnlich den Tieren haben auch die frühen Menschen während der Menstruation wohl nur saisonal einen Eisprung gehabt haben. »Als die Menschheit sich über die äquatorialen Breiten hinaus entwickelte, wurde das Überleben der Kinder entscheidend durch jahreszeitlich günstige Geburtstermine bestimmt«, schreibt Jane Wegscheider Hyman. »Deshalb bekamen die saisonalen Veränderungen des Sonnenstandes mehr Bedeutung als die mondabhängigen Rhythmen des Eisprungs.«

Es ist dieser Übergang von der lunaren zur solaren Zeit, den der Tiefenpsychologe Neumann in Beziehung bringt zur Entwicklung der seelischen Schichten des Menschen. Die frühen seelischen Schichten beider Geschlechter seien matriarchalisch geprägt gewesen, die späteren sind patriarchal bestimmt. Dieses moderne Bewußtsein bedrohe die Existenz der abendländischen Menschheit, fürchtete der 1960 verstorbene Seelenforscher. Matriarchalisches und patriarchalisches Bewußtsein müßten sich vereinen, um den alten heiligen Hochzeitsakt »von Mond und Sonne auf neuer erhöhter Ebene, in der menschlichen Psyche, zu feiern«.

Was bleibt, angesichts der Fülle schier unerklärlicher Mondphänomene? Es bleibt die Erkenntnis, daß es auf der einen Seite ein neues volkstümliches und zuweilen esoterisch verbrämtes Interesse am Kosmos gibt und daß – auf der anderen, der wissenschaftlichen Seite – ebenfalls eine verstärkte Hinwendung zum Mond zu beobachten ist. Aus diesen scheinbaren Gegensätzen bildet sich wie aus Puzzlestücken ein neuartiges Bild der Welt, das wieder ganzheitlich erscheint. Der archaische Gedankenkreis, demzufolge alles mit allem zusammenhängt, gewinnt eine neue Bedeutung. Denn diesmal könnte die vereinheitlichende Weltauffassung nicht magisch, sondern wissenschaftlich begründet werden. Die heilige Hochzeit – einer lunar orientierten Chronobiologie könnte sie gelingen!

Und mit den Vorbereitungen ließe sich in den »Sandia Laboratories« beginnen. Denn dort wird, so scheint es jedenfalls, etwas verschwiegen, was ein wichtiges Schlaglicht auf die Beziehung Mensch/Mond werfen könnte. Die anfangs erwähnte Studie nämlich wird nicht freigegeben. Seit ein Wissenschaftler mit einer Vorveröffentlichung an die Öffentlichkeit trat, wurde das Labor mit zahlreichen Anfragen nach dem Original-Datenmaterial bestürmt. Allen Interessenten der Studie erging es ähnlich wie dem Autor. Man erhielt einen Bescheid mit dem lapidaren Hinweis, daß die Studie nur für den internen Gebrauch bestimmt sei. Werden hier Fakten unter Verschluß gehalten, die die herkömmliche wissenschaftliche Weltsicht sprengen könnten?

KAPITEL 6

Welcher Rhythmus macht gesund und welcher krank?

Jeden Abend ab 9 Uhr surrt es in der Brust von Harry Wynn. Ein Elektromotor treibt eine implantierte Pumpe an. Aufs Milligramm genau dosiert, tröpfeln sechs Stunden lang Zytostatika ins Blut: Medikamente gegen Krebs. Vier Monate hatte sich der 74jährige dieser besonderen Chemotherapie unterzogen – und schon waren die Metastasen in seiner Lunge um die Hälfte geschrumpft. »Ich bin nicht mehr so müde und kurzatmig«, freut sich der Anwalt aus Scarsdale (US-Bundesstaat New York). »Wer mich sieht, kann nicht erkennen, daß ich ernsthaft krank bin.«

»Gerade bei Krebsbehandlungen kommt es sehr auf die richtige Stunde an«, erklärt der texanische Onkologe (Krebsforscher) Michael Smolensky den außergewöhnlichen Heilerfolg. »Die Chemotherapie von Harry Wynn erfolgt zur chronobiologisch optimalen Tageszeit.« Dabei werden »schwache Stunden« von bösartigen Zellen und »starke Stunden« unseres Immunsystems gegeneinander ausgespielt.

Daß eine Krebsbehandlung nach den Gesetzen der Chronobiologie wirksamer ist als eine herkömmliche Therapie, zeigen auch die Erfolge von Dr. Francis A. Levi vom französischen Hospital P. Brousse in Villejuif. Dort wurde bei 186 Tumorpatienten fast eine Verdoppelung der Heilungsraten im Vergleich zu herkömmlicher Behandlung erreicht. Die Steigerung von 28 auf 50 Prozent kam einzig und allein dadurch zustande, daß die Medikamente morgens um 4 sowie am Nachmittag um 16 Uhr verabreicht wurden – statt wie üblich morgens um 8 und abends um 20 Uhr. Beim heutigen Stand der Forschung kann man davon ausgehen, daß mindestens 20 der am häufigsten verwendeten Krebsmittel durch eine richtige Zeitwahl verträglicher sind und effektiver wirken:

❒ Seit im »Masonic Cancer Center« in Minneapolis (USA) das Krebsmedikament Adrimycin morgens um 6 Uhr verabreicht wird, klagen die Patienten über weit weniger Nebenwirkungen als bei Abendgaben derselben Dosis.
❒ Ein Langzeit-Versuch mit dem Anti-Krebswirkstoff »Cis-Platin« zeigte: abends angewendet, bleiben die Nieren heil. Bei Morgeninfusion hingegen greift das aggressive Mittel dieses Organ an; und auch das Erbrechen nimmt zu.
❒ Die Nachbehandlung von leukämiekranken kanadischen Kindern ergab: Schluckten sie ihr Mittel morgens, lag das Rückfallrisiko exakt 4,55 mal höher als bei jener Vergleichsgruppe mit Abendmedikation.
❒ Lebensverlängernd wirkte auch eine zeitlich abgestimmte Therapie bei Eierstockkrebs. Die Hälfte der Frauen, die eine getimte Behandlung erhielt, lebte wenigstens noch fünf Jahre. Bei einer herkömmlich therapierten Vergleichsgruppe erlagen alle 63 Patientinnen spätestens innerhalb von drei Jahren ihrem Leiden.

Die »Tagesform« von Krebs- und Immunzellen in die Behandlung einzubeziehen, ist nur eines von vielen erfolgreichen Beispielen der Chronopharmakologie. Sie hat mittlerweile die zeitabhängige Wirkung von rund 150 Medikamenten nachgewiesen. Und deshalb verlangen diese Mediziner im Grund etwas völlig Selbstverständliches: Pillen, Tropfen und Kapseln sollen dann eingenommen werden, wenn sie am besten wirken. Dabei muß allerdings »nicht nur die richtige Menge der richtigen Substanz an das richtige Zielorgan gelangen, sondern dies muß auch zur richtigen Zeit geschehen«.

So einleuchtend diese Forderung des Frankfurter Mediziners Björn Lemmer auch klingen mag – vor 20 Jahren wurde sie in den Pharmakologie-Lehrbüchern noch nicht einmal erwähnt. Und dies, obwohl medizinisch relevante Tagesrhythmen bereits seit über 2.000 Jahren bekannt und seit fast 300 Jahren wissenschaftlich beschrieben sind. Was nämlich schon vor unserer Zeitrechnung chinesische Heilkundige »Organ-Uhr« nannten, das wird heute mit dem Fachterminus »Chronoästesie« umschrieben: die rhythmisch wechselnde Empfindlichkeit der Organe.

Heute wie damals richtet sich jede klassisch-chinesische Therapie an den zwölf Meridianen aus. Diese Organ- und Kreislaufsysteme werden der Organ-Uhr-Lehre zufolge in 24 Stunden nacheinander für je zwei Stunden besonders intensiv von »Lebensenergie« durchflutet – über die aus der Akupunktur bekannten Meridiane, die zu bestimmten Zeiten ihre jeweils größte Aktivität entwickeln: Von 6 bis 8 Uhr der Dickdarm-Meridian; von 8 bis 10 Uhr der Magen-Meridian; von 10 bis 12 Uhr der Milz-Pankreas-Meridian; von 12 bis 14 Uhr der Herz-Meridian; von 14 bis 16 Uhr der Dünndarm-Meridian; von 16 bis 18 Uhr der Blasen-Meridian; von 18 bis 20 Uhr der Nieren-Meridian; von 20 bis 22 Uhr der Kreislauf-Meridian; von 22 bis 24 Uhr der Erwärmer-Meridian; von Mitternacht bis 2 Uhr der Gallenblasen-Meridian; von 2 bis 4 Uhr der Leber-Meridian und von 4 bis 6 Uhr der Lungen-Meridian.

»Um das erkrankte System optimal für die Behandlung anzuregen, ist es wichtig, die entsprechende Medizin bereits eine Weile vor der Maximalzeit des Meridians zu geben.« So erläutert Chinaexpertin Anneliese Wittig eine subtile Feinheit dieses Medizinsystems, demzufolge zum Beispiel Milz-Medikamente morgens bis 9 Uhr am wirkungsvollsten sind. Leber-Mittel hingegen greifen am besten abends um 6 Uhr.

Wer solche sonderbaren Zeitrezepte für Scharlatanerie hält, dem sei die Lektüre des »Net-king« empfohlen. In diesem Klassiker der chinesischen Medizin werden bereits im 5. bis 3. Jahrhundert v.Chr. Erkenntnisse über die circadiane Rhythmik des Pulses beschrieben, die noch vor knapp 200 Jahren in Deutschland als große Neuigkeit verkündet wurden. So notierte im Jahre 1801 der »Öffentliche Lehrer der Arzneykunst in Tübingen«, Johann Heinrich Ferdinand Autenrieth, in seinem *Handbuch der empirischen menschlichen Physiologie*: »Der Puls schlägt am Morgen langsamer als am Abend«. Den Chinesen war auch schon vor über 2.000 Jahren bekannt, was im Westen erst vor 200 Jahren dem Londoner Arzt Thomas Sydenham auffiel: Die Wirkung von Betäubungsmitteln ist tageszeitabhängig. Dr. Sydenham war der erste westliche Mediziner, dem auffiel, daß eine weit geringere Dosis notwendig ist, um einen Patienten zu anästhesieren, wenn zum Beispiel Opium erst in den späten Abendstunden verabreicht wurde – statt wie üblich am Morgen. Inzwischen gehört es zum medizinischen Allgemeinwissen, daß Narkotika, Schlafmittel, Tranquilizer, überhaupt alle Pharmaka, die das zentrale Nervensystem dämpfen, abends wirksamer sind als zu anderen Zeiten.

Seit über zwei Jahrtausenden also sind Tagesrhythmen unserer Organe bekannt. Seit 200 Jahren aber erst wird diese Rhythmik als naturwissenschaftliche Tatsache erkannt. Und es ist gerade mal 20 Jahre her, daß die Medizin chronobiologisch relevante Daten über das »Rhythmuswesen Mensch« zusammenträgt.

- ❐ In 24 Stunden schläft unser Gehirn keine einzige Sekunde. Das 1,4 Kilo schwere Organ verbraucht zu jeder Stunde des Tages rund 20 Prozent unseres Sauerstoffes und täglich rund 80 Gramm Traubenzucker. Durch die über 100 Milliarden Nervenzellen jagen unablässig elektrische Impulse. Weil das Gehirn mehr Nährstoffe als jedes andere Organ braucht, strömt durch die walnußartigen Windungen das Blut auch besonders schnell: bis zu 25 Zentimeter legt es pro Sekunde zurück.
- ❐ In 24 Stunden schlägt unser Herz durchschnittlich über 100.000 mal. Bei jedem Schlag pumpt es dabei fünf Liter Blut durch den Blutkreislauf. Das sind 9.000 Liter täglich, die durch ein Adersystem fließen, das aneinandergelegt etwa 120.000 Kilometer lang wäre.
- ❐ In 24 Stunden transportieren unsere sechs Liter Blut Unmengen von Sauerstoff durch unseren Körper. Allein die Gesamtoberfläche unserer viele hundert Milliarden zählenden roten Blutkörperchen beträgt 3.000 Quadratmeter. Aneinandergereiht würden die Blutplättchen viermal um den Globus reichen.
- ❐ In 24 Stunden muß unser Körper rund 200 Milliarden rote Blutkörperchen produzieren. So viele sterben Tag für Tag ab und müssen ersetzt werden.
- ❐ In 24 Stunden filtert unsere innere Kläranlage, die Niere, rund 750 Liter Blut: ein Schwimmbassin voll. Und durch ihre 200 Millionen Röhrchen – ingesamt 100 Kilometer lang – sortiert sie Gifte und verbrauchte Körpersäfte aus.

Niere und Leber sind unsere »chemische Fabrik« und unsere »innere Kläranlage«. Beide haben einen Tagestakt. Die Leber variiert rund um die Uhr die Geschwindigkeit, mit der ein

Medikament um- und abgebaut wird. Und dabei verändert sie sogar ihr Aussehen. Sie verändert es derart radikal, daß die Fachwelt die ersten mikroskopischen Aufnahmen dieses Organs zu verschiedenen Tageszeiten zunächst gar nicht glauben wollte.

Auch die Niere schwemmt in einem bestimmten Tagestakt belastende Stoffe aus dem Körper. Niere und Leber sowie der Tag/Nacht-Rhythmus des Magen-Darm-Traktes sorgen dafür, daß Arzneimittel tagsüber rascher als zu anderen Zeiten verarbeitet und wieder ausgeschieden werden.

Ob Herzschlag, Atmung, Blutdruck, Muskelspannung oder Kontraktion unserer Eingeweide – alle Funktionen in unserem Körper wiederholen sich in regelmäßigen Perioden. Ob die Periodenlänge Sekunden, Stunden, Tage, Monate oder gar Jahre dauert: Die für einen Vorgang spezifische Periode bleibt konstant. Alles bewegt sich in einem ständigen Kreislauf Tag für Tag. »Es ist die seltene Ausnahme, einen Parameter zu finden, der keine Tagesrhythmik aufweist,« sagt der amerikanische Mediziner Martin Moore-Ede. Nichts indes bleibt ständig gleich. Nichts in unserem Organismus arbeitet unentwegt gleichmäßig stark und gleichmäßig geschwind. Vielmehr wechseln sich Aktivitätsberge stets mit Talsohlen ab.

Solche Zyklen lassen sich an großen Organen ebenso beobachten wie an kleinen Zellen. Ja, selbst in der allerkleinsten Einheit, dem Zellkern, findet sich ein Tagestakt. Die Konzentrationen des Erbgutstoffes Desoxyribonukleinsäure variieren innerhalb von 24 Stunden um rund 60 Prozent! Dieser Datenspeicher innerhalb jeder Zelle besitzt alle Informationen darüber, wie die Lebensmoleküle zusammenbaut werden. Und auch dies vollzieht sich rhythmisch – in vier koordinierten Zyklen.

Zunächst werden Enzyme produziert. Dann folgt die sogenannte Synthese. In diesem Stadium entsteht eine exakte Kopie des DNS-Textes. So wird gewährleistet, daß alle Tochterzellen über denselben Informationsstand verfügen. Nach dem Kopiervorgang besitzt die Zelle die DNA-Botschaft in zweifacher Ausführung. In der anschließenden Ruhephase reifen neue Proteine heran: die alles entscheidenden Zellteilungsstoffe. Sie läuten den letzten und zugleich wichtigsten Schritt ein: die Zellteilung, bei der Tochterzellen entstehen.

Unsere Zellen teilen sich in sorgfältig abgestimmten Zyklen. Und dabei werden laufend alte Zellen durch neue ersetzt. So bleibt keiner von uns immer derselbe – zumindest nicht auf zellulärer Ebene. Somit sind wir nicht mehr derselbe Mensch, der wir noch vor wenigen Jahren waren.

Ist Krebs eine zelluläre »Rhythmuskrankheit«?

Die innere »Renovierung« im Menschen funktioniert gut, solange sich alle 10 Millionen Zellen nach einem harmonisch verzahnten Plan teilen. Sobald aber auch nur eine einzige Zelle den Plan »vergessen« hat, entsteht Krebs! Diese Fehlinformation wird an andere Zellen weitervererbt. Und so gerät auch die Nachkommenschaft aus dem Takt. Angesichts von 10 Millionen Zellen kann sich jeder ausrechnen, daß es natürlich immer wieder passieren muß, daß irgendeine Zell-Uhr nicht richtig tickt. Doch gewöhnlich schnappen die Killerzellen unseres Immunsystems diese winzigen Krebse weg. Gelingt es aber bösartigen Zellen, zu entkommen und sich an Organen festzusetzen, dann wächst der Krebs solange heran, bis er eine lebenswichtige Funktion (zer-)stört.

Immer, wenn die Medizin versucht, diese Metastasen mit Krebsmitteln zu bekämpfen, dann steht sie vor dem Dilemma, daß dabei auch viele gesunde Zellen mit abgetötet werden. Vor allem Knochenmarkszellen werden zerstört. Genau dort aber werden die Stoffe für unser Immunsystem produziert.

Der Krebspatient ist also Infektionsgefahren relativ schutzlos ausgeliefert und kann unter Umständen an einer ganz anderen Krankheit sterben – während das Krebsmittel rein physiologisch seine Aufgabe erfüllt. Eine Schonung der Zellen des Immunsystems fällt deshalb so besonders schwer, weil Immunzellen gleichsam die Sprinter unter den Körperzellen sind. Die Abwehrzellen nämlich teilen sich mit am schnellsten. Diese hohe Aktivitätsrate macht sie außerordentlich verletzlich gegenüber Krebsmedikamenten. Denn deren Wirkstoffe sollen ja gerade Jagd auf solche Zellen machen, die sich ebenfalls rasend schnell teilen: rasch wachsende, bösartige Tumore.

Die Entstehung und Verbreitung von Krebs ist eng mit Körperrhythmen verknüpft. Krebs zeigt sich auf der untersten, zellulären Ebene vor allem als ein Problem der Zeitsteuerung. Je aggressiver eine Krebsart ist, um so mehr hat sie jeden Kontakt zur normalen zellulären Rhythmik verloren. Je besser wir also die zeitliche Steuerung der Zellteilung verstehen, um so wirkungsvoller können wir Krebs bekämpfen.

Weil die Krebszellen nicht mit dem Körperrhythmus harmonieren, weicht auch ihr Temperaturzyklus beträchtlich vom umliegenden Gewebe ab. Daraus ergeben sich neuartige Therapiemöglichkeiten, etwa für die Bestrahlung von Tumoren. Untersuchungen des Wiener Professors Alois Stacher zeigten: Wurden Patienten mit Mundkrebs zur Zeit der höchsten Geschwulsttemperatur bestrahlt, dann lebten nach zwei Jahren noch 60 Prozent der Patienten. Bei einer Vergleichsgruppe, bei der nicht auf die Tumortemperatur geachtet wurde, waren es nur 35 Prozent, die nach zwei Jahren noch lebten. Beeindruckender noch sind Studien über Langzeitwirkungen: Fast 90 Prozent der herkömmlich behandelten Krebspatienten erlitten Rückfälle. Doch nur bei 40 Prozent der Patienten, die zum Zeitpunkt des Temperaturgipfels bestrahlt worden waren, bildeten sich erneut Tumore.

Die Analyse abnormer Temperaturzyklen von bösartigen Geschwulsten eröffnet auch neue Möglichkeiten in der Krebsfrüherkennung. Einen eindrucksvollen Beleg dafür lieferten Tests mit Sensor-Büstenhaltern. Diese »Chrono-BHs« messen die Oberflächentemperatur der weiblichen Brust, die tägliche, wöchentliche und monatliche Rhythmen aufweist. Ist eine Brust vom Krebs betroffen, läuft ihr Temperaturzyklus aus dem Ruder. Um Brustkrebs möglichst früh zu erkennen, tragen immer mehr Amerikanerinnen diesen »Breast Thermal Activity Indicator« (Temperaturabhängiger Brustaktivitäts-Indikator). Mediziner sind sich sicher, daß damit die 12-Prozent-Rate an Brustkrebskranken eingedämmt werden könnte, eine Rate, die so hoch ist, daß manche Wissenschaftler schon von einer Brustkrebsepidemie sprechen.

Auch an hormonellen Rhythmen läßt sich das Krebsrisiko ablesen. So ist der nächtliche Höhepunkt des Melatoninspiegels, der normalerweise gegen 2 Uhr morgens erreicht wird, bei Brustkrebspatientinnen um 50 Prozent niedriger. Auch fanden Forscher an der Universität von Florenz heraus, daß im Blut von Frauen mit bestimmten Brustkrankheiten das Hormon Prolaktin einem gestörten jährlichen Rhythmus folgt.

Nicht nur bei der Frühdiagnose, auch bei der operativen Entfernung eines Brustkrebses gilt es, innere, weibliche Rhythmen zu berücksichtigen: den Zeitplan der Menstruation. Dieses Ergebnis einer 10jährigen Studie am Londoner Guy's Hospital löste einen Riesenwirbel unter Experten aus. Denn die britischen Mediziner konstatierten nüchtern einen Skandal: Jährlich könnte das Leben Hunderter von Patienten gerettet werden, wenn der Termin für Brustkrebsoperationen richtig gewählt würde! Die Briten hatten akribisch Buch geführt: Kamen die Frauen in der zweiten Hälfte ihres Zyklus unters Messer, dann hatten sie eine bedeutend höhere Überlebensrate (84 Prozent) als Frauen, die in der ersten Zyklushälfte operiert worden waren (54 Prozent).

Die Befunde des Guy's Hospitals wurden inzwischen durch viele Studien bestätigt. Seitdem werden in vielen anderen Kliniken dieser Welt Brustkrebseingriffe routinemäßig zwischen dem 14. und dem 28. Tag nach dem Einsetzen der letzten Periode ausgeführt. Warum dieser Termin so günstig ist, mag damit zusammenhängen, daß das Mammakarzinom ein hormonsensibler Tumor ist. Aus diesem Grund vermutete man schon lange, daß bestimmte hormonelle Hoch- und Tiefphasen einen Einfluß auf die Heilung nach einer Operation haben könnten. Denn nur bestimmte weibliche Hormone sind in der Lage, jene Tumorpartikelchen unschädlich zu machen, die während einer Operation in den Blutkreislauf entkommen können.

Der »Lebenssaft« des Brustgewebes ist das Östrogen. Ob sich ein Brusttumor erneut bilden kann, hängt nicht zuletzt vom Gehalt dieses Hormons ab. Ein hoher Östrogenspiegel im Blut ist gleichsam Nahrung für jene Krebsreste, die während einer Operation entkommen sind und sich nun irgendwo festsetzen wollen. In den Wochen nach der Monatsblutung ist der Östrogengehalt besonders hoch, mithin eine Brustoperation in dieser Zeit sehr riskant. »Doch in Deutschland ist es immer noch gängige Praxis, so schnell wie möglich zu operieren«, kritisiert die Zeitschrift »medwelt«.

Der kranke Rhythmus der Atmung

Zögerlich verhalten sich Mediziner auch, wenn es darum geht, chronopharmakologische Erkenntnisse bei der Behandlung einer Krankheit anzuwenden, unter der (in den alten Bundesländern) rund vier Millionen Deutsche leiden: Asthma. Besonders tragisch: Etwa zwei Prozent unserer Kinder sind daran erkrankt. Asthma bronchiale ist somit die häufigste chronische Erkrankung im Kindesalter.

Jährlich sterben rund 2.000 Asthmapatienten, davon sind 200 jünger als 30 Jahre; die meisten Opfer sind Frauen. Asthma breitet sich rasant aus: Epidemologische Untersuchungen aus dem letzten Jahrzehnt sprechen für eine kontinuierliche Zunahme dieser Erkrankung in den westlichen Ländern. Und: Kinder werden auch in Zukunft davon überdurchschnittlich betroffen sein. Die gefährlichsten Stunden für Asthmatiker sind die Nacht- und die frühen Morgenstunden. Ein innerer Rhythmus sorgt dafür, daß sich zu diesem Zeitpunkt die Atemwege verengen: Die Bronchen-Muskulatur zieht sich zusammen. Für jeden Menschen gilt, daß der nächtliche Atemstrom – im Vergleich zum Tag – im Schnitt um rund 20 Prozent gedrosselt ist. Für Gesunde hat das keine besondere Bedeutung. Ganz anders für Asthmatiker: Die Hälfte aller Asthmaattacken ereignet sich zwischen 3 und 5 Uhr.

Diese Spitzenzeiten kennt die Medizin schon seit fast drei Jahrhunderten. Im Jahre 1698 beschrieb der englische Arzt John Floyer, der selbst Asthmatiker war, daß Asthmaanfälle überwiegend nachts aufzutreten pflegen. Doch bis heute wurden längst nicht alle notwendigen Konsequenzen aus dieser chronobiologischen Erkenntnis gezogen. Noch immer wird viel zu häufig unterlassen, was der Münchner Asthmaspezialist Dr. Ekkehard Haen seit Jahren fordert: »Der Arzt sollte untersuchen, wann genau die Anfälle auftreten. Dann kann er Medikamente verschreiben, die ihren Wirkstoff zur richtigen Zeit freisetzen.« Wann die Anfälle auftreten, läßt sich heutzutage leicht mit einem »Peak-Flow-Meter« ermitteln. Sinngemäß übersetzt bedeutet »Peak-Flow« soviel wie »maximal möglicher Luftausstoß«. Mit diesem handlichen, in Apotheken erhältlichen Gerät kann der Asthmatiker mühelos die Luftmenge messen, die er innerhalb einer Sekunde auszuatmen vermag. Bei einer gewissenhaften Buchführung entsteht dann ein 24-Stundenprofil, das den Verlauf der Atemstörung anzeigt. So kann genau ermittelt werden, wann ein Mittel eingenommen werden muß, damit es am besten wirkt.

Die Daten, die Chronopharmakologen inzwischen ermittelt haben, lassen keinen Zweifel daran, daß ein herkömmliches Credo der Medizin hinterfragt werden muß, das da lautet: »the flatter the better«. Je flacher, um so besser – das bedeutet: ein Arzneimittel hat um so bessere Wirkung und Verträglichkeit, je geringer die Konzentrationsschwankungen des Mittels während eines Zeitraums sind. »Das Gegenteil ist richtig«, korrigiert Chronomediziner Björn Lemmer. »Die Daten machen deutlich, daß über einen Zeitraum von 24 Stunden relativ große Schwankungen in den Konzentrationen, etwa des Asthmapräparats Theophyllin, in Kauf genommen werden müssen, um nachts ausreichend wirksam zu sein.«

Aus diesem Grund hat die amerikanische »Food and Drug Administration« im Jahre 1989 als erste Arzneimittelbehörde der Welt ein Theophyllin-Präparat zur einmaligen abendlichen Anwendung zugelassen. Inzwischen hat zwar auch das Bundesgesundheitsministerium nachgezogen. Doch Forscher Lemmer bedauert, daß man in Deutschland chronobiologische Befunde erst dann glaubt, wenn sie von amerikanischen Forschern publiziert werden. »Diese unverständliche Zurückhaltung gegenüber der Chronopharmakologie«, so Medizinjournalist Reinhard Wandter, »ist schwerlich zu begründen, verspricht doch diese Wissenschaft eine rationalere, an natürlichen Einflüssen ausgerichtete Arzneimittelbehandlung.«

Den wohl eindrucksvollsten Beleg dafür liefert die Diagnose von Herzkrankheiten. Unser Herz ist um die Mittagszeit so gut in Form, daß es bei einer Untersuchung um diese Zeit den Arzt über seinen wahren Zustand hinwegtäuschen kann! Die Folge: Fehldiagnosen und damit womöglich falsche Behandlungen. Für diese Behauptung gibt es diverse Belege:

So klagen rund vier Millionen Deutsche über eine sogenannte Herzschwäche (Herzinsuffizienz). Mit Sicherheit leiden jedoch noch weit mehr Menschen darunter. Doch sie wird von den aufwendigen Apparaten der Hochleistungsmediziner oftmals übersehen. Denn normalerweise bittet der Arzt bei kardiologischen Untersuchungen zu einer x-beliebigen Tageszeit auf ein »Elektrorad«. Für das Belastungs-EKG werden Sensoren auf die Haut geklebt, die elektrische Herzströme abtasten. Ein metallener Schreibgriffel zeichnet zuckend Kurven auf ein Blatt. Was der Arzt indes zu sehen bekommt, sind in der Regel geschönte Werte. Denn nur am frühen Vormittag zeigt das Herz, in welchem Zustand es tatsächlich ist.

Zweiter Beleg: Einen ähnlichen Verfälschungseffekt beklagt auch die Liga zur Bekämpfung des hohen Blutdrucks. Sie schätzt, daß 20 bis 30 Prozent aller vermeintlichen Hyptertoniker überhaupt keinen Bluthochdruck haben, der mit Medikamenten behandelt werden müßte! Außerdem würden beinahe ebenso viele Patienten nicht optimal behandelt, so daß ihr Blutdruck zu tief abfällt bzw. zu hoch bleibt. Der Grund für diese Fehleinschätzung: Meist begnügen sich Mediziner mit einer einzigen Messung des Blutdrucks. Weil der aber tagesrhythmisch schwankt, darf eine Analyse »niemals genügen«, schreibt Karl J. Pflugbeil. »Sie ist lediglich eine Momentaufnahme«, erklärt der Chefarzt des Schwarzwald-Sanatoriums Obertal. »Es müssen mehrere folgen, mindestens drei Messungen zu verschiedenen Tageszeiten durch den Arzt, eventuell ergänzt durch die ›Blutdruckselbstmessung‹ zu Hause und in besonderen Fällen durch die ›Ambulante-Indirekte-24-Stunden-Blutdruckmessung‹ (ABDM).«

Schluß gemacht werden sollte auch mit einer Kreislauf-Medikation, welche die Tageszeiten nicht beachtet. Denn dasselbe Kreislaufmittel wirkt bis zu zehnmal stärker, wenn es zum chronobiologisch optimalen Zeitpunkt verabreicht wird. Diesem Befund wird jetzt in der 17. Auflage der Arzneimittelverordnungen Rechnung getragen. Dort empfiehlt die Arzneimittelkommission der deutschen Ärzteschaft zum erstenmal, Medikamente gegen (primären) Bluthochdruck morgens zu verordnen.

Einen weiteren Beleg dafür, wie wichtig es ist, Tageszeiten bei der Diagnose zu beachten, liefert der plötzliche Herztod, dem rund 100.000 Menschen jährlich zum Opfer fallen. »Unter einem Herzinfarkt versteht man einen ›Untergang‹ von Herzmuskelbezirken aufgrund einer gestörten Blutversorgung«, erklärt der Kardiologe Lahr von Hodenberg. »Voraussetzung sind in der Regel arteriosklerotische Gefäßverengungen, die so hochgradig sein können, daß sich Blutplättchen anlagern und durch die Bildung eines Thrombus (Blutpropf) zu einem Verschluß der Herzkranzgefäße führen.« Ein Herzinfarkt kann bei Menschen, die zuvor nie Herzbeschwerden hatten, völlig überraschend auftreten. Viele Infarktpatienten verspüren jedoch schon Tage, Wochen oder Monate vor dem Infarkt sogenannte Angina-pectoris-Beschwerden: diffuse Druckschmerzen hinter dem Brustbein, die teilweise auch in den Hals und Unterkiefer sowie in die Arme oder auch in den Oberbauch ausstrahlen können.

Bei einem drohenden Herzinfarkt sind jene Schrittmacher aus dem Rhythmus geraten, die normalerweise die Herzmuskelaktivität koordinieren. Es kommt zum »Kammer-Flimmern«.

Der Pumpvorgang und damit der Blutkreislauf brechen schlagartig ab. Das Dilemma der herkömmlichen Medizin: Mit traditionellen EKG-Messungen ist eine wirksame Diagnose über die Gefahr eines drohenden Herzinfarkts nicht zu schaffen. Denn die herkömmliche Auswertung von EKG-Kurven erfolgt nach dem linearen Prinzip. Herzrhythmen aber sind nicht-linear. »Der Herzschlag ist chaotisch«, erklärt Ary Goldberger von der berühmten Havard Medical School. »Obwohl er ziemlich regelmäßig und periodisch zu sein scheint, schwankt er in Wirklichkeit den ganzen Tag lang von Sekunde zu Sekunde, von Minute zu Minute und von Stunde zu Stunde.«

Wie kann es gelingen, solche komplizierten, chaotischen Oszillationen in den Griff zu bekommen? Mit dieser Frage beschäftigte sich ein Münchner Herzforscher, als er zufällig einem Astrophysiker begegnete. Am Rand eines Fußballfelds, auf dem ihre kleinen Söhne ein Jugendspiel absolvierten, kamen der EKG-Spezialist und der Direktor am Münchner Max-Planck-Institut für extra-terrestrische Physik ins Gespräch. »Bei dieser Gelegenheit«, so Astrophysiker Gregor Morfill, »erfuhr ich von dem Problem, aus EKG-Signalen auf das Risiko des plötzlichen Herztods zu schließen.« Und bei jenem Fachgespräch bot der Physiker eine Lösung an: Verfahren, die aus der Chaosforschung stammen und die im kosmischen Bereich schon erfolgreich angewandt worden waren. Den Sternguckern war es nämlich gerade erst gelungen, die bis dahin als zufällig erachteten Schwankungen in der Leuchtkraft von Neutronen-Sternen als Ausdruck eines quasi-chaotischen Wechselspiels zu erklären.

Die Symbiose zwischen kosmischen Chaosmodellen und dem chaotischen System Herz ist möglich, weil hinter dem Durcheinander von Sonnensystemen im All und dem anscheinend wirren Rhythmus eines Herzens ein und dieselbe Ordnung steckt: eine »geordnete Unordnung«. Die Fluktuationen von Herzrhythmen sind zwar unvorhersehbar, aber gleichzeitig ergeben sie sich auf bestimmte Art (deterministisch) aus der Regulierung des Herzschlags. »Das geordnete Chaos ist ein Weg der Natur, streng periodisches Verhalten, das zerstörerisch sein kann, zu verhindern«, erklärt Alan Garfinkel von der Universität of California. »Ein gesundes Herz tanzt, ein sterbendes marschiert.« Die Funktion des Chaos ist demnach vergleichbar dem Verhalten einer Marschkolonne, die den Gleichschritt unterbricht, bevor sie eine Brücke überquert, damit ihr Schritt die Brücke nicht zum Mitschwingen und damit zum Einstürzen bringt.

Ein gesundes physiologisches System braucht offenbar ein gewisses Maß an natürlicher Schwankung. Es ist gerade der Verlust dieser Schwankung, der geschädigte Systeme anzeigt. Es kann also als ein gutes Zeichen betrachtet werden, wenn die täglichen Rhythmen nicht im starren Takt ablaufen. Das belegen die Meßkurven von Herzattacken, die im Münchner »Zentrum für nicht-lineare Dynamik in der Kardiologie« ausgewertet werden. Auffällig: Die Zacken von Herzattacken und epileptischen Anfällen sind bemerkenswert ähnlich. Sowohl während eines epileptischen Anfalls als auch während einer Herzattacke werden die Ausschläge sehr regelmäßig und starr periodisch. Gesunde Herz-EKGs weisen viel mehr Schwankungen auf als kranke.

Von den Erkenntnissen der Chaosforschung profitiert die Medizin auf vielfältige Art und Weise. Eine der neuesten Anwendungen stammt von Professor H.O. Pleitgen, der sowohl an der Universität von Bremen als auch an der Atlantic University in Florida Chaosforschung betreibt. Pleitgen berechnet geometrische Muster der Natur mit einem »Chaos-Computer-Programm«. Jene Matrix überträgt er auf Organe. Mit dieser Methode gelingt, was bislang nicht möglich war: die Berechnung scheinbar »undurchschaubarer« Verzweigungen von Blutgefäßen. Solch ein »Schaltplan« hilft nicht nur bei Operationen, sondern führt auch grundsätzlich zu einem besseren anatomischen Verständnis von Organen.

Neu ist auch, was die Chaos-Computermedizin bei der Osteoporose herausgefunden hat: Der chaotische Rhythmus jener Hormonausschüttung ist massiv gestört, die für den Kalziumstoffwechsel und die Verkalkung unserer Knochen zuständig ist. Und selbst die Ausschüttung von Sexualhormonen kann durch die neue Chaos-Computertechnik besser diagnostiziert werden. Mit Computeranalysen wird eine bislang unerreichte Detailgenauigkeit über Störungen der Fruchtbarkeit bei Männern und Frauen erreicht.

Der Takt der kranken Seele

Wie wenig es sich Ärzte leisten können, die rhythmischen Veränderungen von Körperfunktionen weiterhin derart zu ignorieren, wie sie es bisher tun, zeigen insbesondere jene Krankheitsperioden, die über den Tageszyklus hinausgehen. Manchmal nämlich kann die Periodik auf zyklisches Verhalten des Auslösers zurückgeführt werden. Ein Paradebeispiel dafür ist Malaria. Weist diese Krankheit einen 48-Stunden-Rhythmus auf, sprechen Experten von einer Tertiana, bei der das Fieber jeden dritten Tag kommt. Einen 72-Stunden-Takt hat das Viertagefieber der Quartana. Die Periodik wird durch den Lebenszyklus eines einzelligen Blutparasiten verursacht. Dieses sogenannte Plasmodium vermehrt sich jeden dritten oder vierten Tag.

Nicht immer ist der Grund für die Periodik einer Krankheit so klar wie bei Malaria. Als ob es nach der Uhr ging, litt John Aubrey an Fieber, Erbrechen und Leibschmerzen. Jeweils 12 Stunden lang dauerten die Anfälle dieses englischen Schriftstellers aus dem 17. Jahrhundert. Erst kamen die Leiden in 14tägigen Abständen, später einmal im Monat, dann in vierteljährlichen und halbjährlichen Intervallen. Wenigstens 2.000 Fälle solch einer »periodischen Peritonitis« kennt inzwischen die Fachliteratur. Doch ob Fieber, Ödeme oder Gelenkbeschwerden – mehr als konstatieren, daß solche periodischen Krankheiten oft in siebentägigen Abständen oder einem Vielfachen davon auftreten, kann die Medizin bis heute nicht.

Nicht minder rätselhaft erscheint auch der Takt, in dem es bei psychischen Störungen zu Schüben kommt. »Viele dieser Psychofälle kommen nicht zu unserer Kenntnis, weil niemand auf die Feststellung einer Periodik Wert gelegt hat«, klagt Dr. J.L. Crammer. »Langandauernde Zyklen«, so der Psychiater am St. John's Hospital in Stone, England, »können vom Arzt völlig übersehen werden.« Dabei ist es aus mindestens drei guten Gründen wertvoll, die Periodik bestimmter Geisteskrankheiten zu erkennen. Man kann mit Hilfe des Kalenders den künftigen Verlauf vorhersagen, sich und seine Familie also darauf »einstellen«. Und zudem läßt sich die Wirksamkeit der Behandlung besser einschätzen.

In der traurigen Welt psychoneurotischer Symptome gibt es auch einen Psychotakt, der schmunzeln läßt. Entdeckt wurde er von Dr. J.T. Wright vom London-Hospital, der ihm den Namen »Fünf-Jahres-Rülpser« gab. Damit umschrieb der Mediziner jenes mysteriöse Intervall, in dem manche Menschen regelmäßig ein Krankenhaus aufsuchen. Sie klagen, daß ein bestimmtes Symptom wieder aufgeflammt sei. Doch bei aller Sorgfalt kann der Arzt keine organischen Gründe für das Leiden entdecken. »Man kann diesen Patienten immer wieder versichern, daß organisch alles in Ordnung ist«, sagt Dr. Wright. »Doch diese ›Beruhigungspille‹ hält stets nur eine ganz bestimmte Zahl von Jahren an. Im Fünf-Jahres-Takt kommen sie immer wieder ins Hospital.«

Contergan: Ein chronobiologischer Skandal

So wertvoll all die geschilderten Erkenntnisse für die Verbesserung medizinischer Leistungen sind – die traditionelle Medizin hält nicht nur bei Diagnose und Therapie, sondern auch bei der Zulassungsprüfung von Medikamenten stur an Überkommenem fest. Weder die Chronopharmakodynamik (die bereits genannte Tageszeitabhängigkeit in den Wirkungen von Arzneimitteln) noch die Chronopharmakokinetik (die Speicherung und Ausscheidung von Arzneien) wird ausreichend getestet.

Wie bedrückend diese Ignoranz auf viele Mediziner wirkt, macht ein Brandbrief amerikanischer Ärzte in der »New York Times« deutlich. Dort wettern Chronopharmakologen: »Sogar die Wirkung von Schlaftabletten wird am Tag getestet.« Ganz offensichtlich hat die Pharmaindustrie nichts aus dem Skandal gelernt, der im Oktober 1957 mit der Einführung des Schlafmittels Contergan seinen Anfang nahmen.

Contergan-forte, eine kleine Packung mit 30 Tabletten für 3,90 DM versprach werdenden Müttern eine ruhige Nacht während der Schwangerschaft. Einige Schwangere nahmen nur eine einzige Tablette – mit verheerenden Folgen. Etwa 5.000 Kinder kamen in der Bundesrepublik mit verstümmelten Gliedmaßen und Schädigungen der Organe zur Welt; knapp die Hälfte starb gleich nach der Geburt an den Folgen schwerer Mißbildungen. Heute leben allein in Deutschland rund 2.600 »Conterganer«, wie sich die Betroffenen selbst nennen.

Dieser Skandal erscheint vor dem Hintergrund chronopharmakologischen Wissens in einem ganz neuen Licht. Als nämlich schwangeren Ratten ein Antikrebsmittel zu zwei verschiedenen Tageszeiten verabreicht wurde, wirkte sich der Zeittakt dramatisch auf die betroffenen Feten aus: Bei den Ungeborenen, deren Mütter das Cyclophosphamid um

1 Uhr mittags erhalten hatten, war organisch alles in Ordnung. Diejenigen aber, deren Mütter am gleichen Schwangerschaftstag die Arznei um 7 Uhr morgens erhalten hatten, waren nicht nur bedeutend kleiner, sondern teilweise auch verstümmelt.

Antikrebsmittel sind zwar keine Schlaftabletten: Aber ob Krebs- oder Schlafmittel – jedes Medikament wirkt tageszeittypisch! Für Contergan bedeutet dies, klagte der verstorbene Hannoveraner Professor Heinz von Mayersbach: »Diese Arznei konnte nur deshalb soviel Unheil anrichten, weil mit ihr bei der Zulassungsprüfung zur falschen Tageszeit experimentiert wurde!«

Auch William J.M. Hrushesky vom New Yorker Albany Medical College verweist darauf, welch dramatische Konsequenzen die Mißachtung der Chronopharmakologie bei Medikamententests hat. »Betrachten Sie das Beispiel der Entwicklung eines neuartigen Krebsmittels«, forderte der Medizinprofessor bei einer Vorlesung am 4. Mai 1994 seine Studenten auf. »Dieses sogenannte S-Phasen-Medikament (Synthese-Phase) soll nur jene Zellen angreifen, die für die DNA-Synthese sorgen. Stellen Sie sich also vor«, so der Chronoexperte, »dieses S-Phasen-Mittel soll sich auf ein ganz bestimmtes Enzym konzentrieren, das für die Synthese notwendig ist. Wenn nun die Verträglichkeitsstudie dieses Wirkstoffes zu einem Zeitpunkt erfolgt, an dem im Knochenmark wenig DNA synthetisiert wird, dann wird das Medikament fälschlicherweise als hochwirksam und unschädlich eingestuft.« Tatsächlich surren in den Labors die Apparate für Medikamententests mit Vorliebe in der ersten Tageshälfte. Das aber ist genau die Zeit, in der sich Labormäuse, mit denen die Tests durchgeführt werden, in der ersten Hälfte ihres Schlafzyklus befinden. Und dies bedeutet: In diesen Stunden wird im Knochenmark der Maus wenig DNA hergestellt.

Nachdem das Mittel Tausende von Mäusekörpern durchlaufen hat, wird es in der Regel an Menschen erprobt. Diese Studien erfolgen ebenfalls in der ersten Tageshälfte – aber nur mit folgenschweren Konsequenzen. Zu dieser Zeit nämlich hat bei den krebskranken Testpersonen der DNA-Synthese-Pegel keinen Tiefpunkt, sondern seinen Höhepunkt erreicht. Die Medikamentenwirkung erscheint folglich aggressiver als sie tatsächlich ist. Ein potentiell nützliches Medikament, das gute Werte im Tierversuch bringt, wird demnach beim Menschen voreilig als zu schädlich wieder zurückgezogen.

»Die Test-Daten«, so William Hrushesky, »würden völlig anders interpretiert, wenn chronopharmakologische Erkenntnisse beachtet würden. Dieses Wissen kann den Unterschied ausmachen zwischen Tumorkontrolle und Tumorzuwachs: zwischen Leben und Tod.«

Der Arzt am Handgelenk

Warum scheut sich eigentlich die Pharmaindustrie, chronobiologische Erkenntnisse stärker zu beachten? Dies sei ein Geldproblem, heißt es. Denn um optimale Wirkstoffe zu entwickeln, müßten die Hersteller ihre Produkte zu verschiedenen Zeiten testen, und dieser Aufwand sei zu kostspielig; gleichzeitig allerdings gibt die deutsche Pharmaindustrie allein für die Werbung ihrer Produkte jährlich 5 Milliarden (!) Mark aus. Wenn Dr. Dr. R. Geursen, Leiter der Abteilung Gesundheitspolitik des Pharmagiganten Hoechst, darauf hinweist, »daß die pharmazeutische Forschung für die einzelnen Unternehmen auch finanzierbar bleiben muß«, so übersieht er dabei, daß es gerade die Chronopharmakologie ist, die reichen Gewinn verspricht: für Pharmahersteller genauso wie für den Arzt und natürlich auch für den Patienten.

»Das vorliegende Engagement trägt dazu bei, daß (...) mit kostengünstigen Mitteln Verbesserungen erzielt werden können, die Therapieerfolge fördern«, so heißt es in einer Informationsbroschüre über eine chronobiologische Versuchsreihe des cleveren Hoechst-Konkurrenten »Roche Pharma«, eines Schweizer Unternehmens. Dabei wurde zusammen mit Telecom und Swatch eine spezielle Uhr entwickelt, die ähnlich wie ein Funkgerät funktioniert. Diese sogenannte »Swatch-The-Beep« erinnert durch ein Piepsen den Patienten daran, daß es Zeit für die Arznei ist. Der Arzt bestimmt die Dosierung des Medikaments und den Zeitpunkt der Einnahme. Er übermittelt die Daten an ein eigenes, zu diesem Zweck entwickeltes Anwenderprogramm namens »Telemed«. Über das bereits im Geschäftsbereich benützte digitale Funkrufnetz »Telepage swiss« werden die Daten an die Swatch am Handgelenk weitergegeben – in diesem Fall automatisch per Computer. Auch die Anonymität der Patienten bleibt gewährleistet.

»Der Aufwand für den Arzt ist gering, gemessen an der Gewißheit, daß er seinen Patienten zeitgerecht an die korrekte Medikamenteneinnahme erinnert«, heißt es beim Pharmamulti Roche. »Für den Patienten wiederum ist das Ganze ein neues, motivierendes Erlebnis.«

Wann wohl wird sich auch die deutsche Pharmaindustrie mehr für solche Innovationen interessieren? Und wann wohl wird auch unser Hausarzt Chronotherapie nutzen? »Wir brauchen Tagesdiagramme mit graphischen Darstellungen der Normalwerte zu verschiedenen Tageszeiten und den Schwankungen der 24-Stunden-Amplitude«, fordert Dr. Sollberger. Solche Chronogramme lassen sich gleichsam als telepathische Antennen nutzen, mit denen die Neigung zu Krankheiten frühzeitig aufgespürt werden kann.

Aktuellstes Beispiel dafür ist die »Differentialdiagnose« bei Magenkrebs. Hier kommt die chronobiologische Beobachtung zum Zug, daß der Körper schon zu Beginn einer Krankheit bei bestimmten Blutwerten eine gestörte Tagesrhythmik aufweist. Diese »verminderte 24-Stunden-Amplitude« verrät schon in einem sehr frühen Krankheitsstadium, ob sich ein Magengeschwür in einen Magenkrebs zu verwandeln droht.

Werden wir wohl bald in Arzneimittelpackungen Beipackzettel finden, auf denen neben den gesetzlich vorgeschriebenen Informationen auch günstige Einnahmezeiten vermerkt sind? »Mögliche tageszeitliche Veränderungen in der Pharmakokinetik eines Medikaments sind«, so Björn Lemmer, »von außerordentlicher Bedeutung, wenn man nur an die Diskussion zur Austauschbarkeit wirkstoffgleicher Arzneimittel verschiedener Hersteller denkt.« Doch wie so viele andere chronopharmakologische Erkenntnisse kommt auch dieser Aspekt bei der gegenwärtigen Diskussion über die Reform des Gesundheitswesens kaum vor.

Fazit: Mit Arzneistoffen greifen wir schon lange teils massiv in die Steuerungsmechanismen unserer zeitlichen Organisation ein. Doch für die Folgen dieses Eingriffs in die innere Zeitstruktur beginnen wir uns gerade erst zu interessieren. Das Verständnis der Steuerung unserer inneren Uhren aber schafft erst die Voraussetzung dafür, daß der dringendste Wunsch vieler Menschen in Erfüllung geht: Arzneistoffe »natürlich« einzusetzen und dem »Rhythmuswesen Mensch« gerecht zu werden.

KAPITEL 7

Der 24-Stunden-Organismus

Kein Tag ist wie der andere. Keine Stunde ist gleich. Und auch der Mensch ist nicht immer derselbe. Er ist jede Stunde des Tages ein anderer. Man kann dies ganz leicht selbst nachprüfen: indem man auf die Uhr schaut, bevor man weiterliest. »Einer jeden Sache ist ihre Zeit bestimmt, und alle Geschäfte unter dem Himmel haben ihren Augenblick.« Das wurde schon 900 v.Chr. im Buch Salomon notiert.

Innere Uhren diktieren unsere Tagesform; sie bestimmen über Gesundheit und Krankheit – und über die Zeit geistiger und körperlicher Höhen und Tiefen. Unsere Körperfunktionen kann man sich wie die Musiker in einem gewaltigen Symphonieorchester vorstellen. Ihr Zusammenspiel erzeugt die Lebensmelodie. Der Dirigent dieses Orchesters ist das Nerven- und Stoffwechselsystem. Mit seinem inneren Taktstock wird für Beschleunigung und Verlangsamung gesorgt. Einzelne Instrumente werden zu bestimmten Zeiten hervorgehoben.

Wann kommt welches Instrument zum Einsatz? Wann ist für welche geistige oder körperliche Tätigkeit die beste Tageszeit? Wie gelingt es, Tagesstärken zu nutzen und Schwächen zu umgehen? Die Stunden des Tages – welche chronobiologische Bedeutung haben sie? Welche Rhythmen wirken zum Beispiel früh um vier?

4 Uhr: »Umschaltstunde«

Für unseren Stoffwechsel ist Umschaltzeit. Es wird auf Tagesaktivität (Dissimilation) umgestellt. In der nächtlichen sogenannten »Wendestunde« übernimmt der Sympathikusteil des vegetativen Nervensystems die Kontrolle über den Körper. Sein Gegenspieler, der Parasympathikus (auch Vagus genannt), führt am Abend Regie. Das vegetative Nervensystem läßt uns buchstäblich dahin»vegetieren«. Mehr als unsere bloße Existenz sichert es nicht. Es sorgt automatisch für alle lebenserhaltenden Funktionen (Atmung, Kreislauf, Stoffwechsel, Verdauung und ähnliches) und untersteht nicht der willkürlichen Kontrolle durch das »autonome Nervensystem«.

Eine spezielle Bedeutung hat die »Wendezeit« übrigens für Diabetiker: Die Insulinempfindlichkeit ist dann nämlich am größten. »Deshalb sollte dieses Medikament eigentlich um 4 Uhr und um 16 Uhr gegeben werden«, rät Dr. Anne Sollberger aus Cleveland (USA). »Der erste Zeitpunkt ist unpraktisch«, gesteht das Mitglied der »Society of Biological Rhythm«, »aber prinzipiell ist das Insulin um so wirksamer, je früher am Morgen man es gibt.«

Eine kritische Stunde ist 4 Uhr morgens übrigens auch für Schnupfen-Geplagte. Wer kennt das Phänomen nicht? Den Schnupfen, der am frühen Morgen die Nase laufen läßt, der aber im Laufe des Tages auf wundersame Weise verschwindet? Professor Carl Persson vom Universitätshospital in Lund (Schweden) hat den Grund dafür im Tagesrhythmus der Schnupfennasen gefunden: Zwischen 4 Uhr und 8 Uhr morgens wird eine fünf- bis 20 mal höhere Menge von Plasma-Proteinen in der Nasenschleimhaut entwickelt als in der übrigen Tageszeit. Diese Proteine lösen eine Entzündung aus, die wiederum zur morgendlich intensiven Flüssigkeitsabsonderung in den Schleimhäuten führt.

5 Uhr: Geburtsstunde

Der Sympathikus hat dafür gesorgt, daß die inneren Organe allmählich immer besser durchblutet werden. Der Körper heizt sich auf. Der Mensch wird leistungsfähig.

In der Nacht und im Morgengrauen werden auch die meisten Babys geboren. »Bei Spontangeburten«, ermittelte US-Forscher Smolensky, »liegt der Gipfel um 5.30 Uhr, das Minimum am Nachmittag.« Dieser Nachtgipfel, verknüpft mit Wehen, die normalerweise zwischen 1 Uhr und 3 Uhr nachts beginnen, ist offenbar ein Relikt aus einer Zeit, in der es wichtig war, im Schutz der Dunkelheit, also sicher vor Raubtieren, geboren zu werden. Künstlich eingeleitete Geburten weisen kein natürliches Tagesmaximum auf, sondern halten sich an den Arbeitsablauf in den Kliniken, und die Kinder kommen folglich meist zwischen 10 und 18 Uhr auf die Welt.

6 Uhr: Immunstunde

Der äußere Zeitgeber Sonne steht im Sommer um diese Zeit schon im 25-Grad-Winkel am Himmel. Die Sonne strahlt mit 105 Watt. Eine Stunde später hat sie schon einen 35-Grad-Winkel erreicht. Strahlung: 240 Watt. Auf diesen Zeitgeber reagiert eine innere Uhr, die dafür sorgt, daß die Konzentration des Nebennierenrinden-Stoffs Cortisol steigt.

Von diesem entzündungshemmenden Corticosteroid-Hormon wurde in der Nacht nur wenig produziert. Damit fehlen dem Körper Abwehrkräfte gegen allergene Stoffe, zum Beispiel Pollen. Die Mischung – wenig Cortisol, viele Pollen – ergibt einen folgenreichen »Cocktail«: Allergiker erwachen häufig mit einem »Morgen-Kater«.

7 Uhr: Weckstunde

Jetzt klingelt nicht nur der innere Wecker: Der morgendliche Cortisolschub läßt den Hormonspiegel auf den sechsfachen tagesüblichen Wert ansteigen. Auch der Radiowecker beginnt jetzt bei vielen Menschen zu spielen. »Aufwachen unter Musik«, schreibt der Kölner Psychologie-Professor Wilhelm Salber, »wirkt so, als suche sich das Seelische aus einem Dusel heraus neu zu organisieren. Und die Gliederung der Musik stellt dabei eine Vermittlung dar.« Während dieser Anlaufphase bieten »einfache Rituale wie etwa das Duschen Gelegenheit und Schutz fürs Ausprobieren des seelischen Stellungswechsels«. Wir wechseln ja tatsächlich von einer Welt in die andere: vom Traum in die Realität.

Jetzt erwacht auch unser Stoffwechsel: Blutzucker (Glukose) und Aminosäuren (Eiweißbestandteile) strömen vermehrt ins Blut. Das liefert Energie für die Tagesarbeit. Zusätzlich sorgt ein Schub der Streßhormone Adrenalin und Noradreanalin für Antrieb. Diesen inneren Schub verdanken wir jenem circadianen System, das sich schon früh in der Evolution entwickelt hat. Das Hormon Cortisol hilft, Streß zu bewältigen. Das war wichtig für unsere Vorfahren, die noch frühmorgens auf die Jagd gehen mußten. Heute jagen wir zwar modernen Zielen hinterher. Doch die alten Rhythmen sind gleich geblieben.

Auf diesen inneren Morgenschub reagieren »Lerchen« geradezu überschießend. »Morgentypen«, etwa 20 Prozent der Deutschen, eilen ihrem Tagesrhythmus voran. Ein wichtiger Grund für dieses Verhalten, so der Physiologe Peretz Lavie, sind die Schlafzyklen. Morgentypen haben 45 Prozent mehr Tiefschlafphasen und sogar doppelt so viele Schlafphasen der sogenannten »zweiten Kategorie« als Abendtypen. In diesen Phasen erholt sich der Organismus am besten.

8 Uhr: Sexstunde

Bei Männern zeigt die nächtliche Stoffwechselumstellung eine deutliche Wirkung: Das im Hoden gebildete Sexualhormon Testosteron erreicht sein Tageshoch. Gegen 8 und 9 Uhr morgens zirkulieren im Körper zwanzig Prozent mehr als in der Nacht. Rein physiologisch wäre diese Zeit zwar ideal für Sex, doch wir Menschen sind keine Rhythmussklaven, keine »Slaves to the rhythm«, wie es Pop-Star Grace Jones besingt. Denn wir lieben uns am häufigsten ausgerechnet am Tagestiefpunkt des Testosteronspiegels – um 23 Uhr.

Morgens um 8 Uhr sitzen viele Deutsche beim Frühstück. Hier sollte man dem volkstümlichen Rat folgen: »Frühstücke wie ein König«. So wird man in jedem Fall am leichtesten seine Pfunde los. Dies belegt das Ergebnis einer Studie des deutsch-amerikanischen Chronoforschers Franz Halberg. Die Tests zeigten: Eine innere Uhr steuert auf subtile Weise unsere Verdauung. Am Vormittag werden Kohlehydrate in Energie, am Abend dagegen in Fett umgewandelt. Wie sich dieser Verbrennungs-Zyklus unserer Kalorien für eine raffinierte Chronodiät nutzen läßt, machten Halbergs Testpersonen vor. Sie erhielten täglich nur eine Mahlzeit mit 2.000 Kalorien – entweder abends oder morgens. Diejenigen, die ihre Portion am Morgen verzehrten, wogen schon nach einer Woche im Schnitt 1.134 Gramm weniger als jene, die ihre Kost erst am Abend verspeisten. Man sieht: eine preiswerte Fastenkur.

Wie Speisen, so wirken auch Getränke tageszeittypisch. Stoffwechselzyklen sorgen sogar für äußerst dramatische Tagesstunden-Unterschiede. Das zeigen Versuche, bei denen Mäuse kurz nach dem Aufwachen in Vollrausch versetzt wurden. 60 Prozent dieser Tiere verendeten. Nur 12 Prozent hingegen starben, nachdem sie die gleiche alkoholische Menge als »night cup« erhalten hatten. Bei uns Menschen steigt nach morgendlichem Alkoholgenuß der Blutalkohol um 100 Prozent schneller als beim Dämmerschoppen. Deshalb ist nach einem »Sektfrühstück« der Tag oft schon gelaufen. Dazu noch ein chronohistorischer Einschub: Erfunden wurde das Sektfrühstück von Offizieren, die gewöhnlich ein kleines Salär bezogen. Könnte es sein, daß sie diesen Brauch aus praktischen (chronobiologischen) Gründen eingeführt haben? Weil die Leber vormittags »schläft«, berauscht sich's schneller – mithin auch billiger...

9 Uhr: Herzstunde

Nachdem US-Kardiologe James E. Muller mehr als 700 Krankenstudien durchforstet hatte, gab es keinen Zweifel mehr: Herzattacken ereignen sich dreimal häufiger um 9 Uhr als um 23 Uhr abends. Was aber ist der Grund für diese »Herzstunde«?

Der Kardiologe Virend K. Somers von der Universität Iowa (USA) vermutet, daß Herzinfarkte durch den Traumschlaf verursacht werden. Tatsächlich belasten Traumphasen den Organismus: Das Herz schlägt schneller, und der Blutdruck klettert. Einen wichtigen Erklärungshinweis für die Häufigkeit von Infarkten am Morgen liefert das sympathische Nervensystem. Es arbeitet in der Traumphase doppelt soviel wie in »normalen« Wachzeiten. Dieser Hinweis auf das sympathische Nervensystem ist deshalb wichtig, weil hier – wie so oft bei inneren Uhren – eine evolutionäre Komponente angesprochen wird. Die erwähnte Überaktivität der Nerven löst nämlich einen uralten Mechanismus aus, den wir in unserer Entwicklungsgeschichte erworben haben: Wenn das sympathische Nervensystem unter Druck steht, dann nimmt die Konsistenz unseres Blutes zu. Es wird dickflüssiger – eine Vorsichtsmaßnahme des Körpers. Denn unsere Nerven flattern immer dann, wenn Gefahr droht. Im Falle einer Verletzung, beispielsweise im Kampf mit einem Tier, gelingt es dem dickeren Blut, eine Wunde leichter zu schließen.

Dieser Notfallmechanismus war von der Evolution gutgemeint. Er verhalf unserer Spezies zum Überleben. Heute aber kann der Blut-Dickmacher-Reflex für Herzkranke zur Lebensgefahr werden: Dickes Blut droht die Herzarterie zu verstopfen. Erhöht wird diese Thrombosegefahr durch einen weiteren inneren Zyklus: Ausgerechnet zu einer Tageszeit, in der die Thrombozyten (Blutplättchen) am stärksten dazu neigen, miteinander zu verkleben, machen sich gerade solche Enzyme besonders rar, die Blutgerinnsel aufzulösen vermögen. Dieser Auflösungsfaktor, genannt TPA (Tissue Plasminogen Activator), ist zwischen nachmittags und Mitternacht doppelt so wirksam wie in der ersten Hälfte des Tages. Diesen Herzrhythmus hat jüngst Felicita Andreotti entdeckt. Die niederländische Expertin für Gefäßkrankheiten zog daraus die

Konsequenz: Herzpatienten werden spezielle Enzyme am Morgen gespritzt, um der Gefahr einer Arterienverstopfung (Thrombozytenaggregation) besonders wirksam zu begegnen.

Ob es diese Behandlung wohl bald auch für Raucher gibt? Die Neigung der Blutplättchen, am Morgen leicht zu verkleben, macht nämlich die »Frühstücks-Zigarette« besonders gefährlich. Wer also schon unbedingt rauchen muß, der sollte dabei zumindest auch mal auf die Uhr schauen. Wäre es vor dem Hintergrund dieser inneren Rhythmik eigentlich nicht das Beste, wenn infarktgefährdete Personen so lange im Bett blieben, bis die gefährlichen Herzstunden verstrichen sind? Leider sind auch Langschläfer nicht besser dran. Das fand der britische Kardiologe David Mulcahy bei einer Langzeit-Studie mit Musikern des Londoner Symphonieorchesters heraus. Diese Künstler eigneten sich als Testpersonen deshalb so gut, weil die Symphoniker überwiegend spätabends arbeiten und erst mittags aufzustehen brauchen. Aber auch durch diesen Lebenswandel wird das morgendliche Infarktrisiko nicht reduziert. Wie jedoch beugt man am besten dem Herztod vor, der Todesursache Nummer 1 in Deutschland und in anderen westlichen Industrienationen? Jährlich erleiden rund 300.000 Patienten einen Herzinfarkt – mehr als 100.000 sterben daran. (Vor allem montags ist die Todesrate besonders hoch. An diesem Tag treten Herzinfarkte um 40 Prozent häufiger auf als an anderen Tagen. Eine Erklärung für diesen Wochen-Rhythmus steht noch aus.)

Eine wirksame Präventiv-Maßnahme scheint ein geruhsames, meditatives Leben zu sein. Darauf deuten Erhebungen in den Mönchsklöstern zweier katholischer Orden hin: bei den Benediktiner-Mönchen, die bekanntlich keine Kostverächter sind, und bei den Trappisten, die als Vegetarier und Asketen gelten.

Das Ergebnis: Zwar gab es einen starken Unterschied im Cholesterinspiegel beider Gruppen, doch die Herzinfarkt-Häufigkeit war gleichermaßen gering. Die »Herzstärke« ist offensichtlich auf etwas zurückführen, was beiden Gruppen gemeinsam ist: eine meditative Lebensweise.

Die wenigsten von uns aber sind Mönche und die meisten haben Streß. Deshalb empfiehlt sich eine praktischere Infarktprophylaxe: ein regelmäßiger Mittagsschlaf. Mittagsschläfer erleiden nämlich um 30 Prozent seltener einen Infarkt als Leute, die einen vergleichbaren Beruf ausüben, sich aber mittags nicht ausruhen.

Als Infarktprophylaxe empfiehlt sich auch regelmäßiges Joggen. Wer abends um den Block rennt, der verringert nachweislich das Thrombose-Risiko ganz besonders effektiv. (Für den Morgenlauf konnte solch eine Wirkung nicht nachgewiesen werden.) Diese Studie hat Konsequenzen weit über den Freizeitbereich hinaus. Denn Joggen gehört auch zum medizinischen Trainings-Programm für Infarktgefährdete. Doch werden bei den ärztlich verordneten Sportstunden chronobiologisch günstige Zeiten nicht beachtet. »Es muß Schluß sein mit den willkürlichen Trainingszeiten bei der medizinischen Vorbeugetherapie und der Nachsorge von Infarktgefährdeten«, fordert deshalb der amerikanische Kardiologe Charles Histler. Nur so sei der Zunahme von Herz- und Kreislauferkrankungen wirkungsvoll zu begegnen.

10 Uhr: Planungsstunde

Um die Produktivität zu heben, werden bei der japanischen Baufirma Kajima vormittags Duftstimulanzien verströmt. Der aktivierende Duft von Zitronen soll einen natürlichen inneren Rhythmus unterstützen, der jetzt ohnehin schon für Höchstleistungen sorgt. Gegen 10 Uhr blitzen besonders viele Neuronen (Gehirnzellen) in unserem Kurzzeitgedächtnis auf.

Dieser Speicher arbeitet um diese Zeit 15 Prozent effizienter als abends – wahrscheinlich, weil das zentrale Nervensystem morgens hochgradig erregt ist. Ein Text, zwischen 9 und 10 Uhr vorgelesen, wurde bei einem Test mit Schulkindern kurzfristig besser erinnert als dieselbe Information um 15 Uhr. Die Erinnerung nach einer Woche allerdings war stärker, wenn der Text erst um 15 Uhr gehört wurde. Nachmittags ist auch das Langzeitgedächtnis von Erwachsenen besonders fit.

Die Sensoren des Langzeitspeichers sprechen gewöhnlich besser auf Informationen an, die für den Betroffenen eine spezielle Bedeutung haben. Das Kurzzeitgedächtnis hingegen ist eher ein automatisiertes System, das weniger Wert auf die »innere Bedeutung« der Informationen legt. Besonders konsequent nutzen diesen Zyklus Wissenschaftler der NASA-Abteilung »Biomedical Research Division«, deren Aufgabe es ist, den Arbeitsrhythmus von Astronauten optimal zu timen. Jene Forscher sagen auch, daß beispielsweise ein Fußballtrainer, der seiner Mannschaft neue Tricks beibringen will, diesen Lehrgang am besten nachmittags um 15 Uhr ansetzen sollte. Legt er hingegen das mentale Trockentraining auf 9 Uhr morgens, dann ist die Effizienz, mit der sich die Spieler später noch an die Anweisungen erinnern, weit geringer. Es sei dann ungefähr so, als ob die Spieler in der Nacht zuvor nur drei Stunden geschlafen hätten. Wieviele Bundesliga-Trainer werden diese Gegebenheiten wohl berücksichtigen?

11 Uhr: Der Tageshöhepunkt

Zwischen zehn und elf Uhr morgens erreichen die stimulierenden Gehirnsubstanzen Dopamin und Noradrenalin ihre höchste Konzentration. Dadurch wird ein geistiges und körperliches Fitness-Hoch ausgelöst. Nun sind wir so kreativ und konzentriert, wie sonst nie am Tag. Geistige Arbeiten sollten also am besten jetzt erledigt werden. Körperliche hingegen – vor allem dann, wenn sie eine ruhige Hand erfordern –, sollte man auf den Nachmittag und den frühen Abend verschieben. Dann sind unsere Hände besonders ruhig, während sie um Mittag herum leicht zum Zittern neigen.

12 Uhr: Der Zyklus des Hungers

Kann man Hunger spüren, auch wenn man keinen Magen mehr hat? Selbst wer aufgrund einer Operation über keinen Magen mehr verfügt, nimmt wahr, daß der Körper zu bestimmten Zeiten Nahrung erwartet. Denn es gibt fünf gleichmäßig auf den Tag verteilte Termine, in der unser Magensäurespiegel automatisch ansteigt. Die Mittagszeit ist solch ein Termin. Man wird hungrig.

Was man nicht spürt, das ist die Tätigkeit von 35 Millionen kleinster Magensäure-Drüsen. Ihr Saft sorgt dafür, daß eine Mahlzeit innerhalb von rund fünf Stunden vollständig verdaut ist. Geregelt wird die Verdauung von Säften der Bauchspeicheldrüse. Sie regt auch die Bildung bestimmter Hormone und Enzyme an; vor allem aber legt sie die Höhe des Blutzuckers fest. Diese Drüse, etwa halb so groß wie die Zunge eines Schäferhundes, ist übrigens als einziges Organ unseres Körpers zum Selbstmord fähig. Denn bei schweren Stoffwechselstörungen fängt sie an, sich selbst zu verdauen...

Wer die »Mittagsschwemme« der Magensäfte kontinuierlich ignoriert, dem drohen Stoffwechselstörungen – wie man sie zum Beispiel bei Schichtarbeitern sehr häufig beobachten kann. Der Grund: Unser Magen macht sich für seine Tätigkeit bereit und findet sich dann ohne Arbeit. Diese Enttäuschung läßt er sich nicht lange gefallen und reagiert mit Verdauungsschwierigkeiten.

Wie subtil sich unser Organismus auf die Aufnahme von Nahrung einstellt, wurde erst klar, als Physiologen nachweisen konnten: Die Hormone Cortisol und Norepinephrin werden vormittags ausgeschüttet. Diese Stoffe steigern unser Verlangen nach Kohlehydraten und nutzen deren Energie. Später kommt Serotonin hinzu und dämpft diesen Hunger wieder. Gegen Abend wird dann Galanin gebildet, ein Stoff, der dafür sorgen will, daß wir nicht verhungern. Denn Galanin speichert Energie. Für unsere Vorfahren mag dies überlebenswichtig gewesen sein. Für uns aber, die wir über Kühlschränke und Lebensmittelgeschäfte verfügen, ist Galanin vor allem lästig. Denn es macht uns fett.

Seit Ur-Zeiten gleichgeblieben sind auch die regelmäßigen Abstände, mit denen sich Magen und Darm zusammenziehen und wieder weiten. Dadurch wird der Speisebrei sowohl durchmischt als auch weiterbefördert. Bereits in den 60er Jahren, als zum erstenmal diese Magenmotorik mit kleinen luftgefüllten Ballons im Magen studiert werden konnte, fiel auf: Magen- und Dünndarmrhythmik (Segmentations-Rhythmik) stehen in einem Frequenzverhältnis von 1:4. Doch bis heute ist die Medizin eine Erklärung für diesen taktvollen Zusammenhang schuldig geblieben.

Mit dem Zwölf-Uhr-Läuten jedenfalls steuern wir auf diverse Höchstleistungen zu: Unser Sehvermögen ist Spitze – und wir sind jetzt beim Rechnen nicht nur besonders geschwind, sondern auch besonders genau. Wenn die Mittagszeit vorbei ist, enden auch unsere geistigen Höhenflüge. Doch die »Mathe-Geschwindigkeit« steigt zwischen 16.30 und 18 Uhr noch einmal kräftig an. Schulkinder sollten deshalb vor den Hausaufgaben Zeit zum Relaxen haben.

13 Uhr: Es geht bergab

Der »Mittagsgipfel« ist vorüber. Die Leistungsfähigkeit sackt um rund 20 Prozent ab. In dieser »Mittagssenke« hält die Leber Glykogen zurück: den Betriebsstoff für unsere Muskeln. Daher das Trägheitsgefühl nach dem Mittagstisch.

Auch dem Gehirn fehlt es an »Saft«: Das Blut wird im Bauch benötigt, um die Verdauung zu unterstützen. Wir werden müde und schlaff. Nur die Galle arbeitet recht fleißig. Sie verdaut das Fett vom Mittagessen.

14 Uhr: Zeit für den Mittagsschlaf

In vielfältigen Experimenten haben Wissenschaftler herausgefunden, daß unsere »erhöhte Schlafbereitschaft« gegen 14 Uhr einem naturgemäßen Bedürfnis des Körpers entspricht. Unsere innere Uhr ist auf ein kurzes Abtauchen am Nachmittag programmiert. Neueste Untersuchungen deuten außerdem darauf hin: Der Mittagsschlaf ist sogar noch wichtiger als der Schlaf in der Nacht! »Ein kurzes Nickerchen am frühen Nachmittag«, so Schlafforscherin Dr. June Fry aus Pennsylvania (USA), »bringt mehr Erholung, als würde man die gleiche Zeit an Nachtruhe dranhängen.« In diversen japanischen Firmen wird deshalb nicht nur vormittags stimuliert (siehe 10 Uhr), sondern auch der erste Durchhänger am Nachmittag durch Duft-Muntermacher aufgefangen: Baumöl-Düfte, die durch die Klimaanlage gepustet werden.

15 Uhr: Neuer Aufschwung

Die sogenannte »Mittagssenke« ist durchschritten: Neuer Tatendrang stellt sich ein. Wir nähern uns einem zweiten Leistungshoch. Unser Langzeitgedächtnis funktioniert jetzt sogar besonders gut. Auch manuelle Tätigkeiten, die Geschwindigkeit und Geschicklichkeit erfordern – etwa Tippen oder Nähen – gehen am frühen Nachmittag am leichtesten von der Hand.

Nachmittags wird die Haut besser durchblutet. Unangenehme Folge: Man schwitzt jetzt besonders leicht.

Für Geburten ist jetzt eine »schwarze Stunde«: Kinder, die zwischen 14 und 15 Uhr geboren werden, haben deutlich schlechtere physiologische Werte als Kinder, die zu anderen Tageszeiten auf die Welt kommen. Auch sterben überdurchschnittlich viele Babys in der zweiten Tageshälfte.

15 Uhr – das ist der Zeitpunkt, um zum Zahnarzt zu gehen, wie Chronoforscher G. Hildebrandt und L. Pöllmann nachgewiesen haben. Die Spritze beim Zahnarzt wirkt vormittags im Schnitt nur etwa 12 Minuten. Ein Patient, der am

frühen Nachmittag mit der gleichen Dosis behandelt wird, bleibt hingegen zwei- bis dreimal solange schmerzfrei. (Am Abend sind es dann wieder nur etwa 19 Minuten.)

16 Uhr: Zeit für Impfungen

Die »innere Uhr« schaltet vom leistungsfördernden Sympathikus auf den beruhigenden Parasympathikus um. Die Zeit der Erholung wird eingeläutet. Dieser Effekt macht sich zwar erst Stunden später richtig bemerkbar; doch jeder, der monotone Arbeit zu verrichten hat, sollte das am besten nachmittags tun.

Um 16 Uhr ist auch die beste Zeit für eine Schutzimpfung. Denn jetzt zeigen Laborwerte die höchsten »Antikörpertiter«. So bezeichnet man den Maßstab für die »Immunantwort« des Körpers. Allerdings: Impfreaktionen wie Fieber, Rötung, Schwellung treten nun häufiger auf als nach einer Vormittagsinjektion.

Tip für Wintersportler: Vorsichtige Skifahrer packen am besten jetzt ihre Bretter wieder ein. Denn nun beginnt die gefährliche Stunde auf den Pisten. Die Unfallgefahr wächst am späten Nachmittag ganz beträchtlich. Nach den Bruchstatistiken des Deutschen Skiverbandes (DSV) passieren gegen 3 Uhr nachmittags 22,7 Prozent aller Skiunfälle des Tages und gegen 16 Uhr 23,5 Prozent. »Plötzlich kann man nicht mehr genügend Rettungsschlitten herbeischaffen«, weiß Bergwacht-Chef Helmut Adelsberger. Verantwortlich für den Bruchsalat sei die Erschöpfung der Fahrer. »Man hat sich nach den ersten zwei bis drei Stunden Pistentraining schon ein wenig verausgabt und wedelt unkonzentrierter«, analysiert Ekkehart Ulmrich, technischer Leiter »Freizeitsport« im DSV.

Doch wenn es generell um den Erholungswert von Wintersport geht, so ist aus der Sicht unserer Jahreszeiten-Uhr der Winter »die beste Zeit, um sich richtig zu erholen. Denn in der kalten Jahreszeit«, so der Münchner Arbeitsphysiologe Professor Dr. Wolf Müller-Limmroth, »erreicht der Vagus, der im Nervensystem die Entspannungsvorgänge steuert, seine maximale Aktivität«. Dem Forscher gelten die acht Wochen zwischen Mitte Januar und Mitte März als »die am besten geeignete Zeit für eine optimale Erholung von körperlicher und geistiger Erschöpfung«.

17 Uhr: Sinnesstunde

Für neuen Schwung sorgt bei den cleveren Briten nun der »five o'clock tea«. Ein cleverer Brauch. Denn unsere Niere und Blase sprechen jetzt am besten auf eine gesundheitsfördernde Teereinigung an. Die Niere wird gleichsam ausgewaschen. Intuitiv haben es unsere Großeltern den Briten gleichgetan – mit der »Vesper« um fünf. Zwischen 17 und 18 Uhr sind auch unsere Sinnesorgane maximal sensibilisiert. Wir riechen, schmecken und hören jetzt am besten.

Den Grund für solch periodische Schwankungen unserer Sinnesschärfe entdeckte Dr. Robert Henkin bei Patienten mit der Addinson'schen Krankheit. Sie haben zuwenig Hormone der Nebennierenrinde, sind ständig erschöpft und gieren nach Salz. Gleichzeitig aber reagieren sie auf süße, salzige oder saure Lösungen mehr als 150 mal so empfindlich wie gesunde Menschen. Darüber hinaus hören sie sehr leise Töne. Und sie nehmen sogar solche Töne mit sehr hoher Frequenz wahr, die normalerweise gar nicht mehr bewußt registriert werden.

Solche Sinnesschärfe kommt gewissermaßen von den Nebennieren, genauer: von deren Hormonen. Denn sie beeinflussen die Geschwindigkeit, mit der Nervenimpulse weitergeleitet werden. Und diesen periodischen Konzentrations-Schwankungen folgt der Rhythmus unserer fünf Sinne.

Ein ganz wichtiges Thema nachmittags um 17 Uhr ist der Sport. Denn diese Zeit ist ideal für Fitness generell. Es gilt: Je später, desto besser. Das ist Ergebnis von Tests, bei denen Athleten unterschiedlicher Sportarten zu allen Tages- und Nachtzeiten an den Start gebeten wurden. Radfahrer verfügten am frühen Abend über eine fast doppelt so hohe Belastungsfähigkeit wie morgens. Hoch- und Weitspringer wurden ebenfalls erst nachmittags und abends richtig fit. Ebenso erreichten Schwimmer kontinuierlich gegen 20 Uhr ihr Maximum.

Sowohl Muskeln wie Bänder funktionieren nachmittags und abends optimal. Am höchsten sind auch Bluttemperatur und Reaktionsfähigkeit.

Der Körper ist also für Anstrengungen bestens gerüstet – und dankt auch den Schweiß beim Bodybuilding um diese Zeit mit dem höchsten Muskelzuwachs. Die chronophysiologischen Testergebnisse decken sich mit der Statistik: Fast alle offiziell dokumentierten sportlichen Höchstleistungen der letzten hundert Jahre wurden nachmittags und abends erzielt.

18 Uhr: »Blue Hour«

Wir im Westen haben für diese Tageszeit den Begriff »Blaue Stunde« erfunden: wegen der Farbe des Dämmerlichts oder wegen der Farbe des Abendcocktails? Bei den alten Chinesen jedenfalls wurde jetzt das »Yang« – Sinnbild für Himmel und

Sonnenlicht – abgelöst vom »Yin«, welches für Mond und Dunkelheit steht. »Die Zeit der Introversion im physischen und psychischen Sinn beginnt«, so umschreibt den Yin/Yang-Übergang der Freiburger Organ-Uhr-Forscher Dr. Erich Stiefvater.

Ist diese labile Gefühlslage der Grund dafür, warum Männer um diese Zeit besonders suizidgefährdet sind? Einer Untersuchung der Universitätsklinik Ferrara/Italien zufolge, ereigneten sich Suizidversuche bei Männern im Schnitt um 18.30 Uhr; bei Frauen um 17.15 Uhr. Schon frühere Erhebungen wiesen darauf hin: Der Versuch suizidgefährdeter Menschen, sich mit Medikamenten das Leben zu nehmen, erfolgt meist am späten Nachmittag und frühen Abend.

Wenn es allerdings junge Menschen nicht beim Selbstmordversuch bewenden lassen, sondern sich tatsächlich das Leben nehmen, dann geschieht dies meistens nicht nur am frühen Nachmittag, sondern auch in den späten Morgenstunden.

Selbstmord kennt übrigens auch einen Jahreszeitenrhythmus. Am häufigsten geschieht er in den Monaten März bis Juni (täglich 38). Am niedrigsten ist die Rate im Oktober/November (30 bzw. 33). Ein weiteres zu diesem traurigen Kapitel: Die Zahl der Selbstmorde übertrifft mit jährlich 12.690 (1993) bei weitem die der Verkehrstoten (rund 9.000). Doppelt so viele Männer (8.960) wie Frauen (3.730) wählen den Freitod.

19 Uhr: Zeit für Ruhe und Entspannung

Das Glas Wein oder Bier zum Abendessen wird um das fünffache besser vertragen als am frühen Morgen. Auch eine Aspirin-Tablette ist für den Magen nur noch halb so schädlich wie morgens. Insgesamt ist der Organismus auf Ruhe und

Erholung eingestellt. Auf Streß reagiert das Herz nur noch mit einer Steigerung seiner Schlagzahl um 25 Prozent. Mittags waren es noch 10 Prozent mehr. Blutdruck und Puls sind so weit abgesunken, daß Mediziner davor warnen, jetzt noch blutdrucksenkende Mittel einzunehmen.

20 Uhr: Die beste Reaktionszeit

Die gute Nachricht: Unsere Reaktionszeit zeigt sich jetzt mit durchschnittlich 95 Millisekunden als die kürzeste am Tag. Wir reagieren am schnellsten. Mithin ist diese Stunde zum Beispiel die sicherste beim Autofahren; schon zwei Stunden später haben wir eine »lange Leitung«.

Die schlechte Nachricht: Unser Gewicht hat seinen Tageshöhepunkt erreicht. Also jetzt nicht auf die Waage steigen. Die statistische Nachricht: Wer unbedingt Antibiotika nehmen muß, der sollte das jetzt tun: Im Schnitt wirken diese Mittel exakt um 20.32 Uhr am besten.

21 Uhr: »Schlaftür« für Morgenmenschen

Zwischen 21.20 und 23.20 Uhr ist für Morgenmenschen die beste Zeit, um ins Bett zu gehen. In diesem Zeitraum öffnen sich für solchermaßen veranlagte Menschen nämlich äußerst günstige »Schlaftüren«: Sie sorgen für rasches Einschlafen und erholsamen Schlaf. »Sleep gates«, Phasen einer inneren, natürlichen Bereitschaft, gut einschlafen zu können, charakterisieren auch einen wichtigen Unterschied zwischen Morgen- und Abendtypen. Während bei allen »Lerchen« ausgeprägte »Schlaftüren« zwischen 21.20 und 23.20 Uhr gefunden wurden, zeigten in der Gruppe der »Nachteulen« nur wenige Testpersonen überhaupt »sleep gates« – und wenn, dann waren sie erst gegen 24 Uhr »geöffnet«.

Ob Morgen- oder Abendmensch: Gegen 21 Uhr beginnt in jedem Fall die Nachtruhe der Verdauungsorgane. Was jetzt noch verspeist wird, bleibt zum Großteil unverdaut im Magen liegen. »Gefährlicher Ballast«, warnen Ernährungsphysiologen.

22 Uhr: Wachstumszeit

Kinder wachsen im Schlaf – und zwar in Schüben: Tagesperiodisch wachsen sie um 22 Uhr am schnellsten.

Am allerschnellsten wachsen sie dabei im Monat Mai. Der Grund: Die zunehmende Tageslänge – mehr Sonnenlicht – sorgt für Hochbetrieb in unserem Hormonhaushalt.

23 Uhr: Zeit, ins Bett zu gehen

Unsere Großmütter hatten völlig Recht: Der Schlaf vor Mitternacht ist der beste. Schlaflabor-Aufzeichnungen zeigen: Die erholsame Tiefschlafphase tritt in der ersten Nachthälfte besonders häufig ein. Jetzt schwimmen auch besonders viele weiße Blutkörperchen (Leukozyten) im Blut – über 12.000 pro Milliliter. (Am frühen Nachmittag sind es – mit unter 5.000 – extrem wenig.) Ein Medikament, das die Nebenwirkung hat, die Zahl dieser »Körperpolizisten« zu verringern, kann – zur falschen Tageszeit eingenommen – die Gefahr einer Infektion drastisch erhöhen.

24 Uhr: Geisterstunde

Wer jetzt im Bett liegt, der nähert sich wieder dem vorgeburtlichen Zustand. Man liegt warm und zusammengerollt. Wir haben die aufrechte Körperhaltung aufgegeben, mit der – so Ethnologe Claude Lévi-Strauss – der Mensch erst die Möglichkeit gewinnt, sich der Welt gegenüber aktiv zu verhalten.

Verstärkt wird in dieser Lage auch unser unterschwellig vorhandenes Bewußtsein von Einsamkeit und Tod. Sterben deshalb die meisten Menschen in den Stunden nach Mitternacht? Seelenforscher jedenfalls erklären, daß wir in der Dunkelheit von unserem »Kindheits-Ich« eingeholt werden, ja sogar von viel früheren Erinnerungen und Ängsten unserer Vorfahren, die in unserem Unterbewußtsein gespeichert sind. Nachts, so der Psychoanalytiker C.G. Jung, spüren wir ein fernes Rumoren jener Ur-Furcht vor den Stunden der Dunkelheit, in denen für unsere Vorfahren wilde Tiere und unberechenbare Dämonen lauerten.

Als wissenschaftlich gesichert kann gelten: Wer wach liegt, der ist um 24 Uhr besonders schreckhaft. Physiologisch nachgewiesen ist zudem: Eine Körper-Uhr stoppt die Ausschüttung des Streßhormons Cortisol. Das ist wohl der Grund, warum nachts und frühmorgens doppelt so viele Kinder geboren werden wie tagsüber – jedenfalls solange die Wehen nicht künstlich eingeleitet werden. Nachts dominieren die wehenauslösenden Hormone über die wehenhemmenden Streßhormone Adrenalin und Noradrenalin.

Wird dieser innere Rhythmus nicht gestört, sorgen Hormone dafür, daß Geburten leichter verlaufen. Sie sind dann, so eine schwedischen Studie über 2.000 Spontangeburten, rund eineinhalb Stunden kürzer.

1 Uhr: Traumzeit

Eineinhalb bis zwei Stunden nach dem Einschlafen wird die größte Schlaftiefe erreicht, die gegen den Morgen hin allmählich absinkt. Während dieses Nachtschlafs träumen wir etwa alle 90 Minuten – bis zu einer Stunde lang. Das macht mindestens 50.000 Stunden in einem durchschnittlichen Leben: Sechs Jahre lang nichts als Träumen...

2 Uhr: Zwei Organe schlafen nicht

Zwei Organe sind besonders aktiv. Die Leber erreicht den Gipfel ihrer »assimilatorischen Phase«, in der sie die vom Körper benötigten Betriebsstoffe aufbaut. Unser größtes Organ, die Haut, teilt sich besonders schnell zwischen 17 Uhr und 5 Uhr früh. Wir sind jetzt extrem kälteempfindlich, frösteln leicht.

3 Uhr: Tagestiefpunkt

»Zwischen 3 und 4 Uhr taugt der Mensch eigentlich nur zum Schlafen«, sagt der Münchner Verhaltensforscher Jürgen Aschoff. Und der Marburger Arbeitsphysiologe Gunther Hildebrandt ergänzt: »Der Energieverbrauch im Tagesgang erreicht das absolute Minimum im Bereich von 3 Uhr nachts«. Gleichzeitig aber, so der Forscher, ergibt sich ein interessanter, scheinbar widersprüchlicher Befund: Die Leistungsfähigkeit durchläuft nachts um 3 Uhr ein Maximum. So verbrauchen zum Beispiel die Muskeln für dieselbe Anstrengung wie am Tag um 3 Uhr morgens am wenigsten Sauerstoff. »Die Ursache für dieses nächtliche Optimum ist eine maximal auf Erholung gerichtete Spareinstellung der vegetativen Regulation«, erklärt Universitäts-Professor Hildebrandt. »Sie ist die Voraussetzung für die nächtliche Regeneration und Auffüllung der Energiespeicher.« So schützt sich der Körper vor Ausbeutung.

Jede Störung setzt den Erholungswert der Nacht herab und führt zu einem Erholungsdefizit. Hier, so Forscher Hildebrandt, »liegt der Ausgangspunkt für alle schädlichen Folgen, die durch Nacht- und Schichtarbeit hervorgerufen werden können«.

Gute Nachricht für alle, die dem Alkohol zugesprochen haben: Jetzt baut ihn die Leber verstärkt ab. Positive Nachricht auch für alle, die bis zum Morgengrauen feiern: Der Körper verträgt es relativ gut, selbst jetzt noch in einer verqualmten Kneipe zu sitzen. Sauerstoffmangel toleriert das Körpergewebe um 50 Prozent besser, als vergleichsweise um 3 Uhr nachmittags.

Und weniger erfreuliche Neuigkeiten für all jene, die nachts um 3, 4 Uhr von Zahnschmerzen geplagt werden.

Die innere Uhr

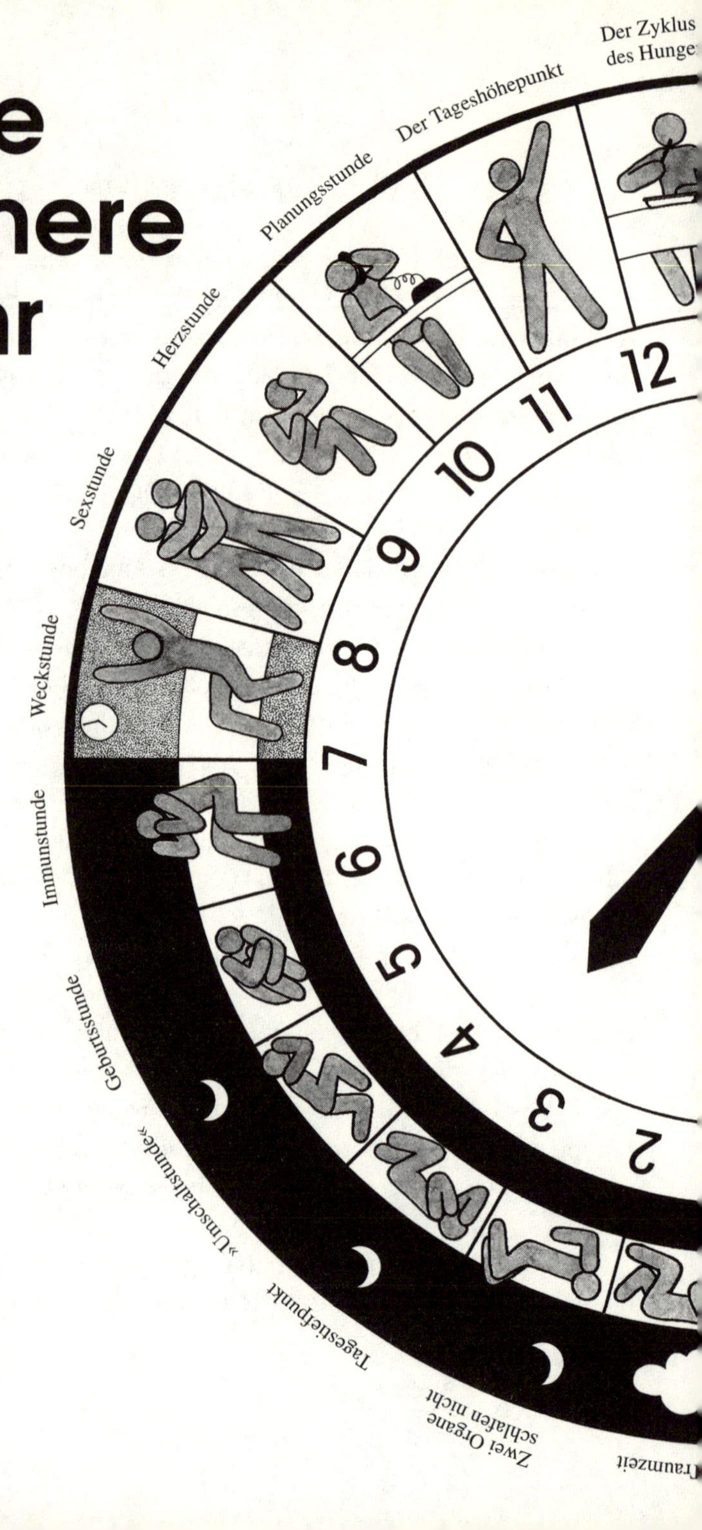

Fahrplan für die 24 Stunden des Tages

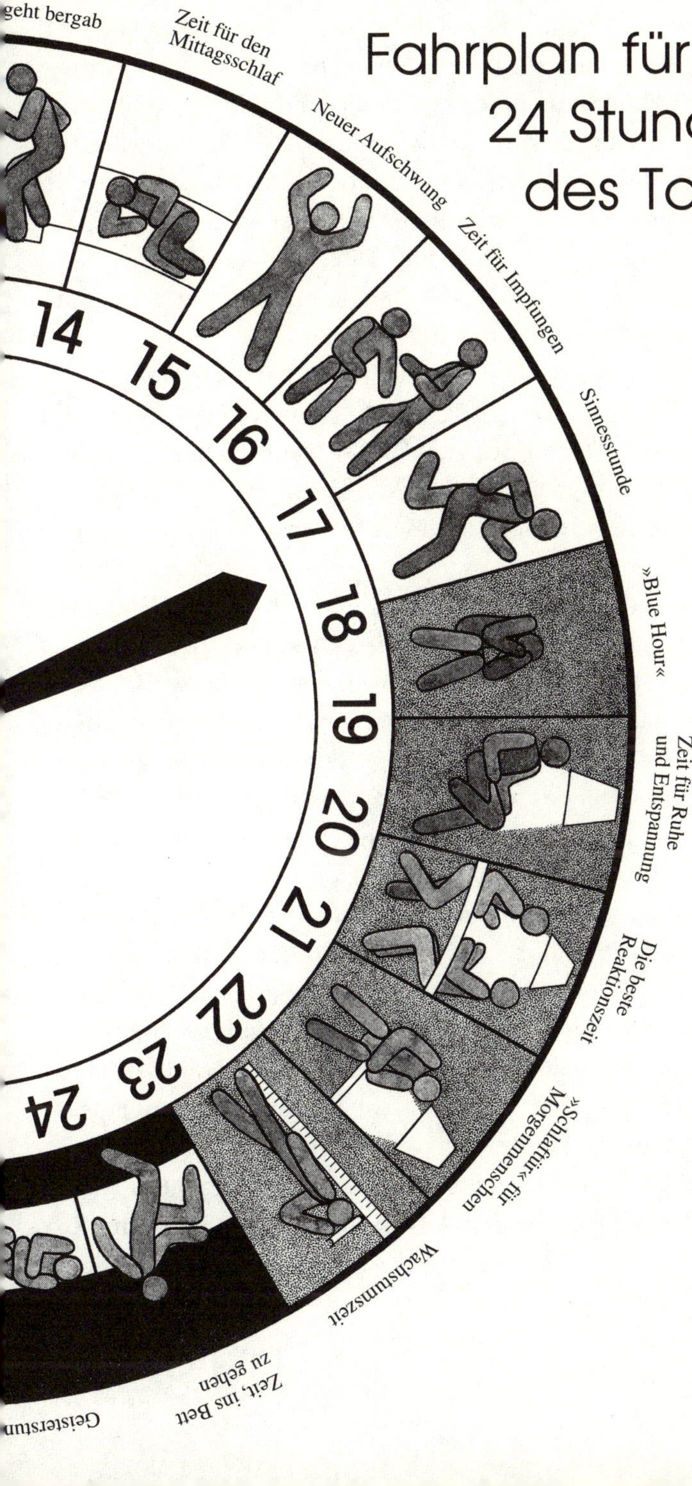

Wer kennt es nicht, das verblüffende Phänomen: Nachts bekommt man kein Auge zu; am Vormittag sitzt man dann im Wartezimmer – und die Schmerzen sind wie weggeblasen. Der Grund: Abends und vor allem nachts – in der Ruhephase des Körpers – erhöht sich unser protopatisches Schmerzempfinden. Dies ist die Empfindlichkeit für jenen dumpfen Tiefenschmerz, der sich auch mit Tabletten kaum betäuben läßt, am allerwenigsten in der Nacht, wo Schmerztabletten ohnehin am schwächsten wirken.

Morgens um 3 Uhr beobachtete Chronomediziner H. Strempel allerdings das geringste Schmerzempfinden bei einer ganz anderen Art von Schmerz – bei Nadelstichen. Auf die reagieren wir mittags am sensibelsten. Bei thermischen Schmerzreizen wurden die niedrigsten Schwellenwerte abends um 18 Uhr entdeckt.

So speziell diese Erkenntnisse anmuten mögen: Sie sind Voraussetzung für eine »humanere« lokale Schmerzbekämpfung, bei der unser innerer »Betäubungstakt« berücksichtigt wird. Unser Schmerzempfinden schwankt sowohl mit der Tageszeit als auch mit der Jahreszeit. »Im Sommer«, so der Straßburger Biologie W.R. Bucket, »liegt unsere Schmerzschwelle deutlicher niedriger als im Winter.« Überhaupt wurden verschiedenste Jahresabläufe in unserem Hormonhaushalt entdeckt.

So sicher wie die Jahreszeiten wechseln, so beharrlich verändert sich die Zahl der T-Zellen, die Infektionen und Tumore bekämpfen. Im Winter und im Frühjahr haben wir am meisten davon im Blut, im Juni fällt der Wert auf das Jahrestief. Auch Körpertemperatur und Schlafbedürfnis verändern sich saisonal. Der Mensch ist mithin im Sommer nicht nur psychisch, sondern auch physisch ein anderer als im Winter.

Fazit am Ende eines chronobiologischen Tageslaufs: Nicht nur der Mensch folgt inneren Uhren – alle seine Organe tun es auch.

KAPITEL 8

Arbeit: Kann der ewige Kampf gegen die (innere) Uhr denn nie gewonnen werden?

Der 23. März 1989 ist im Prince William Sund eine windstille, klare Vollmondnacht. Um 23.19 Uhr – das Bordbuch vermerkt es genau – übernimmt Rudergänger Gregory Cousins die »Hundewache«. So heißt die Schicht, die bis 4 Uhr morgens dauert. In dieser Zeit soll der dritte Offizier den Tanker »Exxon Valdez« lenken. Es sind keine weiteren Schiffe unterwegs. Und eigentlich herrschen ideale Navigationsbedingungen. Doch in dieser Nacht wird es zur größten Ölkatastrophe in der Geschichte Nordamerikas kommen...

Um vier Minuten nach Mitternacht ritzt eine Felsnadel des Bligh-Riff den stählernen Bauch des Supertankers auf. Viele Millionen Liter Rohöl gurgeln ins Meer. Verseucht wird nicht nur eine Wasserfläche, fast so groß wie das Saarland. Wind und Wellen treiben die Lachen auch an den Strand. Ein schwarzer Film legt sich wie ein Leichentuch über ein Naturparadies, das einst als die »Schweiz von Alaska« bewundert wurde.

Fast auf den Tag genau zehn Jahre vor diesem »Tschernobyl des Meeres« leuchten während der sogenannten »Friedhofsschicht« im Kontrollzentrum eines Kernkraftwerkes bei Harrisburg (Pensylvania) die Warnlampen auf. Es ist 4.03 Uhr früh, als im Reaktor von Three-Mile-Island die Nachtschicht hochschreckt. Die Alarmursache ist eigentlich eine Lapalie: ein verklebtes Ventil. Doch die Reparateure erkennen das Problem nicht. Sie murksen so lange an falschen Stellen herum, bis es fast zum Durchbrennen des Reaktors kommt – zum sogenannten GAU.

Dieser »größte anzunehmende Unfall« ist am 26. April 1986 in einem anderen Kraftwerk nicht mehr zu verhindern. Um 1.23 Uhr passiert das unfaßbare Inferno von Tschernobyl, dessen gigantische Ausmaße erst der russische Atomwissenschaftler V.M. Chernousenko enthüllte. Eine Fläche von mehreren 10.000 Quadratkilometern wurde derart radioaktiv verstrahlt, daß sie für Jahrtausende unbewohnbar bleibt. Weitere Strahlenpartikel trug es nach Schweden, Deutschland, Norditalien, Polen, Österreich, Griechenland und andere Nachbarländer. Tausende von Menschen sind inzwischen an den Folgen der Strahlung gestorben; mindestens zwei Millionen werden lebenslang an Strahlenkrankheiten leiden. Hinzu kommen die Kosten für Reparaturen und das Abräumen verseuchter Erde, die sich mittlerweile auf schätzungsweise 600 Milliarden Mark belaufen. Doch im Grunde ist der Gesamtschaden gar nicht mehr kapitalisierbar.

Wenn Müdigkeit zur Katastrophe führt

Exxon Valdez, Three-Miles-Island, Tschernobyl und viele andere Unglücksfälle haben eines gemeinsam: Die Katastrophen geschahen nachts. Untersuchungskommissionen kommen allesamt zum gleichen Ergebnis: Es hätte die Unfälle nicht gegeben, wenn die Verursacher nicht übermüdet gewesen wären. Rund 75 Prozent der rund 3.000 offiziell registrierten Unglücksfälle, die sich jährlich in amerikanischen Kernkraftwerken ereignen, sind in erster Linie auf Müdigkeit des Personals zurückzuführen.

»Schlafmangel«, schreibt das US-Magazin *TIME*, »ist eine Epidemie in allen Industrienationen.« Die amerikanische Wirtschaft kostet diese Krankheit schätzungsweise bis zu 50 Milliarden Dollar jährlich. Menschliches Versagen wegen Müdigkeit ist zu einem der größten Probleme und Kostenfaktoren unserer Zeit geworden! »Das zentrale Problem ist ein fundamentaler Konflikt zwischen den Anforderungen unserer selbstgeschaffenen technischen Zivilisation und der Beschaffenheit des menschlichen Gehirns und Körpers«, analysiert der amerikanische Chronoarbeitsphysiologe Martin Moore-Ede. »Nach mehreren Millionen Jahren der Anpassung und Umgestaltung meinen wir stolz, der Mensch sei der Gipfelpunkt der biologischen Entwicklungsgeschichte. Aber dieses elegante Zusammenspiel von Zellen und Chemie, von Strukturen und System, von Sehnen und Skeletteilen, das im Menschen stattfindet, beruht auf längst überholten Konstruktionsmerkmalen, die wir vergessen zu haben scheinen.«

In unseren Organismus ist immer noch ein archaischer Tagesablauf einprogrammiert. Demzufolge wird tagsüber gejagt und nachts geschlafen. Heute aber sind Schiffe, Flugzeuge, Züge und Autos Tag und Nacht unterwegs. Kernkraft-, Chemie-, Elektrizitätswerke und Krankenhäuser müssen rund um die Uhr überwacht werden. »Nach der industriellen Revolution im 19. Jahrhundert ist nun erneut eine Revolution im Gange«, sagt Moore-Ede, »unsere Welt verwandelt sich in eine 24-Stunden-Gesellschaft.«

Sklaventreiber Zeit

Immer stärker wird der Druck, non-stop zu arbeiten. Die Automation befreit uns nicht von »Rund-um-die-Uhr«-Arbeitsplätzen – im Gegenteil. Unternehmer fordern mehr Schicht- und Nachtarbeit und wollen auch den Samstag wieder zum normalen Arbeitstag machen. Darüber hinaus soll die Sonntagsruhe gelockert werden, die gesetzlich seit 1891 verordnet ist. Schon hat die Bundesregierung in Bonn das Arbeitszeitgesetz novelliert. Danach ist über mehrere Monate eine Wochenarbeitszeit von 60 Stunden erlaubt und noch mehr Nacht- und Schichtarbeit.

Die Wettbewerbsfähigkeit zwingt uns, die menschliche Arbeitskraft immer rationeller zu nutzen. »Die Japaner entwikkeln fast alles in der Hälfte der Zeit«, warnt Professor Hans-Jürgen Warnecke, Präsident der Fraunhofer-Gesellschaft, die deutsche Wirtschaft – denn die hat im Vergleich zu anderen großen Industrienationen die unwirtschaftlichsten Maschinenlaufzeiten. Bereits heute beträgt die Maschinenlaufzeit im EG-Durchschnitt 80 Stunden pro Woche. Angestrebt wird die 144-Stunden-Woche. Sechs Tage rund um die Uhr sollen die Maschinen laufen – und der Mensch läuft hinterher.

Auch in sogenannten kreativen Berufen wächst der Zeitdruck – häufig gerade wegen der innovativen Technik. Wir gedachten, mit modernen Maschinen und Computern Zeit zu gewinnen. Aber ein Architekt, der heutzutage seine Entwürfe mit Hilfe eines Computer-Programms anfertigt, muß in der gleichen Zeit 19mal so viele Entscheidungen fällen wie ein Kollege, der mit der Hand arbeitet. Der Computer erhöht den Entscheidungsbedarf dramatisch und damit das Gefühl des Zeitdrucks.

Eine Untersuchung des Internationalen Instituts für empirische Sozialökonomie beschäftigte sich mit der technischen

Entwicklung am Arbeitsplatz und kam zu dem Schluß: 60,2 Prozent der Ostdeutschen und 69,5 Prozent der Westdeutschen beklagen danach die Hochgeschwindigkeitsproduktion als Ursache für mehr Hektik im Beruf und Alltag. »Etwa zwei Drittel aller Beschäftigten«, so das ähnliche Ergebnis einer Studie in Bremen und in Niedersachsen, »erkennen Veränderungen überwiegend negativer Art.« »Wir sind auf dem Weg zu einer Hochgeschwindigkeits-Kultur«, konstatiert IG-Metall-Vorstandsmitglied Helmut Schauer und warnt vor einer weiteren »Ökonomisierung der Zeit«. Will der Mann keine Zuwachsraten, die sich in Lohnforderungen ummünzen lassen? Denn: »Ökonomisches Wachstum erzeugt stets eine steigende Knappheit von Zeit«, stellt der schwedische Wirtschaftswissenschaftler Stefan Lindner gegenüber dem Nachrichtenmagazin *Der Spiegel* fest. Letztlich, das prophezeite schon Karl Marx, werde alle Ökonomie zu einer »Ökonomie der Zeit«.

»Arbeitnehmer und Arbeitgeber sind als ›Zeitherren‹ und ›Zeitsklaven‹ gleichermaßen aneinandergekettet im gemeinsamen Wunsch, die Zeit profitabel zu machen. Insbesondere die hochdotierten ›Zeitherren‹ sind zu Getriebenen geworden, stellt *Spiegel*-Autorin Ariane Barth fest. »Je höher die hierarchische Position, desto größer die Terminzwänge. Je bedeutender die Macht, um so mehr ist der Mensch der Uhr unterworfen.« Mit jeder weiteren Stufe auf der Karriereleiter ist mehr Arbeit verbunden – und weniger Schlaf. Eine Gehaltssteigerung von 25 Prozent wird mit rund 20 Minuten weniger Schlafzeit »bezahlt«, fanden die US-Ökonomen Daniel Hamermesh und Jeff Biddle heraus.

Ein Zeitmanagement kann unter solchen Umständen kaum gelingen. Zwar boomt der Markt an Zeitberater-Firmen. Doch eine siebenjährige Produktivitätsanalyse in 52 deutschen Industrieunternehmen kommt zu dem vernichtenden Urteil:

Den Führungskräften verbleiben gerade noch vier Prozent der Zeit für eigentliche Führungsaufgaben! Der große Rest geht mit Verwaltungskram drauf und »Erledigung unnötiger Dinge«.

Streß und Schlafmangel führen dazu, daß »mit nervenzerrenden Wachmachern und eiserner Disziplin viele Entscheidungsträger versuchen, dem natürlichen Schlafdrang ein Schnippchen zu schlagen«, enthüllt das *Manager Magazin*. »Läßt der Terminplan dann eine kurze Schlummerlücke, sollen hochprozentige Getränke oder Schlafmittel den Gestreßten auf Befehl zu einem effektiven Schlaf verhelfen.« Kein Wunder, daß Schlafforscher in allen hochindustrialisierten Leistungsgesellschaften einen alarmierenden, neuen Trend registrieren: Jene Zahl der schlaflosen Wirtschaftsführer, die sich in Forschungslabors ihr Leiden analysieren lassen, steigt ständig.

Wer nachts arbeitet, wird häufig krank

Insgesamt klagen sieben Millionen Deutsche (alte Bundesländer) über Schlaflosigkeit. Und darunter befinden sich überdurchschnittlich viele der insgesamt 3,5 Millionen Nachtarbeiter. Tendenz: steigend.

Jeder fünfte Berufstätige muß sich inzwischen mit den diversen Gesundheitsübeln der Nachtarbeit auseinandersetzen. Wer an einem Schichtarbeitsplatz sitzt, der leidet doppelt so häufig unter Magengeschwüren wie vergleichsweise Menschen in Tagschichten. »Das System Magen – Darm wird in seiner feinabgestimmten tageszeitlich abhängigen Sekretion von Verdauungssäften durch die veränderte Lebensweise gestört«, erklärt der Dortmunder Arbeitsmediziner Professor Josef Rutenfranz in seinem Gutachten für das Bundesministerium für Arbeit und Sozialordnung. Unsere innere Uhr weiß recht genau, wann gewöhnlich das Essen serviert wird. Vorausschauend steuert sie im Verdauungssystem die Ausschüttung der gastronintestinalen Enzyme. Werden die Essenszeiten wiederholt verschoben, so ist das Risiko, ein Magengeschwür zu bekommen, sogar um das Achtfache erhöht.

Schichtarbeiter sind auch doppelt so häufig wie ihre tagsüber arbeitenden Kollegen von Herzerkrankungen betroffen. Streß läßt sie zudem überdurchschnittlich häufig über psychische Probleme klagen. Erschwerend kommt hinzu, was als Folge der »Dracula-Arbeitszeit« allzu gern unterschlagen wird: die sozialen und familiären Spannungen. Zwar haben Nachtschichtler den Vorteil, über freie Zeit verfügen zu können, wenn andere arbeiten. Doch sind Schichtdienstler wegen ihres Arbeitsrhythmus von vielen familiären und sozialen Ereignissen ausgeschlossen. Die Folge: In den USA liegt die Scheidungsrate von Nachtarbeitern um 60 Prozent über der von Tagarbeitern. Bei uns ist sie unter Schichtlern doppelt so hoch wie im bundesrepublikanischen Durchschnitt. »Und selbst wenn Ehepartner die gleiche Schicht arbeiten, so gibt es doch keine Nachtschulen für Kinder«, resümiert Arbeitswissenschaftler Wolfgang Ehrenstein von der Universität Hohenheim das Dilemma.

Wir alle müssen die Langzeitfolgen der Zeitbombe Berufskrankheit finanzieren. Durch Arbeitsunfähigkeit gehen der deutschen Wirtschaft jährlich zweistellige Milliardenbeträge verloren, schätzt Wilhelm Bauer vom Fraunhofer-Institut für Arbeitswirtschaft und Organisation. Ganz offensichtlich setzt uns unser Organismus bestimmte Grenzen, um reibungslos in der Zukunftsgesellschaft funktionieren zu können.

Mensch und Arbeit: Wie Vorder- und Rückseite einer Hand

»Wenn wir unser Dilemma lösen wollen«, so Moore-Ede, »muß unsere Gesellschaft umdenken und unsere Biotechnik muß nach komplexen Wegen suchen, den menschlichen Körper der Technik und die Technik dem menschlichen Körper anzupassen.« Mehr noch: Das gegenwärtige arbeitswissenschaftliche Paradigma, das sogenannte »Belastungs-Beanspruchungskonzept« muß geändert werden. »Arbeitsbelastung«, so erläutert Franz Friczewsi die traditionelle Denkweise, »wird ausschließlich als etwas betrachtet, was von außen auf den Menschen einwirkt.« Dieser Forscher plädiert dafür, Mensch und Arbeit als Einheit zu sehen, »als Gegebenheiten, die sich in ihrem So-sein erst gegenseitig hervorbringen«.

Das ideale Verhältnis zwischen Mensch und Arbeit ist mit der Vorder- und Rückseite einer Hand vergleichbar. Zwar ist die jeweilige Seite zu unterscheiden, aber letztlich kann man beide nicht sinnvoll voneinander trennen.

Wie solch eine Synchronisation aussehen kann, beschreibt bereits im letzten Jahrhundert K. Bücher – in seinem Buch *Arbeit und Rhythmus*: Der Arbeitende schwang sich in einen Rhythmus ein, der seinem Körper und der Arbeit gleichermaßen angemessen war – und den er recht lange beibehalten konnte. Jede ideal »getimte« Arbeitsbewegung setzte sich aus mindestens zwei Elementen zusammen: einem stärkeren und einem schwächeren, wie etwa Hebung und Senkung, Stoß und Zug, Streckung und Einbeziehung. »Die Arbeit gliederte sich dadurch, und die regelmäßige Wiederkehr gleich starker und in gleichen Zeitgrenzen verlaufender Bewegungen erfolgte rhythmisch.«

Paradebeispiel für die Kraft solch harmonischer Arbeitsrhythmen ist das Dreschen mit dem Flegel. Je mehr Leute mitdreschten, um so mehr verkürzte sich der Rhythmus. Verkürzt wurde die Arbeitszeit auch durch das Singen. Der Gesang betonte das rhythmische Element bei der Arbeit. Und der Rhythmus wiederum erweckte Lustgefühle.

Arbeit, Kunst und Spiel lagen früher spürbar eng beisammen. Heute wird dieser Dreiklang virtuell erlebt. »Mit Computern kann man intuitiv und elegant umgehen, wie mit einem Musikinstrument«, schreibt Autor Jörn Möller. »Am Anfang hält man sich an ein paar Standardgriffe. Diese Eingaben erzeugen ein Feed-back, und wenn man es lange genug macht, wird daraus ein Rhythmus. Irgendwann hat man Tastatur und Maus vergessen. Die Gedanken verbinden sich wie Noten zu einer Melodie, und die Welt hinter dem Bildschirm und die Welt im Kopf werden eins. So gerät man in den Cyberspace.«

Der entscheidende Unterschied zwischen traditioneller und moderner Arbeit: »Die Informationstechnologien vernichten Zeit, indem sie ›Allgegenwart‹ und ›Zeitlosigkeit‹ einführen«, warnen Soziologen. »Das immaterielle umfassende Kommunikationssystem ist ›überall gleichzeitig‹ – an allen Orten der Welt und in allen (erfaßten) Zeitpunkten der Vergangenheit, die damit nicht mehr ›vergangen‹ ist.«

Der Rhythmus im Schlaf

Vor dem Hintergrund des eben Geschilderten wird deutlich, warum in einer Non-stop-Gesellschaft vor allem eines stört: das menschliche Bedürfnis nach Schlaf. Wozu brauchen wir überhaupt Schlaf?

Der Kalifornier Robert MacDonald hat die Antwort so dramatisch wie kaum ein anderer Mensch erfahren. 18 Tage war er bei einem Marathon-Schaukelstuhl-Wettbewerb wach geblieben. Das war zwar Weltrekord, aber zum Schluß litt der Dauerwipper nicht nur an schweren Halluzinationen – MacDonald stand auch am Rande einer tödlichen Blutvergiftung!

Daß extremer Schlafentzug zu einer bakteriellen Verseuchung des Blutes führen kann, ist der jüngste und zugleich überraschendste Befund der Schlafforschung. Ermittelt wurde er von Carol Evans, die bei der amerikanischen Gesundheitsbehörde beschäftigt ist. Dieser Schlafforscherin gelang es, den Grund für jene Leiden aufzuspüren, die bei Rattenversuchen die Forscher schon immer irritiert hatten. Ratten, die unentwegt am Einschlafen gehindert werden, verendeten unter heftigen Fieberschüben. Doch wenn die Forscher nachschauten, so fanden sie selbst bei penibelster Obduktion keinen augenfälligen Grund für den Exitus. Erst komplizierte chemische Analysen von Biochemikerin Everson enthüllten: Die permanent wach gehaltenen Tiere sterben an einem Zusammenbruch ihrer Immunabwehr. Diesen bislang unentdeckten Zusammenhang zwischen unserem körpereigenen Abwehrsystem und dem Schlaf konnte auch für den Menschen nachgewiesen werden. Bei Testpersonen, die über mehrere Tage wach bleiben mußten, hatte sich die Immunabwehr bereits nach 70 Stunden chaotisch verändert.

Inzwischen wurden weitere Indizien ausgemacht, die auf einen bislang noch geheimnisvollen Zusammenhang zwischen Schlaf und Immunsystem hindeuten: Besonders während der Tiefschlafphase werden in rhythmischen Wellen bestimmte Informationsmoleküle des Immunsystems ins Blut geschwemmt.

Überhaupt sind unsere »Systeme« während des Schlafs nicht einfach abgeschaltet. Vielmehr befinden wir uns in einem zyklischen Ablauf von verschiedenen Stufen. Das zeigen die Meßkurven von »Polysomnogrammen« in Schlaflabors. Dabei werden kleine Elektroden an der Kopfhaut der Testschläfer angeschlossen; die Elektroden nehmen rhythmische Veränderungen des elektrischen Gehirnpotentials auf und leiten diese Werte an das Meßgerät weiter. Die Daten zeigen: Im Schlaf steckt Rhythmus. Zunächst fällt das Bewußtsein in einen Dämmerzustand, um sich in der anschließenden Leichtschlafphase von den Außenreizen abzunabeln. Das Polysomnogramm zeichnet dabei ein mittelhohes, mitteldichtes, recht gleichmäßiges Auf und Ab: den sogenannten Alpharhythmus. Er steht für entspannte Ruhe. Dieses Alphamuster – 8 bis 12 Zyklen pro Sekunde – unterscheidet sich deutlich von den schnellen Gehirnströmen im Wachzustand (13 bis 35 Zyklen pro Sekunde).

Der nun folgende »Halbschlafkomplex«, der in drei Subkategorien zerfällt, ist für Arbeitsphysiologen deshalb so interessant, weil Menschen in dieser »Theta-Phase« (3 bis 7 Zyklen pro Sekunde) felsenfest davon überzeugt sein können, daß sie noch wach sind, obwohl sie in Wirklichkeit bereits friedlich schlummern. Dieses Phänomen verursacht ähnlich gefährliche Wahrnehmungstäuschungen wie die Mikroschlafzyklen, die Dr. Claudio Stampi bei Autofahrern registrierte: fünf bis zehn Sekunden lange Phasen, in denen das Gehirn objektiv schläft, der Fahrer aber mit offenen Augen weiterfährt!

Die Seele »wendet« sich alle 90 Minuten

Wenn wir nicht am Steuer, sondern im Bett schlafen, dann pendelt unser Bewußtsein im 90- bis 100minütigen Takt permanent zwischen zwei Phasen: dem Tiefschlaf und dem Traumschlaf. Wer wach vor Kontrollbildschirmen sitzt, der leidet in diesem Takt unter intensiven Schlafanfällen.

Eine Entsprechung dieses nächtlichen Auf und Ab findet sich auch am Tag! Alle 90 Minuten läßt die Konzentrationsfähigkeit und die Gedächtnisleistung nach. Würden wir auf diesen Rhythmus »hören«, dann wäre eine kurze Pause im Eineinhalbstunden-Takt für uns wohl selbstverständlich. Doch die allermeisten Menschen mißachten diese regelmäßigen Hochs und Tiefs. Dadurch wird nicht nur die Leistungsfähigkeit verringert, sondern man setzt langfristig auch die Gesundheit aufs Spiel. Fehler- und Unfallhäufigkeit in Betrieben zeigen ein 90-Minuten-Hoch.

Der BRAC (Basic Rest-Activity Cycle), unser Ruhe-Aktivitäts-Zyklus, ist ein komplexes Rhythmusgebilde. Seine Kraft strahlt in viele innere Prozesse ab. Vieles von dem, was er bewirkt, bekommen wir bewußt gar nicht mit. Erste Beweise für die These reichen von Magenrhythmen, »Anschwellungs-Höhepunkten« des Penis bis hin zu »Kontaktfrequenzen« von Kühlschränken. In der Zeitschrift *Biologie in unserer Zeit* beschrieb Diplom-Psychologe Franz Strunz, wie die Versuche abliefen. Testpersonen wurden beispielsweise aufgeblasene Ballons in den Magen gesteckt. Meßergebnis: Verdauungsbewegungen wiederholen sich alle 90 Minuten.

Darüber hinaus zeigten mehrtägige Beobachtungen: Testpersonen, die sich nach Herzenslust aus einem Kühlschrank bedienen dürfen, tun das mit einer 90minütigen »Kontaktfrequenz« (Statistischer Durchschnitt). Durch einen BRAC-Takt wird also auch der Appetit angeregt. Dieses Resultat ist ein indirekter Beleg dafür, daß Freud doch recht hat! Denn dem Wiener Seelenfoscher zufolge offenbaren sich in den Traumphasen triebhafte Begierden.

Ein weiterer Beleg für Freuds Theorie: Auch die erotischen Bedürfnisse haben einen BRAC-Tagestakt. Untersuchungen an Männern, deren Geschlechtsorgan eine sogenannte Volumenmeßschlaufe umgab, zeigten »Anschwellungs-Höhepunkte« in einem 95-Minuten-Takt – meist verbunden mit eindeutigen Phantasien... Alle 90 Minuten verdichtet sich zudem unsere

Neigung zum Tagträumen. Um das herauszufinden, bedurfte es einer raffinierten Versuchsanordnung. Die Testpersonen waren mit sonst nichts beschäftigt, außer mit sich selbst. Alle fünf Minuten aber erklang ein Pfeifton, der sie aufforderte, ihre augenblicklichen Phantasien schriftlich festzuhalten. »Diese Aufzeichnungen wurden dann von Außenstehenden nach dem Grad der Phantastik, also von realistischen Erwägungen bis hin zu traumähnlichen Visionen, eingeschätzt«, erklärt Wissenschaftsautor Rolf Degen den Versuch. »Alle 90 Minuten, so das Ergebnis, stellten sich Spitzenwerte in die eine oder andere Richtung ein.«

Wie tief der BRAC-Zyklus in uns steckt, verrieten aber erst Forschungsergebnisse des kalifornischen Psychologen Ernest Rossi. Sie zeigen, daß der BRAC bis in die tiefsten Tiefen unserer Existenz zurückreicht. Diesen Rhythmus der Ur-Vergangenheit haben wir unserer evolutionären Abstammung von Einzellern zu verdanken. Auffällig nämlich ist, daß bei Bakterien und Menschen die Produktion des grundlegenden Energielieferanten ATP (Adenosintriphosphat) ganz ähnlich abläuft. Auch brauchen Eukaryonten (Einzeller mit Zellkern) etwa 90 bis 120 Minuten, um sich zu teilen. Diese Zeitspanne kennt man auch von Zellteilungsprozessen in unserem Körper.

Rossi sagt, daß sich unsere Zellen im ultradianen Takt verdoppeln und regenerieren. Wenn wir nach eineinhalb Stunden konzentrierter Arbeit plötzlich »durchhängen«, dann könnte es daran liegen, daß in unserem Körper unzählige Zellen zur selben Zeit »Kraft sammeln« für die Teilung.

Eine Führungskraft oder jemand, der verantwortliche geistige Tätigkeit verrichtet, sollte sich darüber im klaren sein, daß er während eines normalen Arbeitstages etwa viermal einen Höhepunkt erlebt, an dem er sehr gute oder angemessene Entscheidungen treffen kann. Viermal kann er Hochleistung bringen. Danach aber benötigt der Mensch eine Ruhepause. Dabei braucht niemand zu befürchten, daß durch Pausen das Leistungsvermögen gemindert wird: im Gegenteil. Während man sich ausruht, entspannt, ein paar Schritte geht, arbeitet das Unbewußte im Hintergrund weiter und hilft bei der Entwicklung kreativer Ideen. Dieser Erkenntnis folgend haben einige amerikanische Labors sogenannte »Zen-Räume« eingerichtet, in die sich jeder, dem danach ist, zurückziehen kann, um sich zu regenerieren. Auch werden in Japan sogenannte »nap-chairs« angeboten: spezielle High-Tech-Stühle für Turbo-Nickerchen. Der Mensch braucht Pausen, und er braucht den Schlaf. Doch wie lange soll er pausieren; wie lange soll er schlafen?

Studien ergaben, daß solche Menschen am gesündesten sind, die regelmäßig sieben bis neun Stunden schlafen. Die meisten Schlafforscher glauben allerdings, daß man sich auf 4,5 bis 5 Stunden Schlaf heruntertrainieren kann, ohne Gesundheitsschäden zu erleiden. Prominente Vorbilder dafür gibt es genug. »Vier Stunden für die Männer, fünf für die Frauen und sechs für Idioten«, proklamierte schon Napoleon Bonaparte. Auch Friedrich der Große war ein Vier-Stunden-Mann. Gleiches wird von dem Philosophen Immanuel Kant berichtet und auch von Ex-US-Außenminister Henry Kissinger.

Wie schlafen Naturburschen im Busch?

Doch wieviel Schlaf man sich auch immer gönnen mag: In der zivilisierten Welt schläft man in der Regel sein gesamtes Pensum an einem Stück. Muß das eigentlich sein? Wie »natürlich« ist dieser Blockschlaf?

Unser Schlafverhalten scheint einmalig zu sein in der gesamten belebten Natur. Kaum ein Tier schläft so wie wir.

Zwar sinkt bei der Biene, ähnlich wie bei uns, der schläfrige Kopf automatisch auf die Brust. Und auch Ameisen zeigen ein menschliches Einschlafritual. Sie rollen sich gemütlich in ihrem Erdbett zusammen; und sie recken und strecken sich beim Aufwachen auch so wie wir. Doch wenn es um die Art des Schlafes geht, dann ist es in der Natur eher eine seltene Ausnahme, daß ein Tier an einem Stück sein ganzes Schlafbedürfnis »wegschläft«. Und das gilt erstaunlicherweise für Jäger ebenso wie für Gejagte. Sei es die vor Feinden gut geschützte Schildkröte, die mehrmals in der Stunde für ein paar Sekunden einnickt. Oder sei es die von Raubtieren begehrte Giraffe, die sich – meistens stehend – hintereinander höchstens acht Minuten Schlaf gönnt. Die allermeisten Säugetiere (über 86 Prozent) verteilen ihre Schlafzeiten in diversen Häppchen über den ganzen Tag.

Solch »polyphasiges« Schlafverhalten kennt man sonst nur von Menschenkindern und sogenannten »Naturkindern«. Kleinkinder wachen und schlafen im 3- bis 4stündigen Takt. Auch Naturmenschen frönen nicht dem monophasigen Schlafverhalten von zivilisierten Erwachsenen. Die Temiars in Indonesien und die Ibans von Sarawak wachen nachts regelmäßig auf, gehen ans Lagerfeuer, schwatzen oder kochen – und legen sich dann wieder ins Bett. Wie Kinder, so gönnen sich auch sie tagsüber immer wieder mal ein Nickerchen.

Solche Kurzschlafeinschübe entsprechen dem natürlichen Rhythmus des Körpers. Sie erhöhen die Leistungsfähigkeit, und Arbeitsphysiologen fordern deshalb öfters Ruhepausen zwischendurch. Test von neuartigen Schlafstrategien belegen: Ein 20 bis 30 Minuten langes Nickerchen alle vier Stunden rund um die Uhr kann einen Menschen so wachhalten, daß er bis zu 22 Stunden produktiver Arbeit an einem Tag erreicht! »Napping« dürfte zu einem immer mehr akzeptierten Verhalten werden. Schon hat sich unter den

Yuppies der amerikanischen Kreativen eingebürgert, daß sie an ihre Büro-Tür das Schild hängen: »Ich nehme gerade meinen 20-Minuten-nap.«

Überhaupt gilt: Nur wer seinen individuellen Schlafrhythmus findet, bringt Hochleistungen. So geht der erfolgreiche Sony-Chef Norio Ohga jeden Abend um 21.30 Uhr ins Bett. Ab 2 Uhr früh allerdings ist der Präsident des Elektrogiganten wieder wach. Dann frönt er seiner Passion, dem Dirigieren. Wenn dann gegen 5 Uhr morgens »Nipon nipponiae«, der graue Ibis, schreit, schlüpft Norio Ohga wieder ins Bett. Ab sieben dirigiert er dann von seinem Schreibtisch aus den multinationalen Konzern. Auch der frühere Boß von Apple Computer, John Scully, schläft in Etappen und gönnt sich regelmäßig das Neueste von CNN um 3 Uhr 30 beim Kaffee.

Chronoforscher fordern deshalb: Mehr Spielraum für Schlafindividualisten. Doch was cleveren Aufsteigern und erfolgreichen Managern erlaubt ist, bleibt Schichtarbeitern versagt. Fast jeder Nachtarbeiter muß sich zum Wachsein zwingen! Bis zum 15fachen, so der Trierer Universitätsprofessor Wendelin Emser, steigt die Unfall- und Fehlerhäufigkeit – vor allem in den frühen Morgenstunden. Um diese Zeit sind Rangierfehler und Zwangsbremsungen bei der Bundesbahn häufiger; ebenso Ablesefehler von Computerterminals in Kernkraftwerken. Krankenschwestern reagieren falsch und LKW-Fahrer haben längere Reaktionszeiten. Jedermann schneidet in der Nacht bei Geschicklichkeitstests schlechter ab als am Tag.

Die chronobiologische Moskauer U-Bahn

Im Schichtbetrieb der Arbeitswelt sind Morgentypen, die »Lerchen«, besonders gefährdet. Sie neigen häufiger als Abendtypen zu »Schicht-Fehlanpassungs-Syndromen«. Ihre inneren Rhythmen passen sich schlechter an Nachtschichten an, als die von »Eulen«.

Die Personalabteilung der Moskauer U-Bahn hat daraus Konsequenzen gezogen: Morgenmenschen dürfen keinen Schichtdienst mehr leisten. Seither hat sich die Zahl der Unfälle praktisch auf Null reduziert. (Der Brand in der U-Bahn im Oktober 1995 war technischer Natur.) Optimiert wurde die Nachtarbeit-Anpassung auch noch, indem die Veränderungen von Rhythmen im Alter berücksichtigt werden. Menschen können zwar als Zwanzig- oder Dreißigjährige jahrelang ziemlich problemlos den Streß von Wechselschichten wegstekken. Mit Vierzig aber verändert sich das Schlafmuster grundlegend, und dann kann es zu ernsthaften Unverträglichkeiten von Schichtarbeit kommen. In Moskau ist kein U-Bahn-Fahrer älter als 45 Jahre.

Das russische Beispiel unterstreicht die Forderung von Moore-Ede: »Die Nachtschicht sollte man nicht als unvermeidliches Übel hinnehmen, sondern nach dem neuesten Kenntnisstand über die Physiologie der menschlichen Munterkeit sorgfältig planen.« Zu dieser Planung gehört nach dem Stand der heutigen Chronotechnik zweierlei: erstens sorgfältig ausgearbeitete Schichtpläne und zweitens ein sensibel gesteuertes, wattstarkes Lichtaggregat – die allerneueste Entdeckung der Chronoforscher...

Zunächst die Schichtpläne: Neue Anpassungsformen probierte als erster deutscher Betrieb die »Bayer«-Chemie in Brunsbüttel an der Elbmündung bei 700 Schichtlern aus. Und das Ergebnis scheint positiv zu sein. »Endlich habe ich keine

Schlafprobleme mehr«, freut sich dort Monteur Lothar Engel. »Ich bin viel ausgeglichener«, strahlt Facharbeiter Jochen Heuer. »Jetzt kann ich wieder regelmäßig Freunde treffen«, sagt Meister Karl Dietzel. Die Dienstpläne dieser drei Nachschichtler wurden chronobiologisch umgestellt. »Bisher war es üblich, viele Nachtschichten hintereinander zu legen. Das ließ die Betroffenen schlechter und kürzer schlafen«, erklärt der Karlsruher Arbeitsmediziner Dr. Peter Knauth, der das neue System ausgetüftelt hat. Jetzt wird höchstens noch drei Nächte in Folge gearbeitet – kombiniert mit einem raffinierten Rotationssystem, das die Uhrumstellung erträglicher macht.

Allein mit neuartigen Schichtplänen indes sind typische »Nachtfehler« nicht zu verhindern. Darin sind sich Arbeitsphysiologen einig. Wie groß das Problem ist, das es noch in den Griff zu bekommen gilt, zeigt das Inferno vom 15. März 1993 im Frankfurter Hoechst-Werk. 23 Jahre lang lief die Anlage tadellos. Aber in dieser Nacht blieb sie stehen. Der Schichtleiter inspizierte das Förderband, mit welchem lösemittelhaltiger Kunststoff aus einem Reaktionsbehälter transportiert wird. Dabei passierte nur eine kleine Unachtsamkeit: Bei der Reparatur lockerte sich eine Schraube und fiel in den Motor eines Absaugegeräts. Funken schlugen; eine Methanol/Luft-Explosion zerfetzte den Schichtleiter und verletzte dessen Mitarbeiter schwer. Stunden später war der Stadtteil Schwanheim von einer Zehn-Tonnen-Wolke aus krebserregendem Nitroanisol-Gas eingenebelt. Ein Chemie-GAU konnte gerade noch verhindert werden.

Ob in Chemieunternehmen, Kernkraft- oder Elektrizitätswerken, stets wird am Arbeitsplatz immens hohe Konzentration verlangt, aber die Konzentration soll inmitten monotoner Abläufe aufgebracht werden! Die Operateure sind im Normalfall unterfordert. Es gibt wenig Spannendes zu tun. Wenn aber Überraschendes geschieht, dann sind Menschen überfordert, die sonst oft nichts weiter tun sollen, als stundenlang auf Monitore zu blicken. »95 Prozent ist Langeweile, der Rest ist Terror«, wettert Boris Ludborzs, Arbeitspsychologe bei der Berufsgenossenschaft der chemischen Industrie in Heidelberg über das derzeitige Arbeitssystem. All die gewaltigen Bemühungen, die Sicherheit durch Automatisierung zu erhöhen, haben tatsächlich nicht viel mehr geschaffen als eine Arbeitswelt, in der das »System Mensch« fast zwangsläufig immer müder und unaufmerksamer wird. Man verbietet Operateuren jede Lektüre, außer der von technischen Handbüchern. Auch sind »arbeitsfremde« Unterhaltungen nicht gestattet. Das Licht soll schummrig sein, um die Monitore besser beobachten zu können. Außerdem wird für die Nachtschicht oft die Heizung eingeschaltet, so daß man leicht schläfrig wird.

Die Bedingungen solch eines Arbeitsplatzes ähneln denen, die man sich zu Hause schafft, wenn man es gemütlich haben will. Die Reizarmut signalisiert dem Organismus, daß er seine »Wachsysteme« zurückfahren, wenn nicht sogar abschalten soll. Chronophysiologen haben nun erste Munterkeits-Alarmgeräte entwickelt. In der Computertechnik wird versucht, mehr Geräusche in die gleichmäßig summenden Geräte einzubauen. Zudem wirbeln Schichttemperatur-Systeme die Luft physiologisch günstig um: Im Kopfbereich sollte die Raumtemperatur niedriger sein als an den Beinen. Das kommt der cerebralen Munterkeit zugute.

Andere Sicherheits-Systeme werden hinter dem Ohr angebracht. Ein technischer Trick sorgt dafür, daß gewarnt wird, sobald man einnickt. Diese Aufwachmethode hat die japanische Autofirma Nissan auch für Kraftfahrer entwickelt. Statistiken weisen aus, daß mindestens jeder dritte Autofahrer schon einmal kurz eingenickt ist. LKW-Fahrer haben morgens um 8 Uhr ein 16fach höheres Einschlafrisiko, und 38 Prozent der Nachtdienstarbeiter sind sogar schon mal auf der Heimfahrt nach der Schicht am Steuer regelrecht eingeschlafen! Wen wundert es: Im Schnitt geht beim Schichtdienst innerhalb einer Woche ein ganzer Nachtschlaf verloren!

Bürolampen machen krank

Den vielleicht allergrößten, aber sicherlich am meisten unterschätzten Einfluß auf die Leistungsfähigkeit hat die Beleuchtung. Beispielsweise ist sie in den meisten Büros schlichtweg gesundheitsschädlich. 57 Prozent der Schreibtischmenschen klagen über Lichtprobleme: Konzentrationschwäche, Kopfschmerzen und Augenbrennen. Wie hoch mag der volkswirtschaftliche Schaden durch Lichtstreß wohl sein? Immerhin verbringt jeder zweite Bundesbürger bis zu seiner Pensionierung 70.000 Stunden im Büro – mithin Zigtausende von Stunden unter unzureichendem Licht.

Kann es nur Zufall sein, daß die Glühbirne und die Schlaftablette zur selben Zeit erfunden wurden? Der Mensch, so der amerikanische Physiologe Arnold Brown, braucht das volle Lichtspektrum der Sonne als »Lebensmittel«. Glühbirnen aber haben im Vergleich zu Naturlicht ein verhältnismäßig kleines Spektrum. Bürokunstlicht kann deshalb ähnliche Symptome hervorrufen wie die »Winterdepression«, die auf zu wenig Sonnenlicht zurückzuführen ist (vgl. Kapitel 11). Und außerdem mangelt es Bürolicht an Strahlungskraft. Ein beleuchteter Raum ist kaum ein Zehntel so hell wie der Bereich im Schatten eines Baumes an einem hellen Sonnentag!

Die Folgen enthüllte eine Untersuchung: 78 Prozent der Angestellten, deren Arbeitsplatz nur von einer Tischlampe erhellt wurde, litten an Gesundheitsbeschwerden. Unter jenen, deren Raum von indirektem Licht – ergänzt durch eine

Tischleuchte – erhellt war, klagten nur 20 Prozent über Müdigkeitssymptome.

In ihrem Buch *Lust auf Arbeit* (Büro-Biologie) zitieren Edith Weiner und Arnold Brown eine aufschlußreiche Studie: Während der Ölkrise 1973 wurden in vielen amerikanischen Büros die Beleuchtungsstärken bis auf die Hälfte (550 statt üblicher 1100 Lux) abgesenkt, um Energie und Geld zu sparen. Prompt sank die Produktivität in diesen Räumen um 30 Prozent. Jeder eingesparte Dollar Strom kostete demnach 160 Dollar Arbeitsleistung...

»Vollspektralleuchten«, deren Licht fast identisch mit dem der Sonne ist, wären nicht nur in Büros, sondern auch in Schulen dringend nötig. Denn ähnlich wie Pflanzen, gedeihen auch Kinder im Schatten schlecht. Wachstum, Verhalten und Lernerfolg wird vom Licht im Klassenzimmer entscheidend mit beeinflußt.

Diese Entdeckung machten kanadische Psychologen im Rahmen einer zweijährigen Studie mit 327 Schülern. Die 10- bis 12jährigen besuchten als Viertkläßler fünf Schulen mit unterschiedlicher Beleuchtung. Je heller das Licht, desto besser war ihre Leistung. In Klassenräumen, die von UV-verstärkten Leuchtstoffröhren mit vollem Spektrum ausgeleuchtet waren, entfalteten sich die Schüler am besten. Sie fehlten seltener, wuchsen kräftiger und hatten weniger Karies. Dagegen war die kindliche Entwicklung unter energiesparenden Hochdruck-Natriumdampflampen meßbar gebremst. Diese Studie bestätigt, was vor allem Tierversuche bisher demonstriert hatten: Knochen- und Zahnwachstum sowie verschiedene Stoffwechselfunktionen kommen nur bei Licht so richtig in Gang.

Deshalb sagt der amerikanische Augenarzt Jacob Liberman, daß Menschen, Tiere und Pflanzen nicht nur eine ausgewogene Ernährung benötigen, sondern auch eine ausgewogene »Lichtdiät«. Dabei ist die Rolle der UV-Strahlen in dieser Diät mit der von Vitaminen und Spurenelementen vergleichbar: Ohne sie stirbt man nicht gleich den Hungertod, wird aber mit der Zeit schwächlich und krank.

Die »Wundermusik« der Lichtorgel

So wichtig UV-Licht für den Organismus ist – es kann auch gefährlich sein und Hautkrebs erzeugen. In dem anhaltenden Streit darüber, wieviel Anteile des ultravioletten Lichts in unseren Glühbirnen sein soll, bahnt sich jetzt eine Lösung an. Die amerikanische Forscherin Margaret Kripke hat die verschiedenen Wellenlängen innerhalb des UV-Strahlen-Spektrums getrennt voneinander untersucht und festgestellt, »daß sich die Wellenlängen, die am wirkungsvollsten Immunreaktionen auslösen, von denen unterscheiden, die den Sonnenbrand und mithin Hautkrebs produzieren«. Man kann also schädliche Wellenlängen von den nützlichen trennen.

Dies läßt die Hoffnung zu, daß wir bald »perfektes« Kunstlicht kaufen können. Und dann müssen wir nur noch darauf hoffen, daß dieses Licht auch wirklich chronobiologisch fachkundig installiert wird. Denn um die Beleuchtung humaner zu gestalten, genügt es nicht, einfach stärkere Glühbirnen einzuschrauben – so »perfekt« die Lampen auch immer sein mögen. Es gilt, sich an lichtsensorischen Chronorhythmen zu orientieren!

Nachts sind wir nämlich lichtempfindlicher als am Tag. Die Kurve, die das Tageslicht im Verlauf eines Tages beschreibt, ähnelt einer Fieberkurve: Sinuswellen mit großen Ausschlägen spiegeln den jeweiligen Sonnenstand wider. Künstliches Licht aber hat keine »Tageskurve«. Ihm fehlt diese Schwingung. Einer »parabiotischen Wirkung« des Lichts kann also nur mit einer aufwendigen »organlogischen Lichttechnik« entgegengewirkt werden: einer elektronischen Steuerung, die Licht gleichsam durch den Raum wandern läßt. »Dabei werden die großen Lichtflächen (in Supermärkten, Großraumbüros etc.) in Bewegung gebracht, indem man die Lichtschwankungen zwischen Hell und Dunkel fast unmerkbar so wandelt, wie es in der Natur geschieht, wenn sich Wolken vor die Sonne schieben«, erläutert Physiologe Hugo Kükelhaus. »Damit wird erreicht, daß Netzhaut und Gehirn gymnastisch-schwingende Bewegungen vollziehen, die sich dem ganzen Organismus aufbauend mitteilen.« Wann endlich wird die Gewerkschaft statt mehr Lohn einen optimalen Lichtarbeitsplatz fordern?

Diese Frage wird schneller beantwortet werden müssen, als viele ahnen. Denn schon sorgt gleichermaßen in Vorstandsetagen wie Universitätslabors eine Erfindung für Aufregung, die unsere Arbeitswelt radikal umkrempeln könnte. Mit sehr hellem Speziallicht ist dem amerikanischen Forscher Charles A. Czeisler Sensationelles gelungen: Nachtschichtarbeiter wurden innerhalb von drei Tagen auf ein neues Schichtprogramm problemlos umgestellt! Die Testpersonen, acht junge Männer, arbeiteten nachts in 7.000 bis 12.000 Lux hellen Labors. Normalerweise herrschen dort höchstens 1.500 Lux.

In amerikanischen Vorstandsetagen wurden bis zu 300.000 Dollar – inclusive Software – für diese Beleuchtungstricks locker gemacht. Der Erfolg: Bei Schichtarbeitern der Kraftwerksgesellschaft *San Diego Gas and Electric* war nach der zweiten Nacht der innere Rhythmus wieder im Lot. Die Helligkeit am Terminal suggeriert der inneren Uhr mitten in der Nacht einen strahlenden Sonnentag. So erreicht der Körper den natürlichen Tiefpunkt nicht ausgerechnet dann, wenn im Kontrollraum höchste Konzentration gefragt ist, sondern erst in den Morgenstunden – nach der Arbeit.

Auf dem Nachhauseweg setzen die Kraftwerksmänner eine tiefdunkle Brille auf. So wird die innere Uhr auf Dämmerung eingestellt. Nach drei Vormittagsstunden Schlaf gehört der Tag der Familie. Am frühen Abend, wenn das zweite Leistungstief hereinbricht, schläft man ein wenig. Um 23 Uhr beginnt dann die nächste Schicht.

Sechsmal Nachtschicht – von 23 Uhr bis 7 Uhr früh, dann wieder vier Tage frei. So kann sich die innere Uhr leichter als bei anderen Schichtplänen auf den normalen Tag/Nacht-Rhythmus einpendeln. Eine Umfrage unter den Arbeitern, die sich freiwillig solchen Lichtduschen aussetzen, klingt vielversprechend: 80 Prozent fühlten sich aufmerksamer bei der Arbeit; 60 Prozent konnten nach der Nachtschicht besser schlafen.

Ist die Lichtdusche die Lösung für Nachtschichtarbeiter? In jedem Fall findet der lichtgesteuerte Sicherheitszuwachs immer mehr Interessenten. Die US-Firmen Shiftwork Systems und Light Sciences installierten künstliche Zeitgebermaschinen bereits auf Förderplattformen von Texaco Oil und den Kontrollterminals der Nuclear Regulatory Commission, einer Organisation, die rund um die Uhr alle amerikanischen Kernkraftwerke überwacht. Auch die NASA will die Fitness-Strahler nutzen, um Astronauten für die Arbeit im All zu trimmen. Dort wechseln beispielsweise auf Shuttleflügen im Orbit Tag und Nacht im 45-Minuten-Takt.

Nicht nur in der amerikanischen Industrie herrscht Aufregung über die neue Technologie. Auch in den Labors der Universitäten wird heftig darüber diskutiert. Denn der Streit dreht sich um die finanziellen Rechte der Patent-Vergabe... Czeislers Arbeitgeber, das Brigham and Woman's Hospital der Harvard-Universität hat nämlich von diversen Schlafforschern, die mit Speziallicht experimentieren, schriftliche Berichte über ihre Forschungsresultate verlangt – um die Daten nutzbringend für sich auszuwerten. Als Ausgleich dürften sie die inzwischen in den USA patentierte Technik kostenlos nutzen.

Die Wissenschaftler aber fürchten, daß Czeisler ihre Forschung unrechtmäßig ausbeuten wird. Auch die amerikanische »Gesellschaft für Lichtbehandlung und biologische Rhythmen« erklärte in einem Brandbrief: »Das Wissen um die Lichttherapie ist öffentliches Eigentum und nicht patentierbar.« »Wissenschaftskriminell« seien Czeislers Praktiken, wettert Chronopharmakologe Björn Lemmer im *Spiegel*. In Deutschland, so hoffe er, »werden die damit nicht durchkommen.« Ähnlich optimistisch ist zwar auch Chronoexperte Zulley vom Bezirkskrankenhaus Regensburg. Doch die Drohung, daß Forscher, mithin auch deutsche Wissenschaftler, von der lukrativen Lichtforschung abgekoppelt werden, schwebt wie ein Damoklesschwert über der Forscherzunft.

Nur unabhängige Studien aber können die noch offenen Fragen beantworten. Ungeklärt sind vor allem die Langzeiteffekte dieser Lichtmanipulation. Schon heute ist deutlich abzusehen: Sowohl die gesellschaftlichen als auch die gesundheitlichen Folgen des Eingriffs in die Rhythmik dürften dramatischer sein, als die meisten ahnen. »Ich kann mir vorstellen, daß es eines Tages eine unterirdische Gesellschaft der Nachtmenschen geben wird«, orakelt Arbeitswissenschaftler Wolfgang Ehrenstein über soziale Folgen der vermeintlich problemlosen Rhythmenumstellung von Schichtarbeitern.

Die »Zauberpille« Melatonin

Diese Vision erscheint gar nicht so abwegig, wenn man um neueste medizinische Trends weiß, die mit der Lichttherapie einhergehen. Sie wird seit kurzem mit einer Gabe von *Melatonin* kombiniert – jenem »Nacht«-Hormon, das als chemischer Ausdruck für Dunkelheit gilt (siehe auch Kap. 3).

Psychiater Alfred J. Lewy setzt Melatonin erfolgreich ein, um die innere Uhr von Schichtarbeitern, Jet-Lag-Geplagten und auch Blinden zu manipulieren. Solche »Phasen-Verschiebungen« gelingen – dank Melatoningaben – »zum Beispiel bei Schichtarbeitern immer dann am besten, wenn die innere Uhr dieses Hormon nicht erwartet. Das ist gewöhnlich das erste, was man am Morgen tut – man stellt seinen Körper darauf ein zu glauben, es sei noch kein Sonnenaufgang, oder man stellt die innere Uhr am Nachtmittag auf einen verfrühten Sonnenuntergang vor.« Die Resultate, so der Universitäts-Forscher aus Potland, »sind ziemlich bemerkenswert«. Es genügt eine minimale Dosis von 0,5 Milligramm – das ist nicht mehr, als normalerweise der Organismus in einer Nacht selbst herstellt.

Melatonin aber kann noch mehr. Nicht nur für die »unterirdische Gesellschaft der Nachtmenschen« dürfte dieser Stoff zu einem alltäglichen Nahrungsmittel werden, sondern auch für Millionen anderer Menschen. Denn die TV-Werbung für Melatonin-Medikamente könnte in wenigen Jahren so aussehen: »Haben Sie Schlafprobleme? Machen Sie sich Sorgen darüber, daß Sie vielleicht ungewollt schwanger geworden sind? Haben Sie Jet-Lag-Probleme, die bei der Arbeit oder im Urlaub hinderlich sind? Oder wollen Sie gar Ihr Alter manipulieren und damit auch gleich das chronische Leiden, das Sie begleitet? Wenn eine dieser Beschreibungen auf Sie zutrifft, dann sollten Sie Ihren Arzt nach MelaTonics fragen. Es besteht große Hoffnung, daß auch Sie zu der großen Gemeinschaft derjenigen gehören, denen Melatonin helfen kann. Und vergessen Sie nicht: Melatonin ist sicher, und es ist nicht giftig – im Gegenteil. Es basiert auf Mutter Naturs eigenem Rezept.«

So futuristisch dieser frei erfundene Werbespot klingen mag: Seit Ende Oktober 1995 dürfen Deutschlands Apotheker Melatonin rezeptfrei verkaufen; genauer: pflanzliche Produkte mit Melatonin aus Bananen- beziehungsweise Tomatenextrakt. Sie gelten als sogenannte Nahrungsergänzungsmittel und sind damit rezeptfrei. Diese neuen Mittel enthalten nach Herstellerangaben exakt 0,1 Milligramm Melatonin, ein körpereigener Stoff, der von der Zirbeldrüse produziert wird. Die angegebene Menge soll ausreichen, um all die Wunderdinge zu vollbringen, die in der obenerwähnten fiktiven Melatoninwerbung angesprochen wurden.

Zusätzlich zum Melatonin erhält der Kunde auch noch mit derselben Kapsel jene Vitamine und Mineralien, die der Organismus angeblich braucht, um Melatonin besonders gut zu verwerten. Daher sei die neuaratige pflanzliche Melatoningeneration weit sinnvoller als die meisten der verschreibungspflichtigen Präparate, die es auf Rezept gibt – behaupten zumindest die Hersteller.

Die Substanz mit der chemischen Bezeichnung N-Acetyl-5-Methoxythryptamin ist wegen seiner positiven Wirkungen auf dem Weg zur »heißesten Pille des Jahrzehnts« zu werden, wie das US-Nachrichtenmagazin *Newsweek* frohlockt. In den USA, wo es seit Monaten rezeptfrei angeboten wird, rechnete man für 1995 mit dem Verkauf von mehr als 50 Millionen Melatoninpillen. Schon 0,1 Milligramm des Hormons sollen – regelmäßig eingenommen – Schlafstörungen beseitigen, und zwar ohne Nebenwirkungen. Denn im Gegensatz zu herkömmlichen Schlafmitteln unterdrückt diese Substanz nicht die für den Körper so wichtigen REM-Phasen (Traumphasen).

Aber nicht nur als natürliches Schlafmittel hat sich in den USA diese Wundersubstanz zum Verkaufshit Nummer 1 mit Millionenumsätzen entwickelt. Melatonin gleicht auch den Jet-Lag aus. Bei Flugreisen von Ost nach West wird die Anpassung des Körperrhythmus an die neue Zeitzone beschleunigt.

Und bald könnte sich Melatonin auch als sanftes Kontrazeptiva erweisen. Bei Tests in Großbritannien jedenfalls wurden damit erfolgreich Empfängniszyklen verschoben.

Und mehr noch: Dieses Hormon vermag offenbar so gewaltig in unsere innere Rhythmik einzugreifen, daß es sogar Alterserscheinungen zu verhüten vermag. »Ich nehme jede Nacht ein Tausendstel Gramm Melatonin«, bekannte der amerikanische Professor Russel J. Reiter auf dem 39. Symposium für Endokrinologie in Leipzig im April 1995. »Ich möchte so spät wie möglich sterben, und ich denke, dieses Hormon könnte mir dabei helfen.«

Überzeugt haben den Forscher diverse Untersuchungen, die zeigen, daß ein Mangel an Melatonin für die verschiedenen Alterungsprozesse verantwortlich ist und daß die Substanz ermöglicht, vor altersbedingten Krankheiten wie Alzheimersche Krankheit, Krebs oder Herzleiden zu schützen. Dies geschieht, indem das Melatonin die sogenannten Freien Radikalen unschädlich macht, die durch Sauerstoffeinwirkung Zellkerne und Zellmembrane schädigen. Versuche in den USA mit synthetisch hergestelltem Melatonin brachten verblüffende Ergebnisse: Tiere, denen gleichzeitig stark krebsfördernde Mittel und Melatonin verabreicht wurden, blieben zu 98 Prozent gesund – und das, obwohl die Melatoningabe dabei nur ein 750stel des »Krebsmittels« betrug.

Bei einem anderen Versuch wurden Kulturen von weißen Blutzellen mit Melatonin angereichert und danach radioaktiver Bestrahlung ausgesetzt. Im Vergleich zu Zellkulturen ohne Melatonin hielt sich die Schädigung durch die Strahlung bei den Melatoninproben in Grenzen. Schließlich wurden auch noch Ratten mit einem Unkrautvertilgungsmittel gefüttert. Bei jenen Tieren, die zusätzlich Melatonin bekamen, blieb die schwere Lungenerkrankung aus, welche normalerweise nach solch einer Vergiftung einsetzt.

Noch steckt die Melatonin-Forschung in den Anfängen. Aber schon wird von einer neuen bahnbrechenden Erkenntnis berichtet: Dem Wissenschaftler Dr. Rolf Dubbels vom Zentrum für Humangenetik der Universität Bremen ist es Ende 1995 als erstem gelungen, Melatonin auch in Nutzpflanzen wie Tomaten, Karotten, Sellerie und Nüssen nachzuweisen. »Seine wichtigste Entdeckung«, heißt es in der Mitteilung der Universität Bremen. »Extrakte aus Heilpflanzen sowie daraus hergestellte, frei verkäufliche Produkte enthielten unerwartet hohe Mengen Melatonin, ebenso Kräutertees.«

Dadurch wird die positive Wirkung von mehr als 140 Heilpflanzen und die beruhigende und schlaffördernde Wirkung zahlreicher Pflanzenpräparate erklärbar. Und Forscher Dubbels ist sich auch sicher, daß pflanzliche Nahrung mit hohen Melatoninwerten vor vielen Krankheiten und »Wehwehchen« schützen kann. Der Biologe: »Das Melatonin wird künftig einen festen Platz in der Präventiv- und Komplementärmedizin haben.«

Wieviel von diesem Stoff aufgenommen werden muß, um den Organismus optimal vor bestimmten Schäden zu bewahren, muß zwar noch erforscht werden. Doch der Bedarf an den »Radikalfängern« wie Melatonin wird nach Ansicht von Dr. Dubbels steigen. Seine Vermutung: Schäden am Organismus durch hohe Ozonbelastung, steigende UV-Strahlung, zunehmende Luftbelastung durch Radioaktivität und krebserzeugende Substanzen in Lebensmitteln können zumindest teilweise über das Melatonin abgefangen werden. Eine Zugabe von Melatonin zur Nahrung ist seiner Ansicht nach nicht mehr fern.

Soll man das begrüßen? Wird da nicht statt an den (Umwelt-)Ursachen an den Symptomen herumoperiert? Und was ist, wenn sich die allerneuesten Ergebnisse von Versuchsreihen mit Melatonin bestätigen? Dabei wurde die innere Uhr von älteren Menschen so verstellt, daß ihre inneren Rhythmen denen von 20 Jahre jüngeren Menschen glichen!

Wird die Menschheitsvision von der »ewigen Jugend« bald Wirklichkeit? Was ist das für eine Welt, in der man den Lebenszyklus mit Melatonin und auch mit Gen-Manipulationen beliebig manipulieren kann? Werden wir im Paradies oder in der Hölle auf Erden leben? »Der Organismus ist das Subjekt der Technik«, orakelt der Soziologe Kükelhaus. »Die kommende Zivilisation ist entweder Mutterschoß oder Grab.«

KAPITEL 9

Der Mittagsschlaf: Plädoyer für einen verkannten Muntermacher

Am »besten wäre es, den Mittagsschlaf im Deutschen Gewerkschaftsbund auf acht Stunden pro Tag auszudehnen. Denn wer schläft, sündigt nicht, und kommt nicht auf solche abstrusen Gedanken.« So verspottete am 19. April 1995 der Präsident des Bundesverbandes des Deutschen Groß- und Einzelhandels, Michael Fuchs, eine Initiative des DGB: »Arbeitnehmer sollen gegen Mittag ein Nickerchen halten dürfen.«

Kaum etwas ist verpönter, als ein Nickerchen am Arbeitsplatz. Doch Hand aufs Herz: Wer kennt nicht das allseits vertraute Phänomen? Bald nach dem Gang aus der Kantine breitet sich Schwere über die Lider. Sonnenlicht blinzelt durch die Jalousinen. Und gleichmäßig rauscht der Computer. Eingelullt von dieser Atmosphäre kämpfen Schreibtischmenschen mit der Müdigkeit. Wer aber wagt es schon, sich eine Mütze voll Schlaf zu gönnen? Selbst außerhalb des Büros, im Zug oder Flugzeug, wird das Gähnen unterdrückt. Der Kopf fällt zwar schon fast vornüber, doch kein Manager möchte beim Schlummern ertappt werden.

Es gilt, geschäftig und dynamisch zu sein – überall und jederzeit.

Diesem Verdikt mußte sich auch ein Mannheimer Zollsekretär beugen, der 1983 vor die Schranken des Verwaltungsgerichts trat, um mutig einzuklagen, was unzählige Witze und Karikaturen verspotten – den Mittagsschlaf im Büro. Die Richter aber befanden, die Siesta am Schreibtisch sei »nicht vereinbar« mit der geforderten »Leistungsbereitschaft und Zuverlässigkeit«.

Heute bekäme der Mann wohl hoffentlich recht. Denn er könnte kompetente Sachverständige benennen, die nachgewiesen haben: Aus wissenschaftlicher Sicht fällte Justitia hier ein glattes Fehlurteil! Denn die Befunde aus Schlaflabors zeigen: Ein Nickerchen zwischendurch macht leistungsfähiger, fördert Arbeitseifer und Konzentration. Mehr noch: Der biologische Rhythmus des Menschen und seine innere Uhr sind offensichtlich auf ein kurzes Abtauchen am Nachmittag programmiert. Moderne Arbeitsphysiologen folgern aus diesen jüngsten Forschungsergebnissen: Wer sich keine Pausen gönnt, schadet nicht nur sich selbst – sondern auch seiner Firma und letztlich der gesamten Wirtschaft.

Steigerung des Bruttosozialproduktes durch Mittagsruhe? Das klingt zumindest Führungskräften verdächtig. »Mit Mittagsschlaf können wir den neuen Herausforderungen im Osten nicht gerecht werden.« So die typische Antwort von Karl-Georg Nickel, Geschäftsführer der Management-Akademie in München.

Dabei sprechen die Untersuchungen international führender Fachleute eigentlich für sich. Bei Testschläfern in »freien Experimenten« – wie im unterirdischen wissenschaftlichen Verlies auf dem Gelände des Max-Planck-Instituts für Verhaltensphysiologie in Erling-Andechs (siehe auch Kap. 3) – bot sich immer wieder das gleiche Bild: 80 Prozent aller Laborbewohner hatten während der Zeit, die sie subjektiv für Mittagszeit hielten, ein »erhöhtes Schlafbedürfnis«. Diese Tendenz zum Dösen wurde anfangs nur als bloße Störung im tagesperiodischen Wach-Schlaf-Wechsel interpretiert – und den Testpersonen verboten. »Tatsächlich aber«, so Versuchsleiter Jürgen Zulley, »haben mit Sicherheit mehr als die Hälfte ein heimliches spontanes Nickerchen eingelegt. Dabei haben sich manche sogar auf den Fußboden gelegt, um die jeweils registrierte Benutzung des Bettes zu umgehen.«

Diese Beobachtungen waren Grund genug für Forscher Zulley, die herkömmliche Schlafforschung, die sich ausschließlich auf den Nachtschlaf konzentrierte, auch auf den Tag auszuweiten. Die Freiwilligen wurden ausdrücklich aufgefordert zu schlafen, wann immer sie wollten. Um das natürliche Schlafverhalten während eines ganzen Tages möglichst unbeeinflußt registrieren zu können, wurde der »Schlafbunker« so fad wie möglich gestaltet. »Strukturierungen, die dem Menschen selbstverständlich sind, wie Frühstück, Mittag- und Abendessen, fielen weg«, erklärt Forscher Zulley. Verwehrt wurde auch, die Schlafbereitschaft durch Kaffee oder Arbeit »wegzudrücken«. Selbst Bücher waren nicht erlaubt.

Das Ergebnis dieser Askese: Die Neigung zum Schlummer ist angeboren. Wer Mittagsschlaf hält, lebt im Einklang mit der Natur. Die Natürlichkeit des »mehrphasigen Schlafes« – die Neigung zu Nickerchen zwischendurch – spiegelte sich in Meßkurven wider, die die Gehirnströme der Testpersonen aufzeichneten und die auf deren Befindlichkeit schließen ließen. Die Wellenmuster wiesen spezifische Müdigkeitsphasen aus: jeweils um 9, 13 sowie 17 Uhr. Besonders auffällig an diesem Vier-Stunden-Takt: der mittägliche Durchhänger war besonders ausgeprägt. Überraschend auch: Die »erhöhte Schlafbereitschaft« ist unabhängig von Länge und Qualität der vorherigen Nachtruhe.

Widerlegt wurde zudem die herkömmliche Auffassung, das Ruhebedürfnis würde durch zu schweres Essen ausgelöst. Ob Eisbein oder Salatteller – »der sogenannte Post-Lunch-Dip ist unabhängig vom Lunch«, sagt Neurologe Roger Brougton von der University of Ottawa. Ein üppiges Mahl verstärkt zwar die Müdigkeit, aber auch mit leerem Magen kämpfen die meisten Menschen zu Beginn der zweiten Tageshälfte mit ihrem Mittagstief.

Für eine dem Menschen innewohnende Neigung zum Dösen spricht auch: Das dröselige Gefühl am Nachmittag stellt sich unabhängig vom Klima ein. Der Anschein trügt, daß die Siesta-Bräuche südlicher Länder Tribut an die Mittagshitze seien. In seinem vollklimatisierten Schlaflabor konnte David Dinges, Psychiater im Pennsylvania-Hospital, viermal täglich eine »erhöhte Schlaftendenz« registrieren – egal, ob er für arktische Kälte oder tropische Hitze sorgte. »Es scheint, als habe die Natur den Mittagsschlaf des Erwachsenen vorgesehen«, sagt William Dement, Direktor am Schlafforschungszentrum der Stanford University.

Bei Kleinkindern ist es ohnehin normal, daß sie tagsüber für eine Weile schlummern. Auch daß sie nachts nicht durchschlafen, entspricht natürlichen Rhythmen. »Während das Kleinkind zunächst noch mindestens zweimal am Tag ein Nickerchen braucht, lernt es bald, mit einem einzigen Schlaf tagsüber und schließlich nur noch mit dem Nachtschlaf auszukommen«, konstatiert Wilse Webb. Spätestens im Schulalter, so der Psychologe an der University of Florida, unterwirft sich das Kind dem gesellschaftlich geprägten Mittagsschlaf-Tabu.

Erst wenn der Mensch aus dem Berufsleben ausscheidet, ist ihm dieser Schlummer wieder vergönnt. »Ab siebzig«, so eine Studie der amerikanischen *Cancer Society*, »nimmt die Tendenz zu kurzen, aber mehreren Schlafphasen wieder zu.« Was ist der Grund für den nachmittäglichen Leistungsknick, den auch unsere stammesgeschichtlich nächsten Verwandten, die Schimpansen, kennen. Sie halten ebenso gerne ein Mittagsschläfchen wie Hunde, Hamster und vor allem Pferde.

Was hat sich die Natur dabei gedacht, diversen Lebewesen einen Vier-Stunden-Takt einzuprogrammieren? »Der Schlaf«, philosophierte schon Schopenhauer, »ist für den Menschen das, was das Aufziehen für die Uhr ist.« Nicht viel anderes behauptet auch die Chronobiologie. »Schuld an unserer Schläfrigkeit ist eine innere Uhr«, erklärt Forscher Zulley. Die Meßkurven im Schlaflabor weisen aus: Am frühen Nachmittag sinken verschiedene physiologische Werte: die Körpertemperatur, die Schmerzempfindlichkeit, das Konzentrationsvermögen, die Leistungsfähigkeit und selbst die Stimmung.

Gleichzeitig nimmt jedoch die »vegetative Labilität« zu: Der Organismus reagiert anfälliger auf Störungen. Kindergeschrei geht uns während solcher Phasen mehr auf die Nerven als sonst; Gasmänner verlesen sich öfter, Lokführer übersehen häufiger Haltesignale, und auf den Straßen kracht es mehr. 23 Prozent aller Karambolagen ereignen sich nach dem Mittagessen – in der sogenannten »Mittagssenke«, nur fünf Prozent am Morgen. Unabhängig von Kultur und Lebensweise gilt: Am frühen Nachmittag steigt die Neigung zu Schlaf und zu Fehlern.

Vor allem Menschen in gefährlichen Berufen könnten von kurzen Schläfchen profitieren. Das Unfallrisiko von Piloten, Ärzten und Wachpersonal ließe sich durch ein Schläfchen am Nachmittag senken. Das ergab eine Untersuchungen von »Air France«-Personal. Auch kreative Menschen, denen die Arbeitszeit oft nicht ausreicht, um alle ihre Ideen in die Tat umzusetzen, könnten auf diese Weise Zeit gewinnen.

Doch statt ein verbrieftes Recht auf Mittagsschlaf einzuräumen, wird der Kurzzeitschlummer als Übel gebranntmarkt. »Auch in klassischen Siesta-Kulturen wie Italien und Griechenland, die nach industrieller Entwicklung streben, stößt die Mittagsschlaf-Tradition an ihre Grenzen«, bedauert Psychologe Webb. Die Regierung in Rom ist fest entschlossen, ausgedehnte Arbeitspausen abzuschaffen. »Das Land«, so der neue Regierungschef im Herbst 1995, »soll im Bereich der öffentlichen Dienstleistungen auf ein europäisches Niveau gehoben werden.« Carlo Azeglio Ciampi verfügte deshalb, daß alle öffentlichen Ämter künftig auch nachmittags für den Publikumsverkehr geöffnet sein sollen. Die Privatunternehmen wollen nachziehen und die lange Mittagspause killen.

Erhofft wird mehr Effizienz in den Ämtern und größere Produktivität in den Fabriken und Büros. Doch Norditalien, das die ausgiebige Mittagsruhe schon lange abgeschafft hat, weist die höchsten Ausfallzeiten von ganz Italien auf. Sind dies echte Ausfälle oder »Blaumachen«? »Produktivität und Belastbarkeit ließen sich steigern, wenn neben der Kernschlafzeit in der Nacht ein Nickerchen am Nachmittag erlaubt wäre«, sagt Forscher Zulley.

Bestätigt wird dieses Ergebnis von Tests in Schlaflabors durch Untersuchungen des Berliner Medizinprofessors Karl Hecht in der Arbeitswelt. Der Forscher aus der ehemaligen DDR beschreibt 1992 in seinem Buch *Besser schlafen, schöner träumen* einen Versuch in einer Weberei nahe Zittau. 60 Arbeiterinnen im Alter von 45 bis 55 Jahren durften ein Mittagsschläfchen halten. »Diese Schlafenszeit«, so der Wissenschaftler, »ging zwar auf Kosten der Arbeitszeit, aber der Kostenaufwand lohnte sich, denn der übliche Leistungsknick am Nachmittag trat nicht ein. Es wurde nicht nur der durch den Minischlaf entstandene Zeitverlust, sondern sogar eine höhere Arbeitsproduktivität erreicht.« Das Plansoll ließ sich zum erstenmal erfüllen, und auch die Qualität der Tuche erhöhte sich. Doch ein neuer Fabrikleiter blies das erfolgreiche Experiment nach zwei Jahren wieder ab. Er folgte der Konvention: Geschlafen wird im Bett oder gar nicht.

In kaum einem deutschen Unternehmen gibt es einen Ruheraum für Mittagsschläfer, während japanische Firmen sogar verdunkelte Relax-Center anbieten. »Die Produktivität dieser Firmen liegt über dem Durchschnitt«, schreibt Pierre Fluchaire in seinem Buch *The Sleep Revolution.* Dort kommt der Forscher von der Pariser Elite-Universität Ecole Centrale zu dem überraschenden Schluß: Eine Stunde Schlaf am Tag sind so wertvoll wie zwei in der Nacht.

Indirekt bestätigt wird dieser Befund durch deutsche Schlaflaborstudien. Die Versuchspersonen fielen nachmittags ungewöhnlich rasch in den erholsamen Tiefschlaf. Der Grund: Sie waren durch ein natürliches »Schlaftor« ins Reich der Träume eingetreten. Die Deltawellen auf dem EEG signalisierten innerhalb weniger Minuten einen Zustand tiefster Entspannung. Auch zeigten die Daten: Der Schlaf am Mittag hat die gleiche zyklische Struktur wie der in der Nacht. Einem stufenweisen Absinken in tiefere Schlafstadien folgt jeweils eine Traumschlafphase. Tagsüber werden allerdings nur ein oder zwei solcher Zyklen durchlaufen. Unterschiedlich auch: Während die Körpertemperatur nachts auf ihren tiefsten Wert fällt, steht sie um die Mittagszeit kurz vor ihrem Maximum. Sorgt die spezifische Tagesphysiologie dafür, daß gewöhnlich 15 oder 20 Minuten Schlaf genügen, um für den Rest des Arbeitstages fit zu sein?

Mit »Superman catnaps«, wie die Japaner sagen, tanken sich viele Tagesschläfer wieder auf. Der Physiker Albert Einstein (1879-1955) weckte sich, indem er sich vor dem Kurzschlaf einen Schlüsselbund zwischen die Finger klemmte. Er wußte aus Erfahrung, daß er nach fünf Minuten zu Boden fallen und ihn so wecken würde. Der erste Bundeskanzler, Konrad Adenauer (1876-1967), erholte sich tagsüber ebenfalls durch Schlaf-Quickies; ebenso der britische Ex-Premier Winston Churchill (1874-1965). Auch während des Zweiten Weltkriegs ließ er sich nicht davon abbringen, die Kabinettsrunden immer so zu legen, daß ein Mittagsschläfchen dazwischen paßte. Churchill hatte die Angewohnheit, vor dem Nickerchen stets Schuhe und Strümpfe auszuziehen.

Man muß es sich gar nicht mal bequem machen, um Erholung zu finden. Das zeigte ein Test der Universität Pennsylvania, bei dem 26 Versuchspersonen zu einem Nickerchen angehalten wurden. Die Hälfte döste in einem Stuhl, der in einem hellen Raum stand. Zusätzlich wurden Nebengeräusche erzeugt. Die andere Hälfte der Personen schlummerte friedlich in einem ruhigen, dunklen Raum. Wenig verwunderlich: Die Bettschläfer fühlten sich hinterher entspannter. Überraschend allerdings: Die Gehirnwellen-Aufzeichnungen zeigten erstaunliche Übereinstimmungen beider Gruppen. Sie waren gleich schnell eingenickt und wiesen auch physiologisch keine Unterschiede in der Schlafqualität aus.

Viele Menschen klagen, daß sie mittags zwar schlafen können, aber danach zu nichts mehr zu gebrauchen zu seien. Tip der Schlafforscher: Wer sich regelmäßig den Luxus eines Nachmittagsschläfchens gönnt, bei dem verfliegt der Schlaftrunkenheit-Effekt nach einiger Zeit. »Kommen Sie nach dem Mittagsschläfchen ganz langsam zu sich«, rät Psychologe Dinges, »und gönnen Sie sich ein paar Minuten, bevor Sie etwas Wichtiges anfangen.«

Das Aufwachproblem ist auch dem Arbeitsschutzexperten vom Deutschen Gewerkschaftsbund bekannt. Reinhold Konstanty hat deshalb an die Berufsgenossenschaften appelliert, nicht starre, sondern flexible Empfehlungen für einen 5 bis 15 Minuten langen Mittagsschlaf zu erarbeiten. Angesichts der Vielzahl von Positiv-Studien zum Mittagsschlaf hat es den Anschein, daß sich der »Siesta-Kritiker« Michael Fuchs wohl noch nicht einmal so lange, wie ein Mittagsschlaf dauert, mit diesem Thema befaßt hat.

KAPITEL 10

»Rhythmusstörung« Kind

Bei den Schlagzeilen »Zetermordio bei Nacht« – »Manchmal möchte man dem Balg den Hals umdrehen« fragte ich mich immer: Was bloß hat meine Frau richtig gemacht, daß wir wenige schlaflose Nächte kennen – obwohl wir eine durchaus aufgeweckte vierjährige Tochter haben?

Wenn 70 Prozent der Null- bis Zweijährigen den Eltern die Nächte lautstark vergällen (Einschätzung einschlägig erfahrener Kinderärzte), wenn immer mehr Beratungsstellen Kurse für »frühkindliche Schlummerneurosen« anbieten, und wenn einer Schweizer Untersuchung zufolge 89 (!) Prozent der Kinder mit Hypnotika, Sedativa und Neuroleptika ruhiggestellt werden – dann ist wohl etwas faul bei unserem Umgang mit Kleinkindern. Denn bei sogenannten unzivilisierten Menschen herrscht ziemlich lautlose Harmonie zwischen Mutter und Kind – jedenfalls was den Nachtschlaf betrifft...

Der Ethnologe Wolfgang Schiefenhövel von der Forschungsstelle für Humanethnologie in der Max-Planck-Gesellschaft in Andechs bei München sah sich bei Naturvölkern um: zum Beispiel bei den Trobiandern, die auf Papua Neuguinea leben – unbeeinflußt von vielen Errungenschaften unserer technisierten Welt. Bei seinen Forschungen in traditionellen Kulturen hat er einen »natürlichen Erfahrungsschatz« ausgegraben, der das nächtliche Rhythmusproblem zwischen Kind und Eltern lösen hilft.

Die Babys der Trobiander sowie alle Babys und Kleinkinder dieser Welt haben besonders in den ersten Wochen nach der Geburt ihren eigenen Tagesrhythmus, der so gar nicht mit dem normalen Tag/Nacht-Rhythmus der Erwachsenen übereinstimmt. »Die circadianen Rhythmen in der motorischen Aktivität und Ruhe sowie der Nahrungsaufnahme sind noch nicht ausgeprägt«, erklären Chronobiologen.

In den ersten vier Monaten weisen Gehirnwellenmessungen einen freilaufenden Circadianrhythmus aus. Erst nach der 16. Lebenswoche wird dieser Circadianrhythmus mit dem äußeren Tag/Nacht-Wechsel synchronisiert. »Offensichtlich bedarf es einer fortgeschrittenen Reifung des Gehirns und seiner Sinnesorgane, damit äußere Reize im Wechsel von Tag und Nacht das circadiane System des Säuglings erreichen und darauf synchronisierend einzuwirken vermögen«, schreibt Neurophysiologe Alfred Meier-Koll.

Das Problem, das viele Eltern plagt: die Verschmelzung des Ultradianrhythmus mit dem circadianen Takt. Labor-Messungen zeigen, wie sich die Ultraperiodik nach und nach verändert und allmählich einzelne Wachphasen in der Nacht wegfallen und am Tage zusammenschmelzen, bis schließlich das Schlafen weitgehend auf die Nachtstunden und das Wachen auf die Tagesstunden verlegt wird.

Wie problemlos dieser Übergang vonstatten geht, hängt von etwas ab, was Schiefenhövel zufolge bislang unterschätzt wird: »Die zeitliche Struktur der Interaktion zwischen Mutter und Kind«. Sie ist für eine frühe Ausbildung circadianer Rhythmen beim Säugling ausschlaggebend. Entscheidend dabei: »Pflegehandlungen beeinflussen die Entwicklung des Schlaf/Wach-Rhythmus entscheidend.«

Was sind das für Pflegehandlungen, die den Trobiander-Vätern – und auch mir – ruhige Nächte mit einem süßen Baby bescherten? Für seine Untersuchungen rüstete Schiefenhövel vier Säuglingsfamilien mit sogenannten Aktometern aus. Am Handgelenk oder an den Beinen getragen, wurde damit die Aktivität gemessen – am Tag und in der Nacht.

Die erste Beobachtung: »Eine hohe Synchronisation zwischen Mutter und Kind in ihrer motorischen Aktivität, die mit Stillen während der Nachtphase einhergeht.« Mit anderen Worten: Jene Babys, die sehr eng bei der Mutter schlafen, sind nachts aktiv und in der Lage, sich die Brust selbst zu nehmen. Der Säugling beeinflußt so den Schlafrhythmus der Mutter nicht. Und weil dies meine Frau (und mein Kind) genauso wie die Trobiander gemacht haben, erging es mir ebenso wie dem Trobiander-Vater, der gleichfalls unmittelbar neben dem Baby schlief. Er ließ »keine Auswirkungen auf seine Ruhe/Aktivitäts-Rhythmen erkennen«.

Mit (nächtlichem) Stillen allein aber ist es nicht getan – darauf weist eine weitere Beobachtung hin, die Schiefenhövel »beindruckend« fand: »den an Stimulation reichen, an Restriktion aber armen Umgang der Eltern mit den Säuglingen«. Das Geheimnis der Trobiander, wie auch meiner Frau: Sie haben die Eigenrhythmik des Kleinkindes unterstützt. Schon Neugeborene sind zur Selbstregulation befähigt, bedürfen aber der intensiven Betreuung durch die Mutter. Schiefenhövel schließt seinen Forschungsbericht mit dem Fazit ab: »Die Beobachtungen an den Trobiander-Säuglingen sowie eigene Untersuchungen an deutschen Kindern und andere internationale Ergebnisse zeigen, daß das Aufzwingen eines externen Nahrungs- und Schlafrhythmus, wie es heute noch häufig praktiziert wird, ein Eingriff in die Eigenrhythmik des Säuglings darstellt und sozial-emotionale Bedürfnisse in der Eltern-Kind-Beziehung unberücksichtigt lassen.«

Diese Fähigkeit zur Selbstregulierung gilt es zu stärken, will man ein weiteres Elternproblem in den Griff bekommen: den richtigen Einschlafzeitpunkt des Säuglings. Bei Neugeborenen treten die sogenannten REM-Phasen (rapid eye movement) während des Schlafes in Intervallen von 50 Minuten auf (statt in 90-Minuten-Perioden wie beim Erwachsenen). Dieser 50-Minuten-Zyklus, so Chronoforscher Meier-Koll, »betätigt ein ›Tor‹, durch welches der Säugling aus dem Schlaf in die Wachphase und von dieser in den Schlaf übertreten kann«. Es ist wichtig für Eltern, über dieses »Tor zum Schlaf« Bescheid zu wissen; denn wenn diese Zeit verstrichen und das Kind über den Einschlafpunkt hinweggekommen ist, »bleibt es meist für weitere 50 Minuten oder ein Vielfaches davon wach, bis sich das ›Tor‹ zum Schlaf erneut öffnet«.

Welches Elternpaar kennt diese Phasenbeziehung wohl nicht? Ist der »Schlummerpunkt« übersprungen worden, weil man es aus irgendeinem Grund nicht geschafft hat, das Kind rechtzeitig ins Bett zu bringen, dann wirkt das Kind »überdreht« und findet meist erst nach langer Zeit in den Schlaf.

Zwischenfazit: Unterschiedliche endogene Rhythmen mit ultradianen und circadianen Perioden wirken darin zusammen, das Muster von Schlaf- und Wachphasen zu weben. »Wenn das Gehirn von Monat zu Monat reift«, so Professor Meier-Koll, »ändert sich auch der innere Zeitplan des Schlaf-Wach-Verhaltens.«

Aber nicht nur auf diese individuelle Selbstorganisation des menschlichen Gehirns sind Einschlafstörungen bei Kindern zurückzuführen. Der Luzerner Arzt Dr. Fritz Stinimann ist davon überzeugt, daß auch pränatale Einflüsse, also Einflüsse vor der Geburt, eine große Rolle dabei spielen. Der Mediziner hat nämlich beobachtet, daß Babys von Wirtinnen meistens erst nach Mitternacht einschlafen, während der Nachwuchs von Bäckerfrauen schon frühmorgens wach wird. »Durch die Tagesarbeit und die Nachtruhe der Mutter«, so der Schweizer Forscher, »hat sich das Kind schon vor der Geburt an einen bestimmten rhythmischen Wechsel zwischen Bewegung und Ruhe gewöhnt.«

Daß solche Prägungen physiologisch tatsächlich möglich sind, liegt am Gleichgewichtssinn, über den der Fötus bereits verfügt. Mit ihm registriert er seine Lage im Mutterleib sowie die diversen Bewegungen der Mutter. Die Chronobiologie des Kindes beginnt also schon viele Monate vor der Geburt. Viele bedeutende Männer und Frauen waren und sind beispielsweise fest davon überzeugt, daß sich schon der ungeborene Körper etwas merken kann. Der berühmte Pianist Arthur Rubinstein erklärte seine »pränatale Konditionierung« so: »Ich habe das Gefühl, daß ich bereits im Leibe der Mutter Klavierspielen gehört und selbst gespielt habe.« Ganz ähnlich äußerte sich der große Geiger Yehudi Menuhin: »Ich habe statt der Stimme meiner Mutter Musik gehört; habe Musik schon im Mutterleib vernommen und mit der Muttermilch aufgesogen.«

Obwohl bestimmt nicht jede Mutter, die sich einen Kassettenrecorder auf den Bauch legt, ein musikalisches Kind zur Welt bringt, spricht doch einiges dafür: Nicht nur Musik, sondern auch die vor der Geburt gehörte Stimme der Eltern kann nach der Geburt eine erstaunliche Wirkung ausüben. Amerikanische Psychologen haben sich das für die Psychotherapie zunutze gemacht. Sie nahmen die Stimme der Mutter eines Patienten auf Tonband auf und veränderten sie dann technisch so, wie sie sich für einen Embryo angehört haben muß. Während der Behandlung vorgespielt, erreichten die Seelenforscher bei ihrem Patienten Schichten des Unbewußten, an die sie – nach eigenen Aussagen – »mit herkömmlichen Mitteln nur schwer herankommen«.

Jetzt begannen Forscher zu fragen: Wenn Ungeborene schon auf Geräusche von außen reagieren, dann müßten sie das doch erst recht auf Töne von innen tun. Und tatsächlich lieferte der New Yorker Musikpsychologe Lee Salk den Beweis für diese These. Er nahm den Herzschlag von Müttern auf Tonband auf und spielte ihn ihren soeben geborenen, schreienden Kindern vor. Alle Säuglinge wurden sofort auffällig ruhiger. Diesen Effekt macht sich jede Mutter fast instinktiv zunutze, wenn sie ihr Kind auf der linken (Herz-)Seite trägt. Übrigens: Auch ein tickender Wecker am Babybettchen bleibt nicht ohne Wirkung.

Mit den bereits im Mutterleib wahrgenommenen Geräuschen glauben Psychologen, auch zwei nachgeburtliche Phänomene erklären zu können:

- In aller Welt bestehen die Kinderworte für Mama und Papa aus Doppelsilben. Grund: »Sie könnten in ihrem primitiven Sprachrhythmus der akustische Nachvollzug der mütterlichen Herzschlagfolge sein«, vermutet der Salzburger Psychologe Professor Walther Simon.
- Popmusik hat in allen Kulturen sensationellen Erfolg – vor allem bei jungen Leuten. Grund: Die »stampfenden Mutterpulsrhythmen« würden vor allem in seelischen Krisenzeiten, etwa bei Jugendlichen in der Pubertät, den unbewußten Wunsch wecken, an den »paradiesischen Ort unseres Ursprungs«, den Mutterleib, zurückzukehren, erklärt Psychotherapeut Dr. Friedrich Kruse.

Für diejenigen, die sich diesem Rhythmus überlassen, ist das natürlich nicht erkennbar. »Sie sind darin allein, so wie sie es auch während ihrer Geburt waren. Sie schwimmen gleichsam in Musik und Licht.«

Nicht weniger beeindruckend wie das pränatale Beziehungsgeflecht zwischen Mutter und Kind ist jene Synchronisation, die sich nach der Geburt des Babys beobachten läßt. Dazu hat Psychologe William Condons von der Medizinischen Fakultät der Universität Boston mit einer Spezialkamera die Mikrobewegungen von Mutter und Kind festgehalten, die normalerweise unsichtbar bleiben. Sie zeigen, daß ein neugeborenes Kind (ebenso wie ein Erwachsener) sich synchron mit den Sprechmustern der mütterlichen Stimme bewegt! Der Säugling versteht zwar nicht die Bedeutung ihrer Worte; aber offensichtlich sind Wortbegriffe nicht alles. Vielmehr lassen die Studien einen faszinierenden Schluß zu: Schon ein Neugeborenes steht in Kontakt mit den fundamentalsten Rhythmen, die uns alle miteinander verbinden.

»Ich betrachte die Welt als eine Einheit«, sagt Dr. Condon. »Das Gehirn des Kindes ist auch eine Einheit, die verschränkt ist mit der fortlaufenden rhythmischen Einheit, welche diese Welt darstellt. Wenn ein Kind geboren wird, trägt es die Ordnung der Welt bereits in sich.«

Um die Grundlage sozialer Rhythmen besser zu verstehen, hat Forscher Condon auch alltägliche Interaktionen zwischen Erwachsenen gefilmt und analysiert. Dabei entdeckte er, daß zwischen unserem Körper und unserer Sprache eine Verknüpfung besteht, aus der es kein Entrinnen gibt. »Kommunikation«, so folgert Condon, »läuft wie ein Tanz ab, bei dem alle an komplizierten gemeinsamen Bewegungen teilnehmen, die mehrere, fein unterschiedliche Dimensionen umfassen.« Nirgends ist dieser menschliche Tanz offensichtlicher, als in der Liebe. Aufzeichnungen mit versteckter Kamera zeigen: Menschen, die sich gern haben, wechseln gleichzeitig ihre Körperhaltung. Gleichzeitig greifen sie zum Beispiel nach ihren Gläsern oder erheben sich. Diese unbewußten Rhythmen können einem aufmerksamen Beobachter sogar eine Liebe auf den ersten Blick verraten, ehe die Liebenden selbst begreifen, was vorgeht...

Diese Spiegel-Synchronizität ist nicht nur charakteristisch für die sogenannte »sexuelle Werbungsphase«, wie Psychologen sagen. Sie tritt auch bei Freunden und etablierten Paaren auf. Und mehr noch: Ob im Büro-Alltag oder beim gemeinsamen Essen in der Familie: Rhythmische Synchronizität – ein gemeinsamer Rhythmus – ist ganz offensichtlich von der Kindheit bis ins hohe Alter ein essentieller Bestandteil des Lebens! Menschen, die miteinander kommunizieren, schaffen es im allgemeinen, im gleichen Rhythmus zu bleiben. Wenn jemand aus dem Takt gerät, merken es alle. Kann es sein, daß die Evolution den Synchronisationssinn in das menschliche System eingepflanzt hat?

Welche unbewußten Koordinationsleistungen dabei vollbracht werden müssen, wurde Wissenschaftlern erst klar, seit sie herausgefunden haben, wie das, was wir »jetzt« nennen, von unseren Sinnen wahrgenommen wird. Jede Information über eine Veränderung der physikalischen Welt muß nämlich zunächst nach einem einfachen Schema klassifiziert werden: gleichzeitig oder ungleichzeitig. Zwischen Tönen müssen mindestens 3/1.000 Sekunden vergangen sein, bis sie die meisten Menschen als ungleichzeitig hören. Auf visuelle Intervalle reagiert der Mensch siebenmal so träge: Sie werden erst dann als ungleichzeitig wahrgenommen, wenn sie im Abstand von mindestens 20/1.000 Sekunden erfolgen.

Um die über Ohren und Augen eingehenden Informationen miteinander zu vergleichen, braucht das Gehirn eine Zeitlogistik. Wie die angelegt ist, hat Ernst Pöppel, Professor am Institut für medizinische Psychologie der Münchner Universität, herausgefunden: Die Zeit, die zwischen zwei Ereignissen vergehen muß, bis sie nicht nur als ungleichzeitig, sondern in der richtigen Abfolge erkannt werden können, ist für die verschiedenen Sinnessysteme in etwa die gleiche: 30/1.000 Sekunden. »Diese Zeitmaschine in uns faßt Ereignisse von solchen Minimalzeitlängen zusammen zum ›Jetzt‹. Und dieses ›Jetzt‹ dauert durchschnittlich drei Sekunden: Das ist unser Fenster zur Gegenwart.« Und dies gilt universell! Denn ob bei den Yanomani-Indianern am Orinoko oder bei den Großstadt-Punks von New York; ob beim San-Volk in der Kalahari-Wüste oder bei einer bayerischen Almbäuerin: immer und überall unterliegt menschliches Verhalten einem zeitlichen Takt, der ziemlich genau drei Sekunden dauert. »Rhythmisch wiederholte Handlungseinheiten – zum Beispiel beim Winken oder beim Händeschütteln, wenn Menschen zornig mit dem Fuß aufstapfen oder wenn sie eine andere Person streicheln – sind typischerweise zwei bis drei Sekunden lang; statistisch genau berechnet dauern die meisten von ihnen 2,9 Sekunden.

Daß im Gehirn Zeit zertrennt wird zu einer Abfolge von Jetzt zu Jetzt ist ein genialer Trick: Vergangenheit ergibt sich als das, was nicht mehr Jetzt ist und Zukunft als Übergang zum nächsten Jetzt. Zusätzlich zur Zeithackermaschine in unserem Gehirn ist ein Gedächtnisspeicher erforderlich. Gäbe es die ewige Wiederkehr von ähnlichem nicht, wäre das Gedächtnis nutzlos. Daß wir uns an die schönen Schulferien in unserer Kindheit oft sehr gut erinnern können, hat damit zu tun, daß unser Gedächtnis die subjektive Dauer von Zeit auch gemäß ihrer Bedeutung speichert, die sie für das Individuum hat. Alles, was neu ist, beschleunigt die Zeit im Moment des Geschehens, produziert aber eine lange Erinnerung.

Mehr noch als durch die Neuigkeit wird unser Zeiterleben durch unser Lustempfinden beeinflußt. Ist die emotionale Ladung klein, die mit dem Informationsstrom in unser Gehirn gelangt, dann wird auch die betreffende Information als unbedeutend angesehen: Der Mensch hat Langeweile; die Zeit kommt ihm vor wie ein träger Fluß. Große Ereignisse hingegen bilden in der Erinnerung intensive Zeitmarken.

Diese Erkenntnisse über die subjektive Zeit weisen darauf hin, »daß die gesellschaftliche Krankheit der rasenden Zeit auch eine emotionale Mangelerscheinung ist«, bemerkt Wissenschaftsautorin Ariane Barth. »Die Zivilisation produziert zwar einen gigantischen Ansturm von Signalen, aber sie berühren den Gefühlshaushalt immer weniger.« Und dies wiederum deutet darauf hin, daß das heutige Synchronisationsproblem zwischen Müttern und Kindern einen tiefen Grund hat: den von der Gesellschaft ausgeübten Geschwindigkeitsdruck. Denn mit rasender Geschwindigkeit hat natürliche, kindliche Entwicklung wenig zu tun.

So wird seit dem Altertum ein Sieben-Jahres-Rhythmus beobachtet, der sich heute noch annähernd in diversen biologischen Entwicklungsschritten widerspiegelt: in denen des Zahnwechsels (genauer: der Zahnkronenreife des zweiten Gebisses), der Geschlechtsreife um 14 Jahre (genauer: der Zeugungs- und Gebärfähigkeit) und der Skelettreife um 21 Jahre (bei Frauen etwas früher, bei Männern etwas später).

Auch die mittlere Lebensdauer des Menschen ist eine rhythmische Größe. Gehen wir von einem (zugegeben ungenauen) Mittelwert von 71 Jahren aus, so sind das 25.920 Tage. Und dies ist die gleiche Zahl, wie die Atemzüge in einer Tag/Nacht-Periode betragen, zugleich auch die gleiche Anzahl in der sogenannten Präzessionsbewegung der Erdachse um den Fixsternhimmel. Ein voller »Präzessionsumlauf« beträgt ziemlich genau 25.900 Jahre. Wieder ein Hinweis darauf, daß wir ein Leben lang in fundamentale kosmische Rhythmen eingebunden sind...

KAPITEL 11

Das saisonale Wechselbad der Gefühle

Der Patient, der am 18. Dezember 1980 den amerikanischen Psychiater Alfred J. Lewy aufsuchte, hatte sich nicht zum erstenmal in die Obhut eines Psychoanalytikers begeben. Schon seit Jahrzehnten litt Herb Kern unter schweren und manischen Schüben. Für den erfahrenen Direktor des »Sleep und Mood Disorder Laboratory« in Oregon/Portland war die Diagnose nichts Besonderes. »Bipolar« nennt die Fachwelt diesen Gemütszustand: Zeiten depressiver Verstimmung wechseln mit Zeiten von Überaktivität, extremen Glücksgefühlen und Kritiklosigkeit ab.

Mit dieser Diagnose war Herb Kern zweimal in eine psychiatrische Klinik eingewiesen worden: im Frühjahr 1980 wegen eines Zustandes von Überaktivität und Gedankenflucht, im Dezember des gleichen Jahres wegen einer Depression. Und doch: Der Mann war ein ganz besonderer Fall. 13 Jahre lang nämlich hatte Lewys Patient akribisch Buch geführt über sein emotionales Wechselbad. Und was Lewy aus diesen Aufzeichnungen ersehen konnte, sollte ihn schon bald berühmt machen – und bald wohl auch sehr reich...

Aber von all dem konnte der Psychiater in jenem Moment noch nichts ahnen, als ihm wohl als erster Wissenschaftler der chronobiologisch interessante Rhythmus im Krankheitsverlauf auffiel: Die Depressionswellen schwappten saisonal über den Patienten herein. Meistens kamen sie im Herbst und verschwanden im Frühjahr wieder. Ein *saisonales* Wechselbad der Gefühle. Lewy kombinierte: Eigentlich liegt es doch nahe, diesem Jahreszeitenleiden zu begegnen, indem man schon im Winter stimmungsaufhellende Frühlingsbedingungen herstellt. Aber wie simuliert man das Frühjahr? Lewys geniale Idee: Mit Leuchtstoffröhren, die das gesamte solare Lichtspektrum ausstrahlen! 13 Röhren dieses »full-spectrum-fluorescent bright light« mit je 100 Watt montierte Lewy in ein Metallgehäuse (120 x 60 x 8 cm). Dahinter klebte er einen reflektierenden Plastikschirm, der das Licht so angenehm streute, daß es den in 90 Zentimeter Abstand Sitzenden nicht blendete. Zweimal drei Stunden jeden Tag – am Abend und am Morgen – erstrahlte die Lichtmenge eines durchschnittlichen Frühlingstages: 2.500 Lux. Das entspricht umgerechnet der Beleuchtung eines 20 qm großen Raumes mit 66 Glühbirnen oder 13 Leuchtstoffröhren à 100 Watt. »So verlängerten wir seine Wintertage um drei Stunden morgens und drei Stunden am Nachmittag«, erklärt Lewy die experimentelle Behandlung, die ein voller Erfolg wurde. »Schon nach vier Tagen war die Depression verschwunden – als wäre wirklich Frühling.« Mister Herb Kern fühlte sich besser als gut!

Diese wundersame Heilung mit Hilfe der »Phototherapie« löste 1981 eines der größten Forschungsprojekte des »National Institute of Mental Health« in Bethesda/Maryland aus. Durch Zeitungsannoncen wurden all jene Menschen aufgefordert, sich zu melden, die glaubten, an typischen Winterdepressions-Symptomen zu leiden. Über 2.000 Leser ließen sich einen Fragebogen schicken. 246 Menschen wurden ausgewählt, sich einer kostenlosen Lichttherapie zu unterziehen. Die Heilungserfolge waren sensationell, und das Allerbeste: Schädliche Nebenwirkungen wurden bislang nicht festgestellt!

Die Bethesda-Forscher war von den Ergebnissen derart begeistert, daß einem von ihnen, Norman E. Rosenthal, 1984 ein pfiffiger Fachname für das Leiden einfiel: SAD. Im englischen heißt »sad« traurig. Derart doppelsinnig wurde die Unterart der endogenen Depression genannt, die *Seasonal Affective Disorder* oder *Saisonal Abhängige Depression,* wie es auf deutsch heißt. Schon drei Jahre später fand sie Eingang ins weltweit einflußreichste psychiatrische Diagnosehandbuch, dem »DSM-III-R«.

SAD ist keine so seltene Krankheit. Zwar klingt es nicht bedrohlich, wenn sich bei rund zehn Prozent der Deutschen (alte Bundesländer) Symptome äußern, wie sie der Frankfurter Psychiater Burkhard Pflug beschreibt: »Die Kranken verlieren an allem Interesse, nichts gelingt mehr, und man wird möglicherweise sogar arbeitsunfähig.« Leichtere Fälle sind sehr viel häufiger. Unter solchen Formen »subsyndromaler SAD« (S-SAD) dürften nicht wenige jener 80 Prozent der New Yorker leiden, die in einer Umfrage bekannt haben, daß sie im Winter schlapper sind als sonst. Einfaches und schweres SAD, Antriebslosigkeit, Schwermut, Schlafstörungen und vieles mehr: Die sogenannte Prävalenzrate dafür liegt in den USA bei 18 Prozent, in der Schweiz bei rund 11 Prozent.

Die saisonale Depression tritt praktisch in allen Ländern mit ausgeprägten Jahreszeiten auf, in denen es im Winter früh dunkel wird. Die Nächte dauern um so länger, je weiter ein Land vom Äquator entfernt ist. Mit dem Äquatorabstand nimmt auch die Zahl der Winterdepressiven zu. So sind in Fairbanks/Alaska, wo es in der kalten Jahreszeit gerade mal vier Stunden Tageslicht gibt, mehr als ein Viertel der Bevölkerung von der Winterverstimmung betroffen. In Sarasota/Florida hingegen sind es nicht einmal zwei Prozent.

»Wir Menschen brauchen ein bestimmtes Quantum an täglicher Helligkeit«, erklärt der Psychiater Dr. Andreas Magnusson. »Aber wir schenken diesem Bedürfnis viel zu wenig Beachtung.« Der Professor vom isländischen National-Hospital in Reykjavik hat winterkranke Bewohner dieser Insel, auf der monatelang die Sonne nicht aufgeht, auf eine Weise geheilt, die jeder Wintermelancholiker ganz leicht auch zu Hause anwenden kann. Magnussen hat nachgewiesen, daß die elektrische Beleuchtung in den meisten Wohnungen nur eine Lichtintensität von 400 Lux erreicht. »Um Strom zu sparen«, so der Forscher, »werden die Lampen in zeitlich nicht benutzten Räumen auch immer wieder sorgsam abgeschaltet. Und das bedeutet, daß die Menschen in stockdunkle Räume gehen.« Magnussen ließ die Wohnungen winterkranker Isländer mit 2.000 Lux starken Neonlampen bestücken, was etwa morgendlichem Sonnenlicht im Sommer entspricht. Sobald sich die Erkrankten jeweils mehrere Stunden täglich in dieser Helligkeit aufgehalten hatten, verschwanden die beklagten Symptome bei rund 80 Prozent.

Künstliches Licht kann anscheinend wie eine Tablette wirken. Aber offenbar hilft das nicht jedem. »Die meisten winterkranken Frauen sind zwischen 20 und 40 Jahre alt«, konstatiert Psychiater Siegfried Kasper von der Universitätsklinik Bonn. Der Grund dafür liegt in einem Rhythmus, der lange Zeit nicht so recht verstanden wurde. Während »gewöhnliche« Depressive nämlich kaum Appetit zeigen und abnehmen, ist es bei SAD-Kranken gerade umgekehrt. Sie essen viel zuviel und nehmen zu.

Allerdings essen sie nicht wahllos, sondern bevorzugen Kohlehydrate: Süßigkeiten, Teigwaren, Brot, Kartoffeln. Kurzum: Kohlehydrate vermögen offensichtlich die finsteren Wolken des saisonalen Wechselbades zeitweise zu vertreiben – vornehmlich am Nachmittag und am Abend. Und deshalb nehmen auch solche Leute im Winter besonders leicht zu, die nicht unter SAD leiden.

Warum aber verlangt der SAD-Organismus ausschließlich nach Kohlehydraten? Die Antwort: Er sucht damit den Pegel jenes Neurotransmitters zu heben, dessen Tief wohl für das winterliche SAD-Phänomen verantwortlich ist: der Neurotransmitter Serotonin.

Dieser Befund paßt gut zu der Beobachtung, daß SAD-Patienten zur Winterzeit eine weit geringere Serotonin-Konzentration haben als Gesunde. Die Entdeckung über den Ausgleichsmechanismus via Kohlehydrate sagt etwas über die organismische Weisheit unseres Körpers aus, jene Kraft, mit der sich die biochemische Rhythmik im Organismus selbst zu helfen weiß. Nahrung mit reichlich Kohlehydraten sorgt dafür, daß Serotonin im Körper besser fließen kann: Die Übertragung von Serotonin an Nervensynapsen wird erhöht.

Der Heißhunger auf Kohlehydrate ist Ausdruck eines raffinierten, biochemischen Rückkopplungs-Mechanismus, dessen Facetten bis in die Retina hineinreichen. Denn jüngst wurden in der Retina dieselben biochemischen Stoffe entdeckt, die sich auch in der Zirbeldrüse tummeln: Dopamin und Serotonin. Über solch raffinierte Vernetzung läßt sich's staunen. Denn die Nahrungswahl wird ja ebenfalls vom – lichtempfindlichen – Hypothalamus gesteuert, unter anderem durch Serotonin. Und raffiniert auch: Der SCN (siehe auch Kap. 3) reguliert die rhythmische Zu- und Abnahme eines Enzyms in der Zirbeldrüse, das dabei hilft, Serotonin in Melatonin umzuwandeln. Die molekulare Struktur von Melatonin ähnelt nämlich der von Serotonin!

Wie man diese neuen Erkenntnisse nutzen kann, machen Forscher wie Anna Wirz-Justice vor. Europas Licht-Avantgardistin Nummer 1 hat – unterstützt vom Schweizerischen

Nationalfonds – seit zehn Jahren die Psychiatrische Universitätsklinik in Basel zur renommiertesten Adresse in Sachen Lichttherapie gemacht. Ihren Bemühungen ist es zu verdanken, daß »Lichtduschen« nicht mehr als »alternative« Moden verleumdet werden.

Denn besser fühlen sich seit der Entdeckung der Lichttherapie auch viele Frauen, die darüber klagen, daß der Zyklus ihrer Menstruationsblutungen aus dem Takt geraten ist. Dieses prämenstruelle Syndrom kann mit »Lichtduschen« ebenso effektiv behandelt werden, wie das sogenannte »Delayed Sleep Phase Syndrome«, bei dem Schlafphasen verschoben sind. Auch Schichtarbeiter, deren stolpernder Arbeitsrhythmus aus dem Tritt geraten ist, können mit Licht wieder ins Lot gebracht werden (siehe Kap. 8). Zu den eher harmlosen Störungen, bei denen die richtige Belichtung hilft, zählt der schlafraubende »Jet-Lag« bei Fernflügen. Mancher vielreisende Manager trimmt mit Kunstlicht seine innere Uhr auf die jeweilige Ortszeit.

Die vielleicht überraschendsten Wirkungen von Phototherapie entdeckte Margot Dietzel bei Experimenten an der Psychiatrischen Universitätsklinik in Wien. Sie erhöhte die Lichtstärke auf 3.000 Lux und bestrahlte damit alkoholkranke Menschen, die an schweren Entzugserscheinungen litten. Die Lichttherapie verringerte die Entzugssymptome derart, daß nahezu keine Medikamente erforderlich waren. So recht kann diese Wirkung noch niemand erklären. Vermutet wird, daß helles Licht angstlösend wirkt – besonders gut, wenn es zwischen 18 und 22 Uhr »getankt« wird...

»Wir sind an einem Punkt angelangt«, resümiert Chronobiologe Michael Treman, »an dem die Rhythmusforschung bislang kaum beachtete Einflüsse des Lichts viel stärker berücksichtigen muß.«

Möglichkeiten zur Lichttherapie in Deutschland (eine Auswahl)

PD Dr. S. Kasper
Universitätsklinik-
Psychiatrie
Sigmund-Freud-Str. 25
53127 Bonn

Dr. F.Ch. Göhlert
Landesklinik
Fehrbellinerstr. 38
16816 Neuruppin bei
Berlin (Brandenburg)

Dr. M. Heim
Fachkrankenhaus für
Psychiatrie und Neurologie
Hufelandstr. 15
01477 Arnsdorf bei
Dresden

Prof. W.P. Kaschka
Psychiatrische Universitäts-
klinik
Schwabachanlage 6
91054 Erlangen

Prof. Dr. B. Pflug
Zentrum für Psychiatrie
Heinrich-Hoffmann-Str. 10
60528 Frankfurt a.M.

PD Dr. H. Kick
Psychiatrische Universitäts-
klinik
Voßstr. 4
69115 Heidelberg

Dr. K. Peter
Klinik für Psychiatrie
und Neurologie
»Hans Berge«
Friedrich-Schiller-
Universität
Philosophenweg 3
07743 Jena

Dr. R. Wenzel
Landesklinik Lübben
Luckauer Str. 17
15907 Lübben
(Brandenburg)

Prof. G. Hole
Psychiatrisches Landes-
haus
88214 Ravensburg-
Weißenau

Dr. H. Giedke
Psychiatrische Klinik
der Universität
Tübingen
Osianderstr. 22
72076 Tübingen

KAPITEL 12

Jet-Lag: Wie kann man ihn rasch überwinden?

Nicht weniger als 22mal mußte der Ex-US-Außenminister Alexander Haig seine Uhr umstellen – und das innerhalb von acht Tagen. Denn über so viele Zeitzonen hinweg jettete der Diplomat bei seinen Vermittlungsversuchen in der Falklandkrise von 1982. Nach einem achtzehnstündigen Flug von Argentinien nach England stürzte sich der Politiker sofort in elf Stunden dauernde Gespräche mit britischen Kollegen. Haig konnte sich zwar in einer Schlafkoje in seiner speziell ausgestatteten Boing 707 ausruhen, doch er fühlte sich bei seinen Verhandlungen ebensowenig fit wie einer seiner Amtsvorgänger, der unter weit geringerem Flugstreß stand: John Foster Dulles.

Der flog in den fünfziger Jahren nach Ägypten, um wegen des Assuan-Staudamms zu konferieren. Der Außenminister eilte vom Flughafen direkt zum Verhandlungstisch. Das war ein Fehler, der weltpolitische Konsequenzen nach sich zog. Denn wegen der Zeitverschiebung war der Politiker derart müde und unkonzentriert, daß am Ende der komplizierten Verhandlungen das lukrative und politisch wichtige Staudamm-Projekt an die Sowjetunion fiel. Haig und Dulles gehören zu jenem guten Drittel von Fernreisenden, die nach einer langen Flugreise »schwer« an Erschöpfung, Müdigkeit, Konzentrationsschwäche und Reizbarkeit leiden – den typischen Symptomen des sogenannten Jet-Lag. Dieses Kunstwort ist zusammengesetzt aus den amerikanischen Begriffen für »Düsenflugzeug« und »Verzögerung«. Das Wort ist gut gewählt. Düsenflugzeuge sind keine Technologie, die sich an den biologischen Bedürfnissen des Menschen orientiert. Wir kommen zwar schnell an ferne Orte; doch während wir körperlich unserem Ziel entgegenrasen, verhalten sich unsere inneren Uhren »zeitverzögert«, als sei unser Organismus immer noch am Abflugort.

Unsere biologischen Rhythmen können einer raschen Zeitverschiebung nicht im gleichen Tempo folgen. Innere Uhren, die den Schlaf, das Wachsein, die Verdauung und den Stoffwechsel regeln, gehen nach der Landung in der anderen Zeitzone eines fernen Landes zwangsläufig falsch. Sie müssen neu eingestellt werden – und sie »klingeln« während der Umstellungsphase erstmal wirr durcheinander. »Ich bin heute nacht um 1 Uhr hier angekommen von, von ... ... von wo bin ich gekommen?«, fragte verstört Außenminister Klaus Kinkel in der Nacht vom 9./10. Dezember 1995. Kinkel war jet-lag-geplagt zum deutsch-französischen Gipfel in Baden-Baden angereist. Wie sehr einem das Jet-Lag-Chaos zusetzen kann, wurde eindrucksvoll an amerikanischen Geschäftsleuten getestet. Sie flogen von New York über Rom nach Manila auf den Philippinen. Unmittelbar nach der Landung waren die sonst so cleveren Manager nicht einmal in der Lage, zwei zweistellige Zahlen im Kopf zusammenzuzählen. Und so wollten sie in schwierige Finanzverhandlungen gehen...

Wenn Firmen die Wahl zwischen mehreren Mitarbeitern haben, die eine Dienstreise unternehmen könnten, dann ist das Unternehmen gut beraten, einen »Abendmenschen« auszuwählen. Dessen innere Rhythmik paßt sich nämlich schneller an die verschobene Zeit an als die von »Morgentypen«. Ganz grob kann man sich bei der »Resynchronisation« an die Faustregel halten: Ein Aufenthaltstag für jeweils zwei überflogene Zeitzonen.

Dabei gilt es allerdings zu beachten, ob man nach Westen »mit der Sonne« fliegt oder nach Osten »gegen die Sonne«. »Normalerweise«, so Chronoforscher Martin Moore-Ede, »bekommt es uns etwas besser, wenn wir über mehre Zeitzonen hinweg nach Westen, statt nach Osten fliegen.«

Um sich optimal für einen Flug nach Westen zu präparieren, etwa von Frankfurt nach New York, sollte man am Abend vor der Abreise später ins Bett gehen und versuchen, morgens länger zu schlafen.

Auch am Ankunftsort hilft ein bestimmtes Verhalten, den Jet-Lag einzudämmen. Weil die Flugzeuge Richtung USA die deutschen Flughäfen zumeist am Vormittag bis zum frühen Nachmittag verlassen, trifft man im New Yorker Hotel nachmittags bis frühabends ein. Selbst wenn man jetzt hundemüde ist, sollte man nicht sofort ins Bett gehen, und das womöglich auch noch ohne Abendessen. Richtig ist: Nach der Ankunft zunächst eiweißhaltige Kost, wie Eier mit Schinken. Das weckt unsere Lebensgeister. Zum Abendessen dann kohlehydrathaltiges Essen, wie Brot, Kartoffeln und Gemüse. Das fördert die Müdigkeit. Mit diesem Speiseplan gelingt es nach der Ankunft zunächst noch, wach zu bleiben, bevor man dann zur gewohnten Zeit ins Bett geht – auch wenn es »zu Hause« bereits frühmorgens sein sollte.

Noch deutlicher läßt sich die Umstellungsphase verkürzen, wenn man bereits Tage vor dem Abflug seine Ernährung umstellt. Zum Frühstück und zum Mittag sieht der Anti-Jet-Lag-Speiseplan (wie oben beschrieben) stark eiweißhaltige Mahlzeiten vor, am Abend hingegen sehr kohlehydrathaltiges

Essen. Diese Kost, sagen Ernährungswissenschaftler, erleichtert dem Körper die kommende Umstellung, weil damit zumindest eine wichtige innere Uhr – der gestörte Adrenalinspiegel – relativ rasch wieder in den richtigen Schwung gebracht werden kann.
Während eines langen Fluges sollte man am besten gar nichts essen. Denn eine Mahlzeit ist für unsere innere Uhren ein Signal, daß ein neuer Zeitzyklus beginnt. Diese Information zur falschen Zeit kann den Organismus durcheinanderbringen. Deshalb der Rat: Am Abflugtag zwei oder drei Tassen starken Kaffee bzw. Tee trinken, möglichst zwischen 7 und 11 Uhr abends. Damit regt man die Wach/Schlaf-Rhythmen dazu an, sich neuen Uhrzeiten schneller anzupassen.

Auch bei der Rückreise kann man sich durch vernünftige Ernährung innerlich auf die Heimatzeit einstellen: morgens und mittags eiweißhaltig, abends kohlehydrathaltig. Am Vorabend der Abreise früher ins Bett gehen und am nächsten Morgen früher aufstehen. So gelingt es zumindest, einige der »fehlenden Stunden« einzuholen. Um die besten Essenszeiten zu ermitteln, bietet die kalifornische Firma »TimeZone Management« für nur 9.95 Dollar einen individuell maßgeschneiderten Anti-Jet-Lag-Plan an.

Hilfreich ist auch die »Bioclock«, ein puderdosenähnlicher Minicomputer, den die »Medical Technology International« im schottischen Edinburgh entwickelt hat. Damit kann man die Ruhepause ausrechnen, die man am Zielort braucht.

Auf einem anderen Prinzip beruht eine Erfindung des Bostoner Schlafforschers Charles Czeisler. Er hat ein tragbares Lichtvisier entwickelt – eine batteriebetriebene »Lichtmütze« gegen Jet-Lag. Diese Kappe, an deren Schirm eine Lampe sitzt, ähnelt der Grubenlampe von Bergleuten. Doch die Lampe strahlt nicht auf irgendein Objekt, sondern auf den Träger selbst. Tests ergaben: Mit genau bemessenen Lichtdosen aus der Mütze kann die Jet-Lag-Umstellungszeit halbiert werden. Eine Reduzierung gelingt immer dann, wenn die Lichtdosen zum richtigen Zeitpunkt für die Synchronisation genutzt werden. Welche Dosis und Dauer am günstigsten ist, rechnet ein Computerprogramm namens »MidnightSun« aus. Dieses »Mitternachts-Sonnen-Zeitmodul« berücksichtigt auch das individuelle Schlafverhalten. Einprogrammiert sind außerdem alle Zeitzonen sowie Sommer- und Winterzeiten aller Länder der Erde. So läßt sich für jede Reise das Lichtbedürfnis exakt ermitteln.

Inzwischen gibt es auch chemische Anti-Jet-Lag-Waffen: Pillen mit dem Hormon Melatonin, dessen Ausschüttung durch die Zeitumstellung beim Fliegen normalerweise empfindlich gestört wird. Als allerdings britische und westdeutsche Wissenschaftler mit der melatoninhaltigen »Jet-Pille« experimentierten, da kamen sie zu widersprüchlichen Ergebnissen. Die Hälfte von getesteten britischen Militärpiloten klagte nach Einnahme der Pille über Müdigkeit und Störungen des Erinnerungsvermögens.

Anders hingegen das Resultat eines Versuchs der Deutschen Lufthansa: Versuchspersonen, die Anti-Jet-Lag-Pillen mit 5 Milligramm Melatonin erhielten, hatten eindeutig weniger Jet-Lag-Probleme als eine unbehandelte Vergleichsgruppe. »Bei einer Desynchronisierungszeit von 12 Stunden, wie es etwa bei einem Flug von London nach Neuseeland der Fall ist, dauerte die Erholung nach Verabreichung von Melatonin nur zwei Tage«, sagt Chronobiologin Wirz-Justice. »Bei einer Placebo-Pille wurden hingegen sieben Umstellungstage benötigt.«

Was bleibt unterm Strich? Vielleicht am besten ein Hinweis auf ein Experiment, das vor allem Vielflieger nachdenklich machen sollte. Damit veranschaulichte nämlich der Münchner Physiologe Jürgen Aschoff die Folgen von ständigen Rhythmusstörungen. Aschoff hielt Hunderte von Fliegen (*Phormia terrdenovae*) in zwei großen Gurkengläsern. Die Tiere in dem einen Glas wurden einem normalen, regelmäßigen 12stündigen Hell-Dunkel-Wechsel ausgesetzt, beim anderen Glas verschob man die Hell-Dunkel-Zeit einmal wöchentlich um sechs Stunden, was einem Transatlantikflug entspricht. Das Ergebnis: Die nicht reisenden Fliegen lebten 125 Tage, die reisenden Tiere hingegen nur 98 Tage. In einem ähnlichen Experiment wurde von US-Forschern an der Fruchtfliege Drosophila nachgewiesen, daß Tiere, die statt im 24-Stunden-Zyklus im 21- oder 27-Stunden-Zyklus gehalten wurden, kürzer leben.

Natürlich: Menschen sind keine Fliegen. Aber auch beim Thema Jet-Lag stellt sich die grundsätzliche Frage: Wie weit kann der Mensch seine Freiheitsgrade nutzen, ohne sich zu schaden?

KAPITEL 13

Die geheimen Zyklen der Begierde

Der Rocksänger Brian Ferry röhrt: »Love is a drug«, und »Du bist wie Kokain«, stöhnt Rüpel-Dichter Boris Bukowski. Wie recht diese modernen Minnesänger mit ihren Vergleichen haben, wissen wir erst, seit die Wissenschaft der Neuroendokrinologie (Wissenschaft von den Hormonen) erkannt hat: Der Körper jedes Menschen produziert eine Unmenge von Substanzen, auf die jeder Drogendealer neidisch werden könnte. Vom Beruhigungsmittel über Schmerzstiller bis hin zu einer Liebesdroge brodeln Hunderte von chemischen Stoffen in der körpereigenen Küche. Und jeder dieser Stoffe folgt einem charakteristischen Rhythmus.

Zwar ist die Liebe nicht nur Chemie, doch ganz ohne Chemie gäbe es wohl auch keine Liebesgefühle. »Jedes Bild, das wir sehen, jede Erfahrung, die wir machen, jeder Gedanke, der sich in uns bildet, hat eine emotionale Komponente und löst emotionale physische und psychische Reaktionen aus«, erklärt der französische Neurobiologe Jean-Didier Vincent. »Träger«, Übermittler dieser Gefühle, sind unsere Hormone.

Gefühle sind kein Luxus der Evolution, sondern ein wirksames Werkzeug, das sie in einer frühen Entwicklungsphase des Lebens zu ganz bestimmten Zwecken »erfand«. Die Aminosäuren, aus denen sich unsere Hormone zusammensetzen, schwammen schon lange vor dem Menschen in der sogenannten »Ur-Suppe«. Und bei allen Tieren steuern nah verwandte, wenn nicht gar identische Hormone, dieselben Vorgänge wie im Menschen. Die Grundidee der Natur ist es, Lebewesen zur Fortpflanzung zu bewegen. Und damit Lebewesen den Fortpflanzungswunsch der Natur auch gerne erfüllen, wird dieser wohl wichtigste, hormonell gesteuerte Vorgang so angenehm wie möglich gestaltet.

Die Hormon-Uhr, die Lust auf Liebe macht

Die Lust auf Liebe wird auch von einer »inneren Hormon-Uhr« mitgesteuert. Sie ist eingebettet in ein biologisches Uhrenwerk, das je nach Tages- und Jahreszeit den Pegel der Sexualhormone schwellen oder »phallen« läßt. »Das wichtigste männliche Sexualhormon ist das Testosteron, das im Hoden des Mannes, in kleineren Mengen auch in der Nebennierenrinde und in den weiblichen Eierstöcken gebildet wird«, erklärt *Knaurs Medizin-Lexikon. Es* erst macht den Mann zum Mann! *Es* erst läßt die Geschlechtsorgane reifen, steuert die Bildung von Samen und sorgt für Lust auf Liebe. Testosteron beeinflußt auch die Fettproduktion der Talgdrüsen in der Haut und das Wachstum kräftiger Muskulatur.

Das Männerhormon, mit dem Frauen Karriere machen

Wie sehr auch Frauen von den Zyklen des Hormons Testosteron beeinflußt werden können, zeigen Vertreter des weiblichen Geschlechts, die Karriere machten. Ihren Aufstieg, so scheint es, haben sie auch einem Überangebot an diesem männlichen Hormon zu verdanken. Zu diesem Schluß kam die New Yorker

Psychologin Dr. Patricia Schreiner-Engel nach Untersuchungen von Frauen zwischen 21 und 35 Jahren. Frauen mit niedrigem Testosteron-Spiegel hatten nämlich Jobs auf der niedrigen sozialen Stufe. Frauen mit hohem Männerhormon-Anteil waren hingegen weit oben auf der Karriereleiter.

Man(n) sieht: Ohne dieses Hormon läuft so gut wie nichts. Jeder gesunde Mann hat bis ins hohe Alter genug davon. Erst wenn in seinem Blut nur noch ein Drittel bis ein Viertel des Normalwerts kreist, läßt das Interesse an der Liebe nach. Inzwischen jedoch passiert dies schon bei jedem zwölften Mann jenseits der 40er. Deshalb hat die Medizin ein Trostpflaster im wahrsten Sinne des Wortes entwickelt: ein Hormonpflaster, das an der männlichsten Stelle des Mannes getragen wird – am Hodensack. Das Pflaster, das tagsüber 16 Stunden getragen wird, bewies bei Tests im »Johns Hopkins Medical Center« in Baltimore seine Wirkung: Es gibt Männern, deren Kräfte beim Sport und im Bett schwinden, das fehlende Testosteron zurück. Körperlich bedingte Potenzstörungen vermag es allerdings nicht zu beheben.

Warum sind Männer frühmorgens so potent?

Normalerweise beginnt die innere Tagesuhr die körpereigene Produktion von Testosteron am frühen Morgen anzuwerfen. Ausgerechnet zu einer Zeit, in der sich die meisten Menschen auf dem Weg ins Büro befinden, sind Männer physiologisch besonders potent. Warum die Natur das so eingerichtet hat, begründet sich mit unserer evolutionären Vergangenheit. Als wir noch Jäger und Sammler waren – also bis vor rund 10.000 Jahren –, da mußten wir frühmorgens besonders fit sein. Dafür sorgt das Cortison, das zwischen 6 und 9 Uhr morgens seine höchste Tageskonzentration im Blut erreicht.

Cortison gilt gemeinhin als »Streß-Hormon«, das in den äußeren Schichten der Nebenniere gebildet wird. Doch sobald es in bestimmten Zentren des Gehirns an sogenannten Rezeptoren »andockt«, verwandelt es sich in ein Geschlechtshormon.

Der Wochenrhythmus beim Sex

Ungeachtet der Hormon-Uhr legen wir unsere sexuell aktivste Zeit in die (bequemeren) Abendstunden. »Von der Zeit her mögen sich diese Stunden gut für die Liebe eignen«, schreibt die Chronobiologin Susan Perry, »aber sie sind höchst ungeeignet, was unsere Liebeshormone angeht.«

Auch bei den wöchentlichen sexuellen Rhythmen scheinen die sozialen Gewohnheiten eine größere Rolle zu spielen als die Hormone. Zwar erreicht die Gesamtzahl der Spermien beim Mann jeden dritten Tag ihren Höhepunkt, doch im statistischen Mittel haben die Deutschen Geschlechtsverkehr nur einmal in der Woche: am Samstag oder Sonntag. Sitten und Gewohnheiten spielen bei unseren sexuellen Rhythmen offenbar eine größere Rolle als die Biologie.

Die sexuellen Jahrestakte

Aber ganz frei machen können wir uns von der Wirkung unserer inneren Liebesdrogen eben doch nicht – auch wenn die meisten Leute glauben, daß der Mensch in seinem Sexualverhalten weit über dem der Tiere stehe.

Singvögel brüten im Frühjahr, und einen Monat später schlüpfen ihre Jungen. Schafe werden im Herbst trächtig; sechs Monate später blöken die Lämmer. Die meisten Tierarten haben ein saisonales Sexualverhalten.

Beim Menschen sei das ganz anders, behauptet zumindest die offizielle Lehrmeinung der Biologie. Denn Menschen, so die Argumentation, sind das ganze Jahr über fruchtbar. Neue Studien, veröffentlicht im *Journal of Reproductive Rhythms,* aber zeigen, daß auch das menschliche Sexualverhalten einem Jahreszeitenrhythmus unterliegt. Und dabei spielen Sonnenlicht und Temperatur eine sexfördernde Rolle. »Kurze Zeit nach Rückkehr der Sonne werden sie von einem regelrechten sexuellen Rausch erfaßt. Er kommt mit solcher Gewalt und so plötzlich über sie, daß sie häufig tagelang vor Leidenschaft beben. Das Ganze gipfelt während der ersten Sommertage geradezu in einer Orgie der Fleischeslust, bei der aus Dankbarkeit und in guter Absicht häufig auch Ehepartner ausgetauscht werden.« Diese Beobachtungen notierte schon 1897 ein Ethnologe. Doch Generationen von Biologen haben solche chronobiologischen Hinweise übersehen. Dabei gibt es für den Zusammenhang zwischen solaren und sexuellen Rhythmen zahlreiche Belege. So ist die ideale Jahreszeit, um Kinder zu zeugen, just jene Saison, in der die Sonne rund 12 Stunden scheint und die Temperatur im Schnitt bei angenehmen 20 bis 25 Grad liegt. Diese meteorologischen Bedingungen tragen dazu bei, die Fruchtbarkeit der Frau zu stimulieren und die Samenproduktion beim Mann anzuregen. »Der jahreszeitliche Konzeptions-Rhythmus«, so der Münchner Chronobiologe Dr. Till Roenneberg, »läßt sich quer durch alle Kulturen, Religionen und soziale Schichten nachweisen.«

In 166 Ländern wurden Millionen von Geburtsdaten miteinander verglichen. Dann stand fest: Auf der Nordhalbkugel gibt es zwei »Befruchtungshöhepunkte«. Der eine Spitzenwert zeigt sich im Frühjahr, und zwar besonders zur Zeit der Tag- und Nachtgleiche im März, also dann, wenn wir das Tageslicht besonders lang genießen können. Der

Beleg: Außergewöhnlich viele Kinder werden neun Monate später, also Ende Dezember oder Anfang Januar geboren. Dazu paßt gut der Sexzyklen-Befund des amerikanischen Epidemologen Richard Levine. Bei der Untersuchung von 150 Männern konnte er zwischen Februar und März zehn Prozent mehr Spermien zählen als im Jahresdurchschnitt.

Der zweite »Befruchtungs«-Spitzenwert konnte für den Herbst (Oktober und November) nachgewiesen werden. Der Beleg: Statistisch überdurchschnittlich viele Kinder werden auch im Sommer geboren. Als Chronobiologen nach den Gründen für diesen sexuellen Jahresrhythmus suchten, entdeckten sie eine raffinierte innere Uhr, die auf eine einfache Formel programmiert ist: Licht macht Lust.

Kleiner Einschub: Wie empfindlich unser Organismus dabei auf Helligkeitsunterschiede reagiert, entdeckte Chronoforscher Roenneberg, als er weltweit Geburtsstatistiken in der Zeit vor und nach der sogenannten industriellen Revolution miteinander verglich. Seit wir Menschen in Büros und Fabriken das Sonnenlicht ausgesperrt haben, reagieren wir weniger »sonnengelenkt«: Die saisonalen Geburtenhochs sind abgeflacht.

Sonnenlicht macht Lust – Bürolicht würgt sie ab

Ein Feind von Sexualhormonen ist die übliche Bürobeleuchtung. Sie ist meist zu schwach und wird deshalb von unserer inneren Licht-Uhr als ständige Dunkelheit interpretiert. Die Folge: Bei Frauen kann der Eisprung ausbleiben und der Lustpegel in den Keller sinken. Wer hingegen häufig sonnenbadet, bei dem wird auch das Liebesleben erhellt.

Warum allerdings der Testosteronspiegel sowohl beim Mann als auch bei der Frau auch noch einen zweiten Jahreshöhepunkt im Herbst erreicht, das erklären Evolutionsforscher mit einer Doppelstrategie der Natur. Sie hat diesen Herbstrhythmus der Hormone eingerichtet, damit zumindest für einen Teil der Neugeborenen die Wetterbedingungen und die Nahrungssituation besonders günstig sind: Im Herbst gezeugte Babys erblicken im Sommer das warme Licht der Welt.

Endorphine schützen vor Sex zur falschen Zeit

Auf welche Weise raffinierte, rhythmische Überlebenstaktiken entwickelt wurden, zeigt sich auch am Rhythmus der Endorphin-Wellen. Ihr Auf und Ab beeinflußt die Bildung unserer Geschlechtshormone. Endorphine sind gleichsam das »missing link« zwischen Körper und Psyche. Sie können »mitdenken« und wirken somit wie eine Art Schutzengel der Menschheit.

Endorphine haben entscheidenden Anteil am Überleben unserer Spezies. In Krisenzeiten, bei langanhaltender Kälte, bei Überanstrengung oder bei einer Hungersnot verhindert die »Endorphin-Uhr« im Körper, daß eine Frau in dieser extremen Situation auch noch schwanger werden kann. Endorphine interpretieren auch eine Dauerdiät oder eine Fastenzeit als Hungersnot und versetzen daraufhin die Eierstöcke in Ruhestellung. Eine vermeintlich lebensbedrohende Situation – Nahrungsmangel – soll durch eine Schwangerschaft nicht noch verschärft werden. Ganz besonders günstig fürs Überleben wurde von unserer »inneren Uhr« auch die Tagesgeburtszeit eingestellt. Es kommen viel mehr Babys nachts zur Welt als tagsüber. Der Grund: »Mutter Natur« hat es so eingerichtet, daß möglichst viele Kinder im Schutz der Dunkelheit geboren werden, in Sicherheit vor Gefahren, die am Tag drohen (vgl. auch Kapitel 7).

Mutter und Fötus: Ihre Rhythmen laufen synchron

Überhaupt birgt die Geburt eines der tiefsten Geheimnisse innerer Rhythmen in sich. Denn sie wird von subtilen biologischen Takten schon Monate zuvor eingeleitet. Dies kann man ganz wörtlich nehmen. Chronobiologen haben nämlich entdeckt, daß Mutter und Kind ihre inneren Schwingungen bereits in der Schwangerschaft synchronisieren. Und diese Rhythmen-Kooperation geschieht natürlich erst recht während des Geburtsvorgangs.

Wann ein Kind das Licht der Welt erblicken will, spricht es gleichsam mit der Mutter ab. Das Ungeborene bestimmt selbst, wann es auf die Welt kommen will. Es setzt den Zeitpunkt mit einem hormonellen »Zeiger«, auf den die innere Uhr der Mutter reagiert. So kommt es zu einer »Tagesrhythmik der Natalität«, die schon im vergangenen Jahrhundert Hebammen aufgefallen war. Doch erst eine Langzeituntersuchung der schwedischen Krankenhausgesellschaft mit über 240.000 Geburten lieferte jetzt den Beweis für die selbstregulierende Rhythmik der »Naturgeburten«. Verglichen wurden dabei Spontangeburten mit ärztlich eingeleiteten Wehen. Das Ergebnis: Bei der medizin-technischen Manipulation stimmt das Geburtenmaximum auffällig mit den Kernarbeitszeiten in den Krankenhäusern überein. Die Kinder kamen also nicht dann auf die Welt, wenn sie wollten, sondern wie es am günstigsten in den Zeitplan der Krankenhausroutine paßte. Die Folge: Solche Geburten werden von den Frauen als »schmerzhafter« und »schwerer« empfunden – und sie dauerten auch im Schnitt 1,5 Stunden länger.

Bringt der Kreißsaal Rhythmen aus dem Takt?

Noch immer aber gilt es als normal, während der Geburt auf die komplexe Kommunikation zwischen Mutter und Kind nicht sonderlich zu achten. Gegen Rhythmen, die seit Milliarden Jahren in der Natur von Lebewesen wirken, werden »chemische Keulen« geschwungen.

Meine Tochter wurde auf natürliche Weise geboren – zu Hause. Es war das Wunderbarste, das wir je erlebt haben. Die Frau, die diesem Kind das Leben schenkte, hatte sich physisch und psychisch gewissenhaft auf dieses Ereignis vorbereitet – und dabei ihre und des Kindes innere Rhythmen harmonisiert. Es gab keine Chemie, und es floß auch kein Blut. Es war eine ganz »normale« Geburt... Doch 99 Prozent (!) aller Frauen hierzulande bevorzugen es, ihr Kind nicht dort zu gebären, wo sie sich am wohlsten, sondern wo sie sich am sichersten fühlen: in der Klinik. Zwischen Apparaturen und Schichtplänen werden Mutter und Kind zwangsläufig unnatürliche Rhythmen aufgezwungen.

Immer wieder hört man von teilweise dramatischen Komplikationen, die den Einsatz modernster Technik erforderlich gemacht hätten. Solche Probleme gelten dann als Rechtfertigung dafür, daß man eine Hausgeburt gar nicht hätte riskieren dürfen. In Wahrheit aber sind ein Großteil der Geburtsprobleme im Krankenhaus selbsterzeugte Komplikationen. Dieses Eingeständnis kann man inzwischen auch von traditionell orientierten Medizinern hören: Sie beginnen jetzt laut über die Bedeutung der Synchronisation natürlicher Rhythmen bei Mutter und Kind nachzudenken.

KAPITEL 14

Rhythmen, die unter die Haut gehen

Die Haut zählt zwar zu den wichtigsten Organen des menschlichen Körpers. Doch kein anderer Körperteil wird so unterschätzt wie sie. Wir neigen dazu, die Körperhülle als etwas Passives anzusehen, als Schutz vor der Umwelt. Chronopharmakologische und immunodermatologische Erkenntnisse der letzten Jahre aber zwingen uns, die Haut als dynamisches, vielseitiges Organ zu erkennen, das mit ungeahnten Kräften, Aufgaben und inneren Rhythmen ausgestattet ist. Denn die Haut entpuppt sich beispielsweise auch als Spiegel unserer Seele. Darüber hinaus ist sie eine leistungsfähige chemische Fabrik, die Arzneimittel und Giftstoffe verarbeiten kann – und dies auf eine Weise, wie man es sonst höchstens von der Leber erwartet. Die Haut erzeugt auch hormonhaltige Substanzen. Und sie hat viele verborgene Rhythmen: 30-Sekunden-Pulse, 1-Minuten-Takte, Stundenzyklen, Tagestakte und sogar einen Monatsrhythmus, sowie diverse saisonale Schwankungen.

Fast einen Monat – im Schnitt genau 27 Tage – dauert der schuppende Austausch von toten und sterbenden Zellen. In diesem Zyklus werden Zellen der Oberhaut durch neue ersetzt. 14 Tage brauchen die neugeborenen Zellen, bis sie die Hornschicht erreicht haben, die äußerste Schicht der Oberhaut. Die ist inzwischen selbst zur Kruste geworden, durch die Hornsubstanz Keratin. Deshalb bleiben den nach oben vorstoßenden Zellen noch einmal rund 13 Tage, bis sie am Ziel angekommen sind – um bald darauf wieder in Schuppen abzufallen.

Diese Schuppen übrigens verweisen auf unsere Evolution. »Die Entwicklungsgeschichte des Lebens und der Menschheit erinnert uns daran, daß hier in der Haut neben den Haaren und Nägeln auch noch die Hörner und Krallen und Borsten schlummern, daß hier latent auch noch Schuppen zum Verkriechen und Federn zum Entfliehen vorhanden sind«, schreibt Dermatologe Gion Condrau. Das alles sind »Elemente der Aggression und der Regression, alles latente Talente des ›Homo sapiens‹ .«

Betrachtet man unsere Haut unter dem Mikroskop, sieht man, daß sie mit tausendfachen »Antennen« ausgerüstet ist. Ein Quadratzentimeter (!) unserer fast zwei Quadratmeter großen Haut enthält etwa sechs Millionen Zellen, die insgesamt 5.000 Sinneskörper und vier Meter Nervenfasern umfassen. Fünf Haare stehen im Schnitt auf jedem Zentimeter. Der wiederum wird von einem Meter Adern durchspült, wobei die Kapillaren (die kleinsten Blutgefäße) dem Blut als Kühlschlangen dienen. 100 Schweißdrüsen, 15 Talgdrüsen, 12 Kälte- und 2 Wärmepunkte, 25 Druckpunkte, nicht weniger als 20 Schmerzpunkte halten darauf die Waage. Die thermodynamischen Regulationen sind äußerst sensibel gesteuert. Zum Beispiel die Schweißdrüsen: Sie entwickeln ihre stärkste Sekretion gegen 15 Uhr. Darüber hinaus gibt es noch einen inneren 10-Minuten-Schub an Flüssigkeiten innerhalb der Hautschichten.

Für die Haut ist – rein physiologisch gesehen – Kosmetik zu zwei Tageszeiten besonders willkommen: in den frühen

Morgenstunden und am späten Nachmittag. Bei der Hautpflege am frühen Morgen kommen beispielsweise die natürlichen Wirkstoffe von Cremes am besten zur Geltung. Und der späte Nachmittag ist die Zeit, in der sich unser Nervensystem umstellt – das hat auch Auswirkungen auf die Haut. Außerdem weist sie komplex agierende Temperaturzyklen auf. Ihre Durchblutung variiert in einem 1-Minuten-Rhythmus, der im umgekehrten Uhrzeigersinn zum Rhythmus der Muskeldurchblutung verläuft: Wenn die Durchblutung im Muskel hoch ist, dann ist sie in der Haut niedriger – und umgekehrt. Dieser Wechsel vollzieht sich rhythmisch – im 60-Sekunden-Takt.

Solche kurzen Schwingungen werden überlagert von Stundenrhythmen, die für Massagen wichtig sind. Denn die Erforschung dieser Zyklen erbrachte einen exotischen Befund: Massagen schlagen immer dann besonders gut an, wenn weder der Patient noch der Therapeut Zeit haben – nämlich um Mitternacht. »Kaltanwendungen am frühen Morgen, Sauna und Fango in den Abendstunden und Massagen um Mitternacht – da hat sich wohl jemand bei der Terminvergabe einen Aprilscherz erlaubt?«, fragte deshalb das Fachblatt *Medical Tribune* – und beantwortet seine eigene Frage mit dem Hinweis: »Keineswegs! Dieser Zeitplan berücksichtigt lediglich eine chronobiologische Erkenntnis: Der Erfolg physikalischer Anwendungen hängt stark von der Tageszeit ab.«

Nachgewiesen wurde die optimale Massagezeit mit einer jeweils 5minütigen Fußsohlenmassage bei 12 Testpersonen. Die Sensoren auf der Haut registrierten eine maximale Wadendurchblutung zu einer »Un-Zeit«: nachts um ein Uhr. Aber welcher Masseur hat dann schon Zeit? Außer vielleicht ein(e) Bettgenosse/In, der/die einem liebevoll über den Nacken streicht. Was also kann man tun, um die Öffnungszeiten der Massagepraxen mit den inneren Rhythmen optimal zu synchronisieren? Glücklicherweise heißt bei Chronorhythmen die Alternative nicht immer »entweder – oder«: also Mitternacht oder gar nicht. Vielmehr läßt sich dem inneren Takt ein Schnippchen schlagen. Der Marburger Professor Engel empfiehlt, sich entweder abends oder morgens massieren zu lassen. Dann wird die Durchblutung am wirkungsvollsten angeregt.

Generell ist es wichtig, so Peter Engel, »bei physikalischen Anwendungen, die im wesentlichen auf die Aktivierung körpereigener Leistungen abzielen, die tageszeitlichen Schwankungen zu berücksichtigen.« So bringt zum Beispiel eine Sauna am Morgen keinen Gewichtsverlust. Und Anwendungen wie kalte Fangopackungen hinterlassen abends kaum Wirkung. Auch wer sich in der Mittagspause eine Massage gönnt, der kann sich den Aufwand eigentlich sparen.

Mit heißen Fangopackungen hingegen oder einer trokkenen finnischen Sauna wird abends der beste Erfolg erreicht: Die Gefäße erweitern sich optimal.

Der bizarrste Befund aus der Hautforschung kommt von Hauttemperatur-Forschern, die den sogenannten dermatologischen Yogazyklus entdeckten. Um herauszufinden, ob der Erfolg des Autogenen Trainings im Tagesverlauf schwankt, haben zwei Mainzer Wissenschaftler ein kontaktloses Infrarotgerät auf ungewöhnliche Weise eingesetzt. Sie registrierten während der Entspannungsübungen die Temperatur auf dem Oberschenkel und der ruhenden Hand. Ergebnis: Am Mittag war die Hauttemperatur am stärksten erhöht – um ein Grad. Nach weiteren Tests kamen die Forscher Karl F. Mann und Friedhelm Steller zu dem Schluß: Yoga-Kurse sollten überwiegend nach dem Mittagessen abgehalten werden. Dann ist der Lerneffekt am höchsten.

Und noch einen ungewöhnlichen Hautbefund gilt es zu vermelden: Am kitzligsten sind wir im Monat April. Dann hat, wie Forscher herausfanden, die »neuromuskuläre Erregbarkeit« ihr Maximum erreicht.

Ein weiterer Beleg für den Jahreslauf der Haut: Ihre Empfindlichkeit auf ultraviolettes Licht ist in den Sommermonaten Juni, Juli, August am geringsten. Das hat »Mutter Natur« weise eingerichtet, denn sonst würden wir noch öfter einen Sonnenbrand bekommen.

Zum Schluß noch ein Rekord: Am schnellsten bewegen sich in unserem Körper die Atome und Moleküle der Haut. Sie schwingen mit 10^{16} Hertz. Das sind in einer Sekunde 10^{16} Zyklen oder 10.000.000.000.000.000 Wellen...

KAPITEL 15

Wie wichtig ist es, welche Nahrung zu welcher Zeit zu essen?

Dutzende von Diäten werden jedes Jahr aufs neue entdeckt, gepriesen, probiert. Hinzu kommen noch rund hundert Alternativlehren. Mindestens fünf davon haben es geschafft, wenigstens ein Prozent der Bevölkerung zu überzeugen. Dazu zählen:

- Vollwerternährung,
- Vegetarismus,
- Mazdazna-Ernährungslehre,
- Makrobiotik,
- Anthroposophische Denkrichtung.

Wer soll da noch richtig entscheiden können, wann er was am besten ißt? Weshalb soll er naturbelassene Nahrung, pflanzliche (vegetabile) Kost, laktovegetabile (Milch zusätzlich erlaubt), ovo-lakto-vegetabile (Eier zusätzlich erlaubt) Lebensmittel, Rohkost oder Gekochtes, ungesättigte Fettsäuren oder Kiesel verzehren? Was ist Mythos, was Marketing, was solide Chronophysiologie?

Mythos »Wellness«: Die allerneueste Diät, die sich auf Erkenntnisse der Chronobiologie beruft, wird von der sogenannten Wellness-Bewegung propagiert. Vollmundig kündigt die Einführung ihre »Sha Sha«-Fertignahrung als ein »Mammut-Projekt zur Volksgesundheit« an. Gegessen werden soll unter Beachtung der Wellnesszyklen: Aufbauphase (mittags 12 bis abends 20 Uhr), Auswertungsperiode (20 bis 4 Uhr morgens) und Ausscheidungszyklus (morgens 4 Uhr bis mittags 12 Uhr). Wie gut hält diese neueste Freßreligion einer chronobiologischen Überprüfung stand? Forschungen bestätigen zwar die Existenz von Zyklen unseres Verdauungsapparats. Doch es hat den Anschein, daß bei der Wellness-Diät seriöse chronophysiologische Erkentnisse mit modischem Schnickschnack vermengt werden. Wellness aber liegt voll im Trend sogenannter Chronodiäten. Der Ratgebermarkt für zeitbewußtes Eßverhalten wird immer größer – und auch unübersichtlicher.

Mythos »Trennkost«: Zum Besteller wurde das Buch *Fit fürs Leben*, in dem Harvey und Marilyn Diamond behaupten: »Wir haben die Energie-Leiter entworfen, um Ihnen zu helfen, Ihr Leistungsvermögen zu steigern.« Aber was ist von einer Trennkost zu halten, die schlichtweg unerfüllbare Forderungen stellt? So soll man zu Mittag nur eine »Eiweiß-Mahlzeit« und abends nur ein »Kohlehydrat-Essen« zu sich nehmen. Da jedoch Getreideprodukte neben Eiweiß auch Kohlehydrate enthalten, wird die Undurchführbarkeit schon an diesem Beispiel deutlich.

Mythos »Kinesiologie«: Einem anderen Nahrungstiming folgt die »Kinesiologie«, die den Effekt unseres Essens mit Muskelfunktionsprüfungen analysiert. Diese Lehre hat einen Nahrungsmittelplan entworfen, der optimal auf die sogenannte »Organ-Uhr« des Menschen abgestimmt sein soll (vgl. Kapitel 6).

Angesichts der Vielfalt von Ernährungslehren, wird sich mancher fragen, woran er sich denn nun halten soll. Man kann sich an zweierlei orientieren:

- an Erkenntnissen neurobiologischer Forschungen über die »Arbeitszeiten« neuentdeckter körpereigener Stoffe, die unseren Appetit regulieren und
- an Daten, die Chronobiologen über unsere Verdauungs-Uhr ermittelt haben.

Die Nachricht von der Entdeckung unserer »Appetit-Uhr« kommt aus einem Labor an der Rockefeller-Universität in New York. Dort hat die Neurobiologin Professor Sarah F. Leibowitz zwei innere Taktgeber für unseren Appetit aufgespürt: das Galanin, das spätnachmittags Lust auf Fett macht, und das Neuopeptid Y, das uns am Morgen nach Kohlehydraten (z.B. Brot) greifen läßt. Die Ausschüttung beider Botenstoffe läßt sich zwar nicht direkt beeinflussen. Aber wir können durch richtiges Essen zur richtigen Zeit darauf achten, daß diese beiden Appetit-Uhren zur rechten (Mahl-)Zeit ticken. Durch ein allzu üppiges Frühstück beispielsweise wird die Galanin-Uhr beeinflußt. Wer schon morgens Eier, Wurst und Käse verspeist, der kurbelt die Galaninproduktion verfrüht an und bekommt zu schnell Appetit auf etwas Fettes. Ernährungswissenschaftler werben für ein 800-Kalorien-Frühstück mit wenig Fett, kaum Zucker, aber reichlich Ballaststoffen und komplexen Kohlehydraten.

Ein gutes Frühstück ist noch aus einem anderen Grund wichtig: Es spielt nämlich eine ganz besondere Rolle für unseren Stoffwechsel. Rund 20 Millionen Deutsche aber scheint das nicht zu kümmern. So viele jedenfalls gehen mit leerem Magen zur Arbeit. Das kann »lebensgefährlich« sein, warnt Dr. Renata Cifkova von der Memorial-University in St.John's/Neufundland und verweist darauf, daß zwischen 6

Uhr früh und 12 Uhr mittags mehr Menschen Herzinfarkte und Schlaganfälle erleiden als zu jeder anderen Tageszeit. »In vielen Fällen«, so die Forscherin, »liegt das wohl auch daran, daß die Leute nicht frühstücken.« Dr. Cifkova stützt ihre Behauptung auf Meßwerte des Beta-Tromboglobulin (BTG). Die Menge dieses Eiweißstoffes, der Blut verklumpen läßt, war bei Testpersonen, die ohne Frühstück zur Arbeit geschickt wurden, bis zum zweieinhalbfachen des Normalen erhöht: Thrombosegefahr!

Neurobiologin Leibowitz hat aber auch den Gegenspieler zu unseren inneren Hunger-Uhren entdeckt: Enterostatyn. Dieser Neurotransmitter steuert das Sattgefühl. Es ist die wirksamste Substanz, um auf natürliche Art das Übergewicht ohne jede Diät abzubauen! Könnte man daraus nicht eine natürliche Wunderdroge gegen überflüssige Pfunde kreieren? Wissenschaftler warnen schon jetzt davor, Enterostatyn in der Ursprungsform einzunehmen, um künstlich ein Sättigungsgefühl hervorzurufen. Dieser direkte Eingriff in das immer noch weitgehend rätselhafte Stoffwechselgeschehen des Gehirns könnte gefährlich werden.

Doch entgehen lassen will sich die Pharmaindustrie das Geschäft mit dieser Sattmacherdroge nun auch wieder nicht. Als Diätzusatz, der rezeptfrei angeboten wird, kann Enterostatyn schon jetzt genutzt werden. Allerdings wird dabei ein medizinischer Umweg eingebaut, über sogenannte Biokatalysatoren, aus denen der Körper selbst den Sattmacher-Botenstoff herstellt. Ganz besonders raffiniert, oder soll man besser sagen, ganz besonders perfide: Bei diesen Luxuspräparaten werden den eitlen Kunden die chronopharmakologisch optimalen Einnahmezeiten mitgeteilt. (Die Diät-Kapseln haben am frühen Morgen den größten Erfolg.) Bei wirklich wichtigen Medikamenten aber unterbleiben chronopharmakologische Hinweise!

Mythos »Drei Mahlzeiten am Tag«: Wer sich chronobiologisch richtig ernähren will, dem helfen Erkenntnisse über unsere innere Verdauungs-Uhr, die aus dem noch jungen Forschungsbereich der ultradianen Rhythmen kommen. »Wenn wir auf diese inneren Takte achten würden, dann würden wir nicht drei, sondern sechsmal am Tag essen«, erklärt der amerikanische Psychobiologe Ernest Rossi unter Hinweis auf einen 90-bis-120-Minuten-Rhythmus, mit dem sich unser Magen zusammenzieht. »Wenn wir Hunger bekommen, reagieren wir auf einen Rhythmus, der vor Urzeiten grundgelegt wurde, als unsere humanoiden Vorfahren in den Urwäldern auf Nahrungssuche gingen und sich mit kleinen, häufigen Mahlzeiten am Leben hielten.«

Der ultradiane 90-Minuten-Intervall unserer Hungerrhythmen wird von jener Schaltzentrale im Gehirn reguliert, in der die obenerwähnten Neurotransmitter zusammengebraut werden. Das biochemische Gemisch, das unseren Magentakt dirigiert, wirkt so komplex, daß sich im anscheinend banalen ultradianen Magenpuls eine geheimnisvolle Verbindung zwischen Körper und Seele widerspiegelt. »Unser Magen-Darm-Trakt ist besonders anfällig für Störungen, die aus psychischer oder emotionaler Belastung resultieren, und Magenschmerzen oder ›Schmetterlinge im Bauch‹ sind deutliche Anzeichen des ultradianen Streßsyndroms«, schreibt Autor Heiko Ernst. »Unregelmäßige und unvernünftige Eßgewohnheiten beeinträchtigen die rhythmische Arbeit der Verdauung, die mit den ultradianen Rhythmen synchronisiert ist.«

Viele Magenleiden sind auf eine kulturelle Gewohnheit zurückzuführen, die offenbar niemand, außer wenigen Chronoforschern, zu hinterfragen wagt: unser Ritual, täglich drei Mahlzeiten zu sich zu nehmen. Dieser Brauch hat dazu geführt, daß wir nicht nur viel mehr essen, als wir benötigen, sondern wir essen auch falsch: zuviel Zucker, Salz und Fett und viel zu wenig gesunde Proteine und komplexe Kohlehydrate. Und: Wir essen oftmals das Falsche auch noch zur falschen Zeit!

Einen Beleg dafür liefern Hormonanalysen. Jedesmal, wenn wir essen, schickt die Bauchspeicheldrüse vermehrt Insulin ins Blut, um dem Stoffwechsel bei der Verdauung zu helfen. Normalerweise dauert es eine ultradiane Periode (90 bis 120 Minuten), bis Insulin und Blutzucker ihre Spitzenwerte erreicht haben. Dabei hinkt allerdings das Insulin-Hoch dem Glukose-High hinterher: Erst 20 Minuten später als der Blutzukker erreicht das Insulin seinen Sättigungsgrad. Eine direkte Auswirkung dieser Zeitverzögerung hat jeder schon zu spüren bekommen: Wenn wir zum Beispiel im Restaurant auf unser Essen warten und den ersten Hunger mit Alkohol und Brötchen mit Butter »killen«, dann hat der Körper mit diesem Appetithappen möglicherweise schon genügend Kalorien aufgenommen. Doch das Appetitzentrum informiert das Gehirn noch nicht darüber, daß eine Sättigung erreicht ist, weil es etwa 20 Minuten dauert, bis der Verdauungstrakt das Botenmolekül Cholezystokinin (CCK) losschickt. Folglich essen wir weiter und schneller als das Kommunikationssystem unserer Körperchemie. Die Konsequenz: Man ißt zuviel – und wird dick.

Wer hingegen auf die ultradianen Hungergefühle achtet und kleine Nahrungsmengen zu sich nimmt, der hält nicht nur sein Gewicht, sondern senkt auch seinen Cholesterinpegel. Beleg: Unter der Leitung des amerikanischen Ernährungsphysiologen Dr. David Jenkins erhielt eine Versuchsgruppe drei Mahlzeiten, während die andere die gleiche Diät stündlich verteilt in 17 Portionen aß. Bei den Häppchen-Essern sank der Cholesterolgehalt – obwohl die Diät zu 33 Prozent aus Fett bestand! Und: Mit der Häppchen-Ernährung werden »auch die extremen Ausschläge zwischen Wachheit und Erschöpfung vermieden«, sagt Forscher Rossi.

Wie weibliche Hormone Appetit machen

Auf der Suche nach Appetitzyklen sind die Chronophysiologen auch auf bislang unbekannte infradiane Rhythmen gestoßen. Sie beeinflussen die Art und Weise, wie eine Diät »anschlägt«. Ob Frauen nämlich verlockenden Gaumenfreuden widerstehen können, wird von diesen Takten beeinflußt, die hormonell sowohl den Appetit als auch den Menstruationszyklus steuern. Sie sorgen dafür, daß Frauen in der zweiten Zyklushälfte mehr Appetit haben als sonst. Und diese inneren Rhythmen sorgen auch dafür, daß in der ersten Zyklushälfte Diäten besonders »entschlackend« wirken.

Infradiane Hormon-Uhren erklären auch, warum Frauen nach den Wechseljahren (oder Frauen, die sich durch die Pille zeitweise unfruchtbar gemacht haben), oft ihr Gewicht nicht halten können: Ihr infradianer Appetitzyklus läuft leicht aus dem Ruder. Man neigt dann dazu, ständig viel zu essen.

Die Jahreszyklen des Hungergefühls

Der Appetit folgt auch den Jahreszyklen; zumindest bei Tieren ist dies nachgewiesen – durch Versuche von Robin Kay vom Rowett Reseach Institute in Aberdeen. Dabei durften Rotwild und Schafe soviel fressen, wie sie wollten. Doch sie nahmen nicht mehr zu als eine Vergleichsgruppe, deren Futtergaben reglementiert waren. Der Grund: Der Appetit von Tieren folgt einer saisonalen Kurve.

Dieser jahreszeitliche Rhythmus des Appetits ist erneut ein Beweis für einen tiefen Zusammenhang zwischen einem äußeren und einem inneren Zeitgeber: der (äußeren) Photoperiode und dem (inneren) Stoffwechsel. Das Zusammenspiel beginnt schon gleich nach der Geburt. Bei Hirsch und Schaf wachsen die Jungen zunächst schnell heran, doch schon im Herbst sind deutlich weniger Zuwachsraten zu beobachten. Bislang ging man davon aus, daß das mangelhafte Futterangebot in der kalten Jahreszeit der Grund dafür sei. Doch selbst junge Hirsche, die in der Gefangenschaft soviel fressen können wie sie wollen, durchlaufen einen Wachstumszyklus. So nimmt ein gut genährtes Jungtier im Sommer im Schnitt um 350 Gramm pro Tag zu; im Winter hingegen reduzieren sich die Werte auf weniger als 150 Gramm pro Tag.

Auch in den folgenden drei Jahren wachsen die Tiere in jahreszeitlichen Rhythmen: im Sommer schnell, im Winter langsam. Der »Taktstock« für diesen Rhythmus ist die Photo-Periode – die Lichtzeit am Tag. Lange Sommertage stimulieren das Wachstum, kurze Tage bremsen diesen Prozeß ab. Diesem saisonalen Wachstumstakt folgen Tiere fast ihr ganzes Leben: Im Winter nehmen sie zu, im Sommer nehmen sie ab. Als Farmer diesen wachstumsfördernden Effekt des Lichts für die Mästung von Tieren ausnutzen wollten, da erlebten sie allerdings eine Überraschung. Bei Schafen und Ziegen, die unter Kunstlicht leben mußten, ließ sich das Wachstum zwar stimulieren. Aber dies gelang immer nur eine bestimmte Zeit lang. Dann sank die Zuwachsrate – völlig unabhängig davon, wie lang der (Kunstlicht-)Tag war, der ihnen vorgespiegelt wurde. Eine natürliche Bremse verhindert, daß innere Uhren »überdreht« werden.

KAPITEL 16

Sommerzeit: Was bringt diese Rhythmusumstellung?

Geben europäische Kühe weniger Milch, wenn sie – wegen Sommerzeit – eine Stunde früher gemolken werden? Die Frage ist amtlich geklärt: Kühe rächen sich für die geraubte Stunde. Laut Bundesamt für Milchforschung in Kiel geben sie eine Weile weniger Milch. Auch die Hühner legen eine Zeitlang weniger Eier.

Ähnlich wie das liebe Vieh, so liebt auch der menschliche Organismus die alljährlich verordneten Zeitverschiebungen nicht. In der Woche nach der Umstellung auf Sommer- oder Winterzeit ereignen sich erheblich mehr Verkehrsunfälle. Dieses Ergebnis einer Untersuchung des US-Soziologen Oliver Pollack belegt, daß selbst kleinste Schwankungen in der Zeitorientierung statistisch bedeutsame Wirkungen auf unser Verhalten haben. »Bei manchen stellt sich der Körper innerhalb von Tagen um, bei anderen erst nach zwei Wochen«, erklärt Schlafforscher Thomas Pollmecher von der Max-Planck-Gesellschaft in München. Für den Körper kommt die künstliche Uhrzeitumstellung viel zu abrupt. Der Organismus richtet sich nach inneren Uhren, deren biologisches Räderwerk sich normalerweise allmählich einer neuen Jahreszeit anpaßt.

Seit dem 6. April 1980, Null Uhr, gibt es die neue Zeitrechnung. Seitdem ist von April bis September die 1883 von Kaiser Willhelm II. verkündete »mittlere Sonnenzeit des 15. Längengrades östlich von Greenwich« außer Kraft gesetzt. Und seither wird an Stammtischen und in Forschungslabor über die biologischen Folgen der Umstellung diskutiert. Was bringt uns eigentlich die Sommerzeit?

Die meisten Bürger haben inzwischen entdeckt, daß sie mit mehr Tageslicht auch ein bißchen mehr aus ihrer Freizeit machen können. Doch gaben bei einer Befragung des Infas-Instituts immerhin 41 Prozent der Bundesbürger zu, daß sie deshalb in der Sommerzeit häufiger unausgeschlafen zur Arbeit gingen als vorher. Sie werden durch die längere Abendhelligkeit dazu verführt, später ins Bett zu gehen. Statistisch schlafen wir im Sommer im Schnitt 1,2 Stunden weniger. Chronobiologen sagen: Selbst wer sich rechtzeitig zur Ruhe legt, kommt morgens erstmal nicht so richtig in Schwung.

Abends eine Stunde länger von der Helligkeit profitieren – das war das politisch erklärte Ziel der »daylight saving time«, wie die Sommerzeit in Großbritannien heißt. Doch inzwischen beginnt sich herauszustellen, daß der Hauptzweck der Sommerzeit gar nicht erreicht wird: Energieeinsparung. Ja, in Wahrheit scheint sie sogar mehr Energie zu kosten, als sie einbringt. Allein schon die Umstellung der Betriebe ist »wahrscheinlich teuerer als der Spareffekt beim Strom«, warnte schon 1980 Ernst Buck, Sprecher der Vereinigung Deutscher Elektrizitätswerke (VDEW). Diese Vereinigung hat es zwar bis heute aus unerfindlichen Gründen versäumt, Vergleichszahlen für den Sommer/Winter-Verbrauch zu ermitteln. Doch tief in den Archiven liegt eine »Mikro- und Makroanalyse der Auswirkungen der Sommerzeit auf den Energie- und Leistungsbedarf« der Technischen Universität München vor. Sie belegt: Was durch die längere Abendhelle an Beleuchtungsstrom weniger verbraucht wird, geht dadurch wieder drauf, daß in den kühlen Morgenstunden mehr verheizt wird.

»Bilanziert man diesen Mehrverbrauch und die Stromeinsparung«, so Forscher Hans Bouillon, »werden noch rund 0,1 Prozent des Energieverbrauchs eingespart.« Und auch beim Öl und Benzin-Verbrauch ist der Gewinn gering. Die Münchner Forschungsstelle für Energiewirtschaft hat herausgefunden, daß Autofahrer in der abendlichen Sommerzeit wegen der längeren Helligkeit mehr fahren als früher. In anderen Ländern ist der wirtschaftliche Vorteil der Sommerzeit ebenfalls minimal. Frankreichs amtliche Agentur für Energieeinsparung hat errechnet, daß die bessere Tageslichtausbeute nur eine jährliche Einsparung im Gegenwert von 300.000 Tonnen Öl bringe – gerade mal eine Großtankerfüllung.

Eine Bilanz darf auch nicht verschweigen, daß mit der Sommerzeitänderung klammheimlich das Mutterschutzgesetz noch weiter unterlaufen wird. Werdende und stillende Mütter dürfen zwischen 20 und 6 Uhr nicht beschäftigt werden. Wer allerdings um 6 Uhr mit der Arbeit beginnt, mußte schon ohne Sommerzeit oft zwischen 4 und 5.30 Uhr aufstehen, um rechtzeitig in der Fabrik zu sein. Mit dem Uhrzeitwechsel ist es noch eine Stunde früher. Damit sind wir wieder beim Grundkonflikt zwischen natürlichen Rhythmen und gesellschaftlichen Zeittakten.

Für den längsten Teil der Menschheitsgeschichte waren die natürlichen Vorgaben (Sonnentag, Regenzeit, Jagdsaison etc.) hinlänglich genau, um Arbeiten zu verrichten und die soziale Koordination aufrechtzuerhalten. »Erst mit der Herausbildung von Städten und einer von der unmittelbaren Sicherung der Nahrungsmittelgrundlagen losgelösten Lebensform entwickelte sich in verschiedenen Kulturzentren – über Jahrtausende hinweg – eine über die natürlichen Vorgaben hinausgehende kulturelle Zeitordnung«, schreibt der Anthropologe R. Wendorff. Es dauerte viele Generationen (ein zentrales Zeitmaß des Menschen!), bis mit der Entwicklung mechanischer Uhren ab zirka Ende des 13. Jahrhunderts die Möglichkeit bestand, die Stunden unabhängig von den ungleichen Stunden der Jahreszeiten gleich lang zu bestimmen. Doch bis ins Mittelalter noch lebte man bei uns nach den ungleich langen Stunden am Tage, die entsprechend der Jahreszeit und der geographischen Lage zwischen 39 und 81 Minuten lang sein konnten. Und noch bis ins 17. Jahrhundert hinein wurden in einigen Regionen Europas die mittlerweile gleichen Stunden (= 60 Minuten) mit einem im jahreszeitlichen Ablauf wechselnden Zählbeginn der Stunden kombiniert. »Was uns als Übergangsphänomen (...) als allzu kompliziert und nur von historischem Interesse erscheinen mag, birgt eine grundlegende Einsicht«, bemerkt Zeitforscher Martin Held. »Es war der Versuch, die für Handel, Handwerk und Klöster vorteilhafte neue gesellschaftlich festgelegte Zeitmessung mit den natürlichen Rhythmen in Einklang zu bringen.« Die praktischen Nachteile des ständig erforderlichen Umrechnens und der Anpassungen an den Lichttag im Jahresablauf waren jedoch zu groß. Deshalb mußten derartige Zeitordnungen den abstrakteren, unnatürlichen Tageseinteilungen weichen. »Dennoch bleibt der darin zum Ausdruck kommende Grundgedanke bemerkenswert«, betont Zeitforscher Held. »Die mit der Entwicklung der Zeitmessung möglichen Präzisierungen und die damit gesellschaftlich konstituierte Zeitordnung mit der natürlichen Zeitordnung in Balance zu halten bzw. – aktuell formuliert – wieder in Balance zu bringen. Die Einführung der Sommerzeit«, so Held, »ist ein schwacher Abglanz derartiger Übergangsregelungen.«

Wir sollten deshalb froh sein, daß zumindest der Versuch gemacht wird, wieder einigermaßen harmonisch mit der Natur zu leben.

Wieviel chronobiologische Balance braucht der Mensch?

»Denkt man sich eine Weltzeituhr,
so lebt der homo sapiens nur
von vierundzwanzig vollen Stunden
auf dieser Erde fünf Sekunden.«

In diesem Vierzeiler skizziert der Dichter Eugen Roth eine »Weltzeituhr« mit »Sekundenzeiger«, die folgendermaßen funktioniert: Man stelle sich vor, die Evolution des Lebens würde sich in 24 Stunden abspielen: Über 3 Milliarden Jahre Evolution wären also auf einen Tag zusammengerafft. Der Homo sapiens würde dann auf der Erde noch kürzer leben, als es Eugen Roth zusammenreimte – nämlich nur 1,4 Sekunden!

»Stellt man sich nun ein fiktives Kalenderjahr vor, welches etwa die Zeitspanne von 3 Jahrmilliarden repräsentiert, so würde nach diesem Maßstab die zirka 70jährige Lebensspanne eines Menschen unserer Tage nicht einmal eine Sekunde währen«, rechnet der Wiener Philosoph und Biologe Franz W. Wutketis vor. »Und nun stelle man sich vor, was sich in den letzten siebzig Jahren in unserer Welt verändert hat! In einem Zeitraum, der im ›evolutionären Kalenderjahr‹ weniger als eine Sekunde umfaßt, hat der Mensch durch seine Technik seinen Planeten dramatisch umgestaltet und er selbst eine Lebensweise angenommen, die allen seinen Vorfahren fremd war. Ein Gehirn, das sich in diesem ›evolutionären Kalenderjahr‹ in einem Zeitraum von immerhin fast einem Tag entwikkelt hat, soll nun in der Lage sein, sich in weniger als einer Sekunde in einer völlig veränderten Welt nicht nur zurechtzufinden, sondern die auftretenden (wenngleich von ihm verursachten) Probleme zu lösen...«

Noch deutlicher wird die Problematik, wenn man sich auch vor Augen hält: Der Mensch ist erst vor 10.000 Jahren vom Wildbeuter und Sammler zum Viehzüchter und Akkerbauern geworden. Mit Blick auf den »Sekundenzeiger« der »Weltzeituhr« bedeutet das: Diese Ablösung wurde erst vor wenigen Zehntelsekunden vollzogen.

»Der Mensch verbrachte somit den überwiegenden Teil seiner Existenz als biologische Gattung – das sind mehr als 99 Prozent – auf der sozioökologischen Stufe steinzeitlichen Jäger- und Sammlertums«, schreibt Alfred Meier-Koll. »Diese Lebensform«, so der Konstanzer Universitätsprofessor für Physiologische Psychologie und Neuropsychologie, »erzwang eine bestimmte soziale Organisation. Physische, kognitive und emotionale Eigenschaften des modernen Menschen entwikkelten sich unter Rahmenbedingungen, welche diese frühe Gesellschaftsform gesetzt hatte.«

Wenn man, wie dieser Wissenschaftler, noch heute existierende Sammler und Jäger-Gemeinschaften studiert, dann stellt man fest: Ob in der Dorfgemeinschaft kolumbianischer Indianer oder in der Population von Nagetieren oder in Gruppen freilebender Affen – die Synchronisation individueller Verhaltenszyklen wird durch »innere Uhren« entscheidend mitbestimmt. Überall in der Natur »(...) vermittelt die Synchronisation endogener Verhaltensrhythmen ein gemeinsames Zeitraster, dessen biologischer Wert offensichtlich darin liegt, das Überleben des einzelnen im Verbund gemeinschaftlicher Aktivitäten zu sichern«, schreibt der Konstanzer Forscher. Das bedeutet nicht mehr, aber auch nicht weniger, als daß Rhythmen und Zeit überall und in allem sind; Zeit und Rhythmus sind omnipräsent. Zeit und Rhythmus sind zentrale Entwicklungsprinzipien des Lebendigen.

Die Geheimnisse von Zeit und Rhythmus gilt es zu ergründen – das halte ich für eine der wichtigsten Zukunfts-Herausforderungen; ja dies scheint mir *die* künftige Menschheitsaufgabe überhaupt zu sein. So neu allerdings, wie es scheinen mag, ist diese Forderung nicht. Der Gelehrte J. Gebser sah das schon vor 40 Jahren ganz ähnlich. In seinem Buch *Ursprung und Gegenwart* schreibt er: »...wir alle sind (auch) Werkzeuge dessen, was Wirklichkeit wird. (...) Ein entscheidender Schritt wird dann getan sein, wenn es uns gelingt, die ganze Komplexität des ›Zeit‹-Themas zu realisieren; mit anderen Worten, wenn es uns gelingt, das Neue derart zu verwirklichen, daß wir uns seiner bewußt bedienen können.« Wir müssen gewillt sein, folgert Gebser, sowohl unser Denken über das Wesen der Zeit, als auch unseren persönlichen und politischen Umgang mit ihr zu verändern, bevor wir uns selbst und unsere Lebensweise reformieren können.

Zwar kann niemand sagen, ob dies dem Menschen des kommenden Millenium gelingen wird. Aber sicher ist: Wenn wir es nicht schaffen, die in diesem Buch aufgeworfenen Fragen als Herausforderung zu begreifen, dann werden wir die wohl größte Chance in der (Weiter-)Entwicklung der Menschheit verpassen, die Entwicklung hin zum »homo chronobiologicus«. Wir müssen die Diskrepanzen und Dissonanzen verstehen, »die zwischen den kosmischen, den biologischen und den von Menschen geschaffenen Zeiten entstanden sind«, fordert auch die deutsche Soziologin Dr. Barbara Adam, die an der University of Wales (Cardiff) lehrt. Denn: »Wir pulsieren nicht mehr im Einklang und müssen deshalb fragen, wie und in welcher Weise wir nicht mehr synchron mit den Rhythmen der Natur schwingen.«

Die Antworten können nur von neuen chronobiologisch orientierten Wissenschafts-Disziplinen der Chronobiologie kommen. Wir brauchen eine neuartige Chronopsychologie genauso wie eine noch zu entwickelnde Chronosoziologie. Und eine alltäglich praktizierte Chronomedizin tut ebenso not wie eine Chronopolitik. Und das Allerwichtigste: Wir müssen dahin kommen, unser Verhältnis zur Natur neu zu ordnen – mit Hilfe einer Wissenschaft, die den Namen Chronoökologie tragen könnte. Wollen wir nämlich »ökologisch sinnvoll handeln, dann gehört dazu – und ich möchte betonen: zuallererst – das Erkennen von natürlichen Rhythmen, das Akzeptieren dieser und deren Schonung«, schreibt Zeitforscher Professor Dr. Karlheinz A. Geißler. Und er fügt hinzu: »(...) Ökologische Verantwortlichkeit zeigt sich auch und ganz besonders im verantwortlichen Umgang mit natürlichen und den daran orientierten sozialen Rhythmen. (...) Die Ordnung des kollektiven Lebens zeigt nämlich etwas davon, wie wir mit den Naturrhythmen umgehen. In ihr sind unsere Werthaltungen zu innerer und äußerer Natur quasi als Wasserzeichen eingelassen.« Wie aber können wir natürliche und gesellschaftliche Rhythmen, mithin Natur und Kultur miteinander versöhnen? Wie lösen wir unser Hauptproblem, daß wir gegen die Rhythmen der Natur verstoßen?

Barbara Adam zufolge müssen wir die Komplexität von Zeit begreifen. Denn ebensowenig wie wir von *der* inneren Uhr sprechen können, weil es in unserem Organismus Myriaden innerer Uhren gibt, können wir im Singular von Zeit reden. Wir sind »ständig mit einer Mannigfaltigkeit von Zeiten konfrontiert. Die Zeit«, so Forscherin Adam, »offenbart sich als Uhrenzeit, Naturzeit und kosmische Zeit, als Vergangenheit, Gegenwart und Zukunft, als Dauer, Geschwindigkeit und Intensität, als Endlichkeit und Ewigkeit, als Veränderlichkeit und das Schöpferische, als Rhythmus und Takt, als quantitative Größe und qualitative Erfahrung.«

Aber nicht nur von unserem herkömmlichen Zeitbegriff gilt es Abschied zu nehmen. Wir müssen auch die gängige

Annahme ablegen, daß sich in der Natur stets das Gleiche wiederholt. Denn jede dieser Wiederholungen »ist eine Erneuerung, eine Wiederkehr des Ähnlichen, niemals des Identischen«, schreibt Barbara Adam. »Wäre alles gleich in der Wiederholung, so gäbe es keine Zeit. Die Zeit wäre gefangen im ewigen Kreis desselben – die Welt stünde still«.

Die Vergangenheit verschwindet nicht einfach. Ihre Botschaften werden weitergetragen – von unseren Gewohnheiten, unserem Gedächtnis und unseren Genen. Alle drei Systeme aber tun mehr, als nur das zu verewigen, was schon war: Alle drei Systeme sind offen für Veränderung. Gewohnheiten und Riten werden zwar konservativ von Generation zu Generation weitergereicht; aber gleichzeitig verändern sie sich dabei, sind also progressiv.

Wir werden unsere tiefgreifenden Probleme erst dann lösen können, wenn wir die neuen chronobiologischen Erkenntnisse über Zeit-Rhythmen in unser Leben integrieren und wenn wir erkennen, daß Natur nicht etwas ist, das zum Ausbeuten freigegeben ist. Wir Menschen müssen uns selbst als Natur erkennen und den Blick auf das Rhythmische lenken. Dann wird uns eine Balance zwischen natürlichen und gesellschaftlichen Rhythmen gelingen – die Erschaffung einer menschlichen Zeit, mit der wir die Aufgaben der Zukunft meistern können.

Literatur

Adam, Barbara, in: *Von Rhythmen und Eigenzeiten,* Edition Universitas, Stuttgart, 1995

Andreotti, Felicita, *Herzinfarkt in der Morgenstunde,* TNO-Institut für Alters- und Gefäßkrankheiten, TNO-Publikation vom Januar 1993

Arnim von, Th.; Maseri, A. (Hrsg.), Sonderdruck aus *Prädisponierende Bedingungen für akute Ischämiesyndrome,* Steinkopff Verlag, Darmstadt, 1989

Asburner, Michael, *Love-song and circadian rhythm,* Nature, 23.4.1987

Aschoff, Jürgen, in: New Scientist vom 27.5.1989

Barth, Siegfried, Mediziner in Hannover, *Pillen am Abend bringen oft Schaden,* Neue Presse Hannover, 12.7.1979

Bouillon, Hans, *Mikro- und Makroanalyse der Auswirkungen der Sommerzeit auf den Energie- und Leistungsbedarf,* Technischer Verlag, Söcking, 1983

Bower, Bruce, *Here comes the sun,* Science News, Vol.142, No.4, 25. Juli 1992

Brody, Jane E., *Body's many rhythms send messages on when to work and when to play,* New York Times, 11.8.1981

Brown, Phyllida, *Breast cancer: turning figures into facts,* New Scientist, 18.1.1992

Cehrnousenko, V., *Chernobyl,* Springer Verlag, Berlin/ Heidelberg, 1991

Cerutti, Herbert, *Schein und Sein,* NZZ-Folio Nr. 7, Juli 1994, Zürich NZZ-Folio

Cramer, Friedrich, *Der Zeitbaum,* Insel-Verlag, Frankfurt/Main, 1994

Condrau, Gion; Schipperges, Heinrich, *Unsere Haut, Spiegel der Seele, Verbindung zur Welt,* Kreuz-Verlag, Zürich, 1993

Czeisler, C.; Allan, J.S.; Strogatz, S.H.; Ronda, J.M.; Sánchez, R.; Ríos, D.; Freitag, W.O.; Richardson, G.S.; Kronauer R.E., *Bright Light Resets the Human Circadian Pacemaker Independent of the Timing of the Sleep-Wake Cycle,* Science, 8.8.1986

Desjardins, C.; Bronson, F.H.; Blank, J.L., *Genetic selection for reproductive photoresponsivness in deer mice,* Nature, 10.7.1986

Diamond, Harvey und Marylin, *Fit fürs Leben*, Goldmann Taschenbuch, Nr. 1480

Ditto, William L. und Pecora, Louis M., »Synchronization in Chaotic Systems«, in: *Physical Review Letters*, Band 64, Heft 8, Seiten 821 bis 824, 19.2.1990

dies.: Spektrum der Wissenschaft, 11/1993

Doob, Leonhard, *Pattern of Time*, Yale University Press, New Haven, 1971

Dröscher, Vitus, *Die innere Uhr bei Mensch und Tier*, Weltwoche, Zürich, 26.10.1977

Eckert, Michael, Süddeutsche Zeitung vom 23.11.1995

Egginton, Joyce, *How to save your life by using your body's rhyhtms'*, Observer, 20.9.19981

Engel, P., *Experimentelle Ergebnisse zur Mechanotherapie*, Therapiewoche 36, 2139-2152 (1986)

Engel, P. und Hildebrandt, G., *Chronobiologische Aspekte der physikalischen Therapie*, Bericht in Medical Tribune Nr. 13, vom 1.4.1992 über den 11. World Congress of the International Federation of Physical Medicine and Rehabilitation in Dresden

Fink, Hans, *UV-Licht: Für eine ausgewogene Licht-Diät*, Psychologie heute, Juni 1992

Frazer, Julius T., *Die Zeit*, dtv, 1987

Geigy A.G., J.R., *Medizingeschichtliche Notizen*, Geigy A.G., Basel, 1965

Geißler, Karlheinz A.; Held, Martin, *Ökologie der Zeit*, Wiss. Verl.-Ges. (Edition Universitas), Stuttgart, 1993

Geißler, Karlheinz A., *Zeit leben*, Weinheim, Quadriga-Verlag, 1992

Gleichmann, Peter Reinhardt, *Dokument + Analyse*, 9/93

Gutjahr, L. und Machleidt, W., *Jahresrhythmen der Häufigkeit elektroenzephalographischer Merkmale*, Arzneim. Forsch./Drug Res. 28 (II), Heft 10a, 1978

Gwinner, E. und Dittami, J., *Endeogenous Reproductive Rhythms in a Tropical Bird*, Science, 24.8.1990

Haen, E; Barth, J.; Möllmann, H.W.; Forth, W.; Emslander, H.P., *»Zirkadiane Kortisoltherapie« – ein falsches Dogma oder nur ein falscher Begriff?*, Münchner Medizinische Wochenschrift 133, (1991) Nr.7

Hallek, M.; Emmerich, B., *Chronobiologische Onkologie*, Münchner Medizinische Wochenschrift 132 (1990) Nr.41

Hallek, M., *Praktische Aspekte der Chronobiologie in der Pädiatrie*, Münchner Medizinische Wochenschrift 132, (1990) Nr.47

Hecht, Karl, *Besser schlafen, schöner träumen*, Südwest-Verlag, München, 1992

Hecquet, B., *Modélisation pour une Chronopharmacologie*, Pathologie Biologie, Vol.35, Nr.6, 937-941, Juni 1987

Hesch, R.D., *Gesundsein und Kranksein – Biographie im deterministischen Chaos,* Vortrag gehalten am 14.9.1990 auf dem Internationalen Kongreß »Gesundheit in eigener Verantwortung«, Hannover

Hiss, Walter F., *Weltwoche,* 20.3.1986

Histler, Charles, in: New York Times vom 14.8.1993

Hochenegg, Leonhard, *Ärztliche Praxis,* 15.3.1980

Höhn, Hans-Joachim, Deutscher Forschungsdienst vom 15.8.1995

Hoerner, Wilhelm, *Kosmische Rhythmen im Menschenleben,* Verlag Urachhaus Johannes M. Mayer, Stuttgart, 1990

Hoffmann, K., *Annuale Periodik bei Säugern und ihre photoperiodische Steuerung,* Sonderdruck Arzneimittel-Forschung/Drug Res.28 (II), 10a 1836-1842 (1978)

Hoffmann, K., *Effects of short photoperiods on puberty, growth and moult in Djungarian hamser (Phodopus sungorus),* J.Reprod.Fert. (1978) 54, 29-35

Hoffmann, K., *Photoperiodic Function of the Mamalian Pineal Organ*

Hoffmann, K., *Photoperiodism in Vertebrates from: Handbook of Behavioral Neurobiology,* Edited by J. Aschoff, Vol.4; Plenum Publishing Corportion, 1981

Hoffmann, K., *The mammalian pineal gland: an antigonadotropic organ?,* Verh. Dtsch. Zool. Ges. 1981, 97-109, Gustav Fischer Verlag, Stuttgart, 1981

Horne, Jim, *Guardian,* 17.10.1987

Hübner, R., *Das dritte Auge des Menschen,* Raum & Zeit 16/1985

Kiesswetter, Ernst, *Das circadiane und adaptive Verhalten psychischer und physischer Funktionen bei experimenteller Schichtarbeit,* Verlag Peter Lang, Frankfurt/Main, 1988

Kim da Silva, *Richtig essen zur richtigen Zeit,* Droemersche Verlagsanstalt Th. Knaur Nachf., München, 1990

Kime, Zane, *Sonnenlicht und Gesundheit,* Waldthausen-Verlag, Ritterhude, 1989

Kolata, Gina, *Genes and Biological Clocks,* Science, 6.12.1985

Kouchner, Anne Vos, *Rythmes biologiques,* L'Express, 17.1.1986

Kümmerer, Klaus, in: *Von Rhythmen und Eigenzeiten,* Edition Universitas, Stuttgart, 1995

Laerum, O.D., *Natürlicher Zeitgeber Biorhythmus, Die innere Uhr des Menschenplain , Hippokrates, Stuttgart, 1985*

Leonard, George, Der Rhythmus des Kosmos, Rowohlt-Verlag, Reinbek bei Hamburg, 1986

Lemmer, Björn, »Chronopharmacology of Cardiovascular Medications« II-2.15.3.5, in: Kuemmerle, *Klinische Pharmakologie,* 4.Auflage, 12.Erg.Lfg.11/87

Lemmer, Björn, *Chronopharmakologie – Bedeutung für die Klinik?,*

Klinische Wochenschrift (1989) 67:963-965, Springer-Verlag, Berlin/Heidelberg, 1989

Lemmer, Björn, *Chronopharmakologie*, Deutsche Apotheker Zeitung, 126.Jahrg./Nr.20, 15.5.1968

Lemmer, Björn, *Chronopharmakologie – Tagesrhythmen und Arzneimittelwirkung*, Wissenschaftliche Verlagsgesellschaft, Stuttgart, 2. Auflage, 1984

Lemmer, Björn, *Chronopharmakologie – von der Phänomenologie zur Pharmakotherapie*, PZ, Nr.9, 135.Jahrgang, 1.3.1990

Lemmer, Björn, »Chronopharmakologische Aspekte der Theophyllin-Therapie«, in: H. Blume (Hrsg.) Bioäquivalenz retardierter Theophyillin-Fertigarzneimittel, Govi-Verlag, pp 75-82, 1990

Lemmer, Björn, *Clinical Chronopharacology of Neuropsychatric Medications*, Neuropsychatric Medications, II-2.15.4.2

Lemmer, Björn, *Die Bedeutung der Chronopharmalogie für die medikamentöse Therapie*, Sonderdruck aus Verhandlungen der Deutschen Gesellschaft für Innere Medizin, 94. Band, J.F.Bergmann Verlag, München, 1988

Lemmer, Björn; Labrecque, Gaston, *Chronopharmacology and chronotherapeutics: Definitions and Concepts*, Chronobiology International, 1987, Vol.4, No.3, pp.319-329,

Lemmer, Björn, »Moderne Aspekte einer circadianen Therapie mit Antiasthmatika«, in: Spiess, H., Reinhardt, D. (Hrsg.), *Allergie, Diagnostik-Klinik-Therapie*, Deutsches Grünes Kreuz, Marburg, pp 187-196, 1991

Lemmer, Björn; Scheidel, Bernhard; Behne, Susanne, *Chronopharmacokinetics and Chronopharmacodynamics of Cardiovascular Active Drugs*, Drug Delivery 2-9043-Msp.206-231, Annals New York Academy of Sciences

Levine, Richard, *American National Institute of Child Health and Human Development*, Science Nr. 5114 vom 11.6.1993

Loros, J.J.; Denome S.A.; Dunlap, J.C., *Molecular Cloning of Genes Under Control of circadian Clock in Neurospora*, Science, 20.1.1989

MacDonald, Abraham und Walter, in: Metrological Magazine, März 1989, Nr. 118, Seite 45

Matricon, Jean, UNESCO-Kurier Nr. 4/1991

Meier-Koll, Alfred, *Chronobiologie*, C.H. Beck, München, 1995

Melbin, Murray, *Night as a frontier*, The Free Press, New York, 1987

Middeke, M., *Das Blutdruck-Tagesprofil*, Münchner Medizinische Wochenschrift 132 (1990) Nr.37

Middelhoff, G., *Chronotherapie der koronaren Herzkrankheit*, Münchner Medizinische Wochenschrift 132 (1990) Nr.39

Moerchel, J; Witzmann, H.K.; Karrasch, H.F., *Zirkadiane Variation der Schmerzempfindung und Schmerztherapie,* Münchner Medizinische Wochenschrift (1990) Nr.45

Moog, R., *Münchner Medizinische Wochenschrift* (1991) Nr. 3

Moore-Ede, Martin, *The Twenty-Four-Hour Society, Understanding Human Limits in a World That Never Stops,* Verlag Addison-Wessly, New York, 1993

Needhaus, Joseph, *Wissenschaftlicher Universalismus,* suhrkamp th.wiss.

Neumann, D., *Tide und Lunarrhythmen,* in: Arzneimittel-Forschung/Drug Res. 28 (II), Heft 10a, 1978

Oswald, Hans und Guthmann, Heinrich, in: Der Spiegel vom 20.4.1987

Paungger, Johanna; Poppe, Thomas, *Vom richtigen Zeitpunkt,* Hugendubel, München, 1995

Pflugbeil, Karl, J., *BIO topping,* BLV Verlagsgesellschaft, München, 1993

Popp, Fritz-A., *Biologie des Lichts,* Verlag Paul Parey, Hamburg, 1984

Popp, Fritz-A., *Die Botschaft der Nahrung,* Fischer-Verlag, Frankfurt/Main, 1993

Reeth, van O.; Turek, F.W., *Stimulated activity mediates phase shifts in the hamster circadian clock induced by dark pulses or bezondiazepines,* Nature, 4.5.1989

Reinberg, A., *Clinical Cronopharmacology,* Arzneimittel-Forschung/DrugRes., 28 (II), Heft 10a, 1978

Reinberg, A; Koulbanis, C.; Soudan, E.; Nicolai A.; Mechkouri, M. und Smolesky M., Day-night differences in effects of cosmetic treatments on facial skin. Effects on facial skin appearance, Chronobiology International, accepted after revision December 1989

Reinberg, Alain, *La Chrono-Cosméthologie,* Chronobiology International, Vol.7.1990

Reinger, A.; Smolensky, M. und Labrecque, G.(Ed.), Diurnal variations in the local anesthetic effect of carticaine plus epinephrine in patients with caries – Studies with an electronic pulptester, Reprinted from Annual Revie of Chronopharmacology, Volume 5, Pergamon Press, Oxford/New York, 1988

Rensing, Ludger, *Biologische Rhythmen,* Umschau in Wissenschaft und Technik, 9.11.1984

Rifkin, Jeremy, *Uhrwerk Universum,* Kindler-Verlag, München, 1988

Roenneberg, Till und Hastings J.W., *Two Photoreceptors Control the Circadian Clock of a Unicellular Alga,* Naturwissenschaften 75, 206-207 (1988), Springer-Verlag, Berlin/Heidelberg

Roenneberg, T., Gespräch mit dem Autor über die Publikation *Red and blue Light have qualitativley different effects on the free-*

running circadian period of canaries (Serinus canaria) im Institut für Medizinische Psychologie, Universität München

Rohde, B.Th., *Was meinen wir mit Naturkosmetik?*, Mai 1990

Rossi, Ernst, 20-Minuten-Pause, Junfermann Verlag, Paderborn, 1993

Rosenthal, Elisabeth, *Doctors Time Therapies to Body Rhythms*, New York Times, 2. Oktober 1990

Rosslenbroich, Bernd, *Die rhythmische Organisation des Menschen*, aus der chronobiologischen Forschung, Verlag Freies Geistesleben, Stuttgart, 1994

Rudolph, W. (Hrsg.), *Therapie der koronaren Herzerkrankungen – Aktuelle Aspekte*, Sonderdruck im Springer-Verlag, Berlin/Heidelberg, 1990

Schell, H.; Hornstein, O.P. und Schwarz, W., *Human Epidermal Cell Proliferation with Regard to circadian Variation of Plasma Cortisol*, Dermatologica 161:12-21 (1980)

Schiefenhövel, W.; Siegmund, R.; Tittel, M., *Untersuchungen zur Eltern-Kind-Interaktion in Aktivitäts- und Ruheverhalten an Bewohnern der Trobiand-Inseln (Papua Neuguinea)*; Publikation Wiener Med. Wochenschrift, 1995

Schmeck jr., Harold M., *Studying Life's Rhythms, Scienstis find Surpises*, New York Times, 15.4.1986

Schneider, Norbert, Psychologie heute 5/1995

Schrödinger, Erwin, What is life? Cambridge University Press, 1945

Singer, Wolf, in: Der Spiegel vom 20.4.1987

Stampi, Claudio, *Why we nap, Evolution, Chronobiology, and Functions of Polyphasic und Ultrashort Sleep*, Birkhäuser-Verlag, Zürich, 1992

Stiefvater, Erich W., Die Organuhr, Karl F. Haug Verlag, Heidelberg, 1985

Stössel, Jürgen-Peter, *Medikamente wirken unterschiedlich*, Bild der Wissenschaft, Februar 1980

Stössel, Jürgen-Peter, *Medizin schmeckt nicht immer gleich*, in: Weltwoche, 23.6.1982

Takahashi, Joe, Science Vol. Nr. 270 vom 3.11.1995

Takahashi, J.S. und Zatz, M., *Regulation of Circadian Ryhthmicitiy*, Science, 17.9.1982

Takahashi, M.; Machida, Y. und Marks, R., *Measurement of turnover time of stratum corneum using dansyl chloride fluorescene*, Journals of the Society of Cosmetic Chemists, 38, 321-331 (September/October 1987)

Thrope, William; Zangwill, Oliver L., *Current Problems in Animal Behaviour*, Cambridge MA, University Press, 1980

The Pineal Organ: *Photobiology-Biocronimetry-Endocrinology*, A.

Oksche und P. Pevet, eds. Elsevier/North-Holland Biomedical Press, 1981

Tokura, H.; Shimomoto, M.; Tsurutani, T. und Ohta T., *Circadian Variation of Insensible Perspiration in Man,* Int.J.Biometer 1978, vol. 22, number 4, pp 271-278

Turek, Fred W., *Pharmacological probes of the mammalian circadian clock: use of the phase response curve approach,* Elsevier Publications, Cambridge, 1987

Vincent, Jean-Didier, *Biologie des Begehrens,* Rowohlt Verlag, Reinbek bei Hamburg, 1990

Virilio, Paul, *Fahren, fahren, fahren...,* Merve Verlag, Berlin, 1978

Wegscheider Jane Hyman, *Licht und Gesundheit,* rororo 9358, Rowohlt-Verlag, Reinbek bei Hamburg, 1993

Weibele, P., *Die Beschleunigung der Bilder in der Chronokratie,* Benteli Verlag, Bern, 1989

Weiler, Elke, *Naturwissenschaft 1992,* Bd. 79, S. 474

Weiner, Edith; Brown, Arnold, *Lust auf Arbeit! Büro-Biologie: Mehr Kreativität, Freude und Leistung,* Oesch-Verlag, Zürich, 1994

Welsing, Anne, *Psychologie Heute,* Oktober 1993

Wheeler, Antony, *Biological Cycles,* Skeptical Inquirer, Vol.15, Fall 1990

Wittig, Anneliese, *Die chinesische Organuhr,* Verlag Marczell, München, 1987

Woodbury, M.A. und Bradley, D.A., in: Discover vom 14.6.1987

Wynn, Harry, in: New York Times vom 10.5.1990

Young, Michael, *The Metronomic Society,* 1988, Harvard Universitiy Press, Cambridge/Massachusetts

Yu, Q.; Colot, H.V.; Kyriacou, C.P.; Hall, J.C.; Rosbash, M., *Behaviour modification by in vitro mutagenesis of a varable region within the period gene of Drosophila,* Nature, 24.4.1987

Zahrt, Angelika, in: *Ökologie der Zeit,* Edition Universitas, Stuttgart, 1993

Zimmer, Dieter E., *Magazin der Zeit,* 1.4.1983

Zulley, Jürgen, in: Die Woche vom 31.3.1995